Krankenhausbetriebsvergleich

W0260087

Springer
Berlin
Heidelberg
New York
Barcelona
Hongkong
London
Mailand
Paris
Singapur
Tokio

Günter Sieben Martin Litsch (Hrsg.)

Krankenhausbetriebsvergleich

Ein Instrument auf dem Weg zu leistungsorientierten Preisen im Krankenhausmarkt

Mit 22 Abbildungen und 35 Tabellen

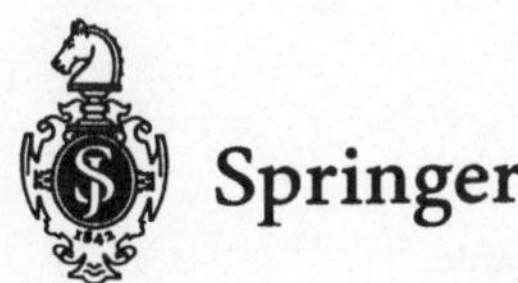

Springer

Herausgeber
Professor Dr. Günter Sieben em.
Universität Köln
Treuhandseminar
Albert-Magnus-Platz
50923 Köln

Dipl.-Soz. Martin Litsch
Wissenschaftliches Institut der AOK (WIdO)
Kortrijker Straße 1
53177 Bonn

ISBN-13:978-3-642-64113-8 Springer-Verlag Berlin Heidelberg New York

Die Deutsche Bibliothek - CIP-Einheitsaufnahme
Krankenhausbetriebsvergleich: ein Instrument auf dem Weg zu leistungsorientierten Preisen im Krankenhausmarkt / Günter Sieben; Martin Litsch (Hrsg.). - Berlin; Heidelberg; New York; Barcelona; Hongkong; London; Mailand; Paris; Singapur; Tokio: Springer 2000
ISBN-13:978-3-642-64113-8 e-ISBN-13:978-3-642-59760-2
DOI:10.1007/978-3-642-59760-2

Dieses Werk ist urheberrechtlich geschützt. Die dadurch begründeten Rechte, insbesondere die der Übersetzung, des Nachdrucks, des Vortrags, der Entnahme von Abbildungen und Tabellen, der Funksendung, der Mikroverfilmung oder der Vervielfältigung auf anderen Wegen und der Speicherung in Datenverarbeitungsanlagen, bleiben, auch bei nur auszugsweiser Verwertung, vorbehalten. Eine Vervielfältigung dieses Werkes oder von Teilen dieses Werkes ist auch im Einzelfall nur in den Grenzen der gesetzlichen Bestimmungen des Urheberrechtgesetzes der Bundesrepublik Deutschland vom 9. September 1965 in der jeweils geltenden Fassung zulässig. Sie ist grundsätzlich vergütungspflichtig. Zuwiderhandlungen unterliegen den Strafbestimmungen des Urheberrechtgesetzes.

Die Wiedergabe von Gebrauchsnamen, Handelsnamen, Warenbezeichnungen usw. in diesem Werk berechtigt auch ohne besondere Kennzeichnung nicht zu der Annahme, daß solche Namen im Sinne der Warenzeichen- und Markenschutz-Gesetzgebung als frei zu betrachten wären und daher von jedermann benutzt werden dürften.

Springer-Verlag ist ein Unternehmen der Fachverlagsgruppe BertelsmannSpringer.
© Springer-Verlag Berlin Heidelberg 2000
Softcover reprint of the hardcover lst edition 2000

Umschlaggestaltung: *design & production*, Heidelberg
Satz: Reproduktionsfertige Vorlage der Herausgeber

SPIN: 10753388 14/3130xz - 5 4 3 2 1 0 - Gedruckt auf säurefreiem Papier

Vorwort

Betriebsvergleiche haben sowohl in der theoretischen Analyse als auch in der praktischen Anwendung eine sehr lange Tradition. Wesentliche methodisch-theoretische Arbeiten zu diesem Thema wurden bereits in den 30er Jahren verfasst, so dass die vergleichenden Analysen von Unternehmen zu den frühen Erkenntnisobjekten der Betriebswirtschaftslehre zu zählen sind. Dass die Auseinandersetzung mit Betriebsvergleichen heute aus den meisten großen Lehrbüchern der Allgemeinen Betriebswirtschaftslehre verschwunden ist bzw. unter anderer Überschrift weitergeführt wird, kann jedoch nicht über die Bedeutung dieses Instrumentariums für die Praxis hinwegtäuschen.

Im deutschen Krankenhauswesen hat der Betriebsvergleich seit Inkrafttreten der Bundespflegesatzverordnung 1995 (§ 5) eine Renaissance erlebt, auch wenn dieser Paragraf selbst erst zum 1.1.1998 in Kraft getreten ist. Nach dem Willen des Gesetzgebers – jedenfalls in der zur Zeit umgesetzten Form – soll er im Rahmen der Pflegesatzverhandlungen zwischen Krankenhäusern und Krankenkassen ein wesentliches, wenn nicht sogar das entscheidende Instrument zur Bestimmung eines leistungsgerechten Budgets darstellen.

Die verschiedenen methodischen Ansätze und Beispiele aus der Praxis in den letzten Jahren haben es dringend erforderlich gemacht, die Validität dieser Betriebsvergleiche nicht nur in Pflegesatzverhandlungen, sondern in aller Ausführlichkeit und unter Berücksichtigung sämtlicher Standpunkte auch öffentlich zu diskutieren. Die Herausgeber des vorliegenden Werkes waren daher bemüht, die aktuell diskutierten Methoden und praktischen Ansätze von Krankenhausbetriebsvergleichen zusammenzutragen. Ziel ist es, die Auseinandersetzung mit den entwickelten Verfahren auf einer objektivierten Ebene zu intensivieren. Das vorliegende Werk soll sowohl die Stärken und Schwächen der einzelnen Ansätze aufzeigen als auch ihre Bedeutung für die Praxis verdeutlichen.

Die inzwischen in Kraft getretene Gesundheitsreform 2000 beabsichtigt, dass in absehbarer Zeit das derzeitige System aus Pauschalentgelten und tagesgleichen Pflegesätzen durch ein Finanzierungssystem abgelöst wird, das sich an dem System der „Diagnoses Related Groups" (DRGs) orientieren wird. Die dann zu erwartende sinkende Bedeutung der Budgetverhandlungen zwischen Krankenkassen und Krankenhäusern wird jedoch nicht generell dazu führen, dass Betriebsvergleiche für Verhandlungen zwischen Krankenhäusern und Krankenkassen ihre Relevanz verlieren. Die Bemühungen um Ansätze für Krankenhausbetriebsvergleiche, die im Konsens zwischen allen Beteiligten entwickelt werden, sind in Zukunft keinesfalls bedeutungslos. Vorerst bleiben sie sowieso die einzige gesetzlich vorgesehene Möglichkeit, die Vertragspartner mit transparenten Daten dabei zu unterstützen, sachgerechte, d.h. leistungsorientierte Budgets zu finden.

Aus heutiger Sicht wird gerade in einer Zeit, in der sich die Finanzierung von Gesundheitsleistungen wesentlich stärker nach indikationsbezogenen Gesichtspunkten richten wird, die Notwendigkeit bestehen, das Aufdecken von Unterschieden im Leistungserstellungsprozeß der einzelnen Krankenhäuser zum Hauptgegenstand von Betriebsvergleichen zu erheben. Insbesondere qualitative Aspekte der Leistungserstellung müssen dann zum zentralen Element von Krankenhausbetriebsvergleichen werden. Neben Krankenhausmanagern und den Vertretern der Krankenkassen werden dann auch die Patienten verstärkt an derartigen Informationen interessiert sein.

Wir sind sicher, dass dieser Sammelband auf ein breites Interesse bei allen stoßen wird, die sich in Wissenschaft oder Praxis mit Betriebsvergleichen von Krankenhäusern befassen. Er trägt dazu bei, die verschiedenen Methoden transparenter zu machen und stellt damit einen wichtigen Beitrag zur Versachlichung der Diskussion um die Validität der einzelnen Ansätze und ihrer Ergebnisse dar.

Die Fertigstellung eines Buches stellt immer aufs neue Herausforderungen an das Engagement vieler Helfer. Besonders hervorzuheben ist das Engagement von Frau Anne Borgböhmer (GEBERA), die das Manuskript sorgfältig durchgearbeitet hat und viele redaktionelle Hinweise gegeben hat. Und ohne die tatkräftige Unterstützung von Frau Heidi Klinger und Frau Ulla Mielke im WIdO beim Erfassen und Gestalten der Texte wäre das Buch sicher nicht so bald fertig geworden.

Köln und Bonn, im Februar 2000

G. Sieben
M. Litsch

Autorenverzeichnis

Wolfgang von den Busch
AOK Westfalen-Lippe
Nortkirchenstraße 103 - 105
44263 Dortmund
Tel. 02 31 / 41 93 – 0
Fax: 02 31 / 41 93 – 437

Gunter Damian
Krankenhausgesellschaft
Nordrhein-Westfalen
Tersteegenstr. 12
40474 Düsseldorf
Tel.: 02 11 / 47 81 9-0
Fax: 02 31 / 47 81 9-1 9
Email: post@kgnw.de

Prof. Dr. Meinhard Heinze
Institut für Arbeitsrecht und Recht der Sozialen Sicherheit
der Universität Bonn
Lennéstraße 38
53113 Bonn
Tel. 02 28 / 73 79 61
Fax: 02 28 / 73 79 62

Prof. Dr. Hans Helmut Kehr
Fachbereich Wirtschaft
Fachgebiet Wirtschaftliches Gesundheitswesen
Fachhochschule Gießen-Friedberg
Wiesenstraße 14
35390 Gießen
Tel: 06 41 / 3 09 – 27 25
Fax: 06 41 / 3 09 – 29 06

Martin Litsch
Wissenschaftliches Institut der AOK
Kortrijker Straße 1
53177 Bonn
Tel. 02 28 / 8 43 – 393

Fax: 02 28 / 8 43 - 144
Email: martin.litsch@wido.bv.aok.de

Dipl. - Volksw. H. Markus Lüngen
Institut für Gesundheitsökonomie und Klinische Epidemiologie (IGKE) der Universität zu Köln
Gleueler Str. 176 - 178
50935 Köln
Tel: (+49)-(0)221-46867 - 19
Fax: (+49)-(0)221-46867 - 10
Markus.Luengen@medizin.uni-koeln.de

Priv.-Doz. Dr. Thomas Mansky
Lange Reihe 35
23568 Lübeck
Tel. 04 51 / 38 41 27
Mobil: 01 72 / 4 34 00 77

Dr. Dieter Paffrath
AOK Westfalen-Lippe
Nortkirchenstraße 103 - 105
44263 Dortmund
Tel. 02 31 / 41 93 – 416
Fax: 02 31 / 41 93 – 437
Email: nc-paffradi@

Helga Sahlmüller
Wissenschaftliches Institut der AOK
Kortrijker Straße 1
53177 Bonn
Tel. 02 28 / 8 43 – 116
Fax: 02 28 / 8 43 - 144
Email: helga.sahlmüller@wido.bv.aok.de

Dr. Oliver Sangha
Dept. of Epidemiology
Havard University School of Public Health
677 Huntington Ave
Boston, MA 02138
Tel. 001 617 432-
Fax 001 617 566-7805
Email: @hsph.harvard.edu

Harald Schmitz
GEBERA Gesellschaft für Betriebswirtschaftliche
Beratung GmbH
Sachsenring 69
50677 Köln
Tel. 02 21 / 3 10 21 - 10
Fax: 02 21 / 3 10 21 – 77
Email: info@gebera.de

Dr. Sebastian Schneeweiß
Dept. of Epidemiology
Havard University School of Public Health
677 Huntington Ave
Boston, MA 02138
Tel. 001 617 432-1050
Fax 001 617 566-7805
Email: sschneew@hsph.harvard.edu

Prof. Dr. Günter Sieben
Direktor a.D. des Treuhandseminars der
Universität Köln
Albert-Magnus-Platz
Tel. 02 21 / 4 70 - 23 22
Fax: 02 21 / 4 70 - 23 60

Dr. Stefan Siegel
Heuking Kühn Lüer Heussen Wojtek
Rechtsanwälte Wirtschaftsprüfer Steuerberater
Magnusstraße 13
53672 Köln
Tel. 02 21 / 20 52 0
Fax: 02 21 / 20 52 1
Email: HKLHW@aol.com

Reinhard Stadali
Krankenhausgesellschaft
Nordrhein-Westfalen
Tersteegenstr. 12
40474 Düsseldorf
Tel.: 02 11 / 47 81 9-0

Fax: 02 31 / 47 81 9-1 9
Email: post@kgnw.de

Karl Heinz Tuschen
Am Beckmannplatz 16
53340 Meckenheim
Tel: 0 22 25 / 76 39
dienstl.: 02 28 / 9 41 – 21 60

Inhaltsverzeichnis

Kapitel 6

DIE METHODIK DES LEISTUNGSORENTIERTEN WIDO-KRANKENHAUSVERGLEICHES 51

MARTIN LITSCH, HELGA SAHLMÜLLER

Kapitel 7

DER KRANKHAUSBETRIEBSVERGLEICH AUS SICHT DER KRANKENHÄUSER..........83

HARALD SCHMITZ

Kapitel 1

Der Krankenhausvergleich aus der Sicht des Gesetzgebers: Eine Hilfe zur Budgetfindung nach Wegfall des Kostendeckungsprinzips

KARL-HEINZ TUSCHEN

Aufgrund verschiedener Notmaßnahmen des Gesetzgebers zur Begrenzung der Ausgaben der gesetzlichen Krankenversicherung (GKV) ist insbesondere in den Jahren 1992 bis 1999 der Öffentlichkeit zunehmend bewusster geworden, dass die volkswirtschaftlichen Ressourcen begrenzt sind. Betroffen sind alle sozialen Sicherungssysteme sowie die staatlichen Haushalte.

1.1 Begrenzte volkswirtschaftliche Ressourcen

Bei der gesetzlichen Krankenversicherung (GKV) gibt es zunächst ein Problem auf der Einnahmenseite. Aufgrund relativ bescheidener Zuwächse bei den Löhnen und Gehältern und insbesondere wegen des hohen Niveaus der Arbeitslosigkeit sind die zur Verfügung stehenden Mittel und deren Zuwachs begrenzt. Aber auch die Ausgabenseite macht seit Jahren Sorgen. Aufgrund der Altersstruktur der Bevölkerung, des stetigen medizinischen Fortschritts und steigender Fallzahlen kommen hohe Belastungen auf die gesetzliche Krankenversicherung zu. Immer mehr alte Leute müssen behandelt werden, immer mehr Krankheiten werden therapierbar, meist nur zu hohen Kosten. So ist absehbar, dass sich eine Schere auftut zwischen der Einnahmen- und der Ausgabenseite der Krankenversicherung. Eine Erhöhung der Einnahmen durch Beitragssatz-Erhöhungen verbietet sich grundsätzlich, wenn die Position der deutschen Wirtschaft im globalen Wettbewerb nicht weiter verschlechtert und damit zusätzlich Arbeitsplätze in der Wirtschaft gefährdet werden sollen. Andere Reaktionsmöglichkeiten, wie eine einseitige Belastung der Versicherten über höhere Beiträge oder der Patienten über höhere Zuzahlungen sowie Leistungseinschränkungen werden von der Politik – noch – nicht als Mittel der Wahl betrachtet. Dies ist verständlich, solange sog. Wirtschaftlichkeitsreserven in unserem Versorgungssystem enthalten sind, die genutzt werden können. Unter Experten besteht weitgehend Übereinstimmung, dass die Versorgungsstrukturen und die Wirtschaftlichkeit bei den Leistungsanbietern durchaus verbessert und erhebliche Mittel eingespart werden könnten. Allerdings gibt es unterschiedliche Auffassungen über die Wege zu diesem Ziel und das Ausmaß der möglichen Einsparungen.

Für den Krankenhausbereich ist zu beobachten, dass trotz der verschiedenen Gesetze zur Budgetbegrenzung (sog. Deckelung) die Ausgaben der GKV für die Krankenhausbehandlung stärker gestiegen sind als die Einnahmen. So sind von 1992 bis 1998 die bundesweiten Ausgaben der GKV für stationäre Krankenhausbehandlung um 29 % gestiegen. Die Einnahmen wuchsen in diesem Zeitraum lediglich um die Hälfte (15 %). Entsprechend ist der Anteil der Krankenhäuser an den Ausgaben der GKV gestiegen, sehr zum Ärger anderer Leistungsanbieter, wie z. B. der ambulant tätigen Vertragsärzte. Ein weiteres Wachstum des Krankenhausbereiches zu Lasten anderer Leistungsanbieter wäre politisch nur schwer vermittelbar und durchhaltbar.

1.2 Krankenhausvergleiche als Ersatz von Marktmechanismen

Im Krankenhausbereich fehlen weitgehend echte Marktmechanismen. Es gibt auch sehr unterschiedliche Auffassungen darüber, ob oder inwieweit und unter welchen Rahmenbedingungen solche Mechanismen eingeführt werden sollten. Aus der Sicht des Gesetz-/Verordnungsgebers kommt deshalb der Frage, nach welchen Regeln Pflegesatzverhandlungen („Preis"-Verhandlungen) ablaufen und wie „Preise" gebildet werden sollen, eine zentrale, ordnungspolitische Bedeutung zu. Diese Frage ist in einem ersten Schritt bereits 1992 durch den Gesetzgeber dahingehend entschieden worden, dass das frühere Selbstkostendeckungsprinzip, nach dem die Kosten eines wirtschaftlich arbeitenden Krankenhauses maßgebend für die Höhe des Krankenhausbudgets waren, aufgehoben wurde. Nach dem Übergang zur Bundespflegesatzverordnung 1995 (BPflV) sind ab dem Jahr 1997 „medizinisch leistungsgerechte" Budgets und Pflegesätze zu verhandeln (§ 17 Abs. 1 KHG, § 3 BPflV; auf die Budgetbegrenzungen für das Jahr 1999 durch das sog. Vorschaltgesetz wird hier nicht näher eingegangen). Dies bedeutet, dass die Leistungen des Krankenhauses zum Maßstab für die Höhe der Vergütung geworden sind bzw. werden sollen. Beispiele für eine leistungsgerechtere Vergütung sind die in einigen Fachgebieten seit 1996 verbindlich eingeführten Fallpauschalen und Sonderentgelte mit landesweit einheitlicher Entgelthöhe. Krankenhäuser, deren Kosten unterhalb dieser Vergütung liegen, können Gewinne erzielen, Krankenhäuser mit höheren Kosten können Verluste erleiden und auch in ihrem Bestand gefährdet werden.

Derzeit werden etwa 20 bis 25 % des Umsatzes im Krankenhausbereich mit diesen Fallpauschalen und Sonderentgelten abgerechnet. 75 bis 80 % des Umsatzes werden mit dem flexiblen Budget nach § 12 BPflV vergütet und mit Pflegesätzen je Tag in Rechnung gestellt. Insbesondere im Bereich dieses sog. Rest-Budgets ist es bei der Fülle der unterschiedlichen medizinischen Leistungen eines

Krankenhauses und der Komplexität des Leistungsgeschehens sehr schwierig, eine leistungsgerechte Vergütung zu vereinbaren. Eine Leistungstransparenz kann mit Hilfe des „Preises" „tagesgleicher Pflegesatz" nicht hergestellt werden.

Die erforderliche Transparenz des Leistungsgeschehens kann nur erreicht werden durch Leistungsstatistiken und deren Nutzung im Rahmen von Krankenhausvergleichen. Mit Hilfe des Krankenhausvergleichs nach § 5 BPflV sollen die Leistungsstrukturen der Krankenhäuser dargestellt, miteinander verglichen und so einer Bewertung zugänglich gemacht werden. Dem Vergleich kommt somit eine zentrale Bedeutung bei der Vereinbarung der Höhe der Krankenhausbudgets und damit bei der leistungsgerechten Zuordnung der knappen finanziellen Mittel zu.

Da durch das Erlösabzugsverfahren für Fallpauschalen und Sonderentgelte das Restbudget verfälscht werden kann, empfiehlt es sich, den Krankenhausvergleich jeweils für das gesamte Leistungsspektrum einer Abteilung durchzuführen.

Von diesem Krankenhausvergleich nach § 5 BPflV, der Krankenkassen und Krankenhäusern im Rahmen der Pflegesatzverhandlungen Hilfestellung bei der externen „Preis"-Findung geben soll, sind Vergleiche zu unterscheiden, die allein den Krankenhäusern Ansätze zur Analyse und Verbesserung der eigenen, internen Wirtschaftlichkeit aufzeigen sollen, z. B. Benchmarking, Best Practices, f & w-Ansatz, Qualitätssicherung. Diese Art von Vergleichen soll helfen, mit den extern verhandelten Budgets auf Dauer auszukommen und im Wettbewerb mit anderen Krankenhäusern zu bestehen. Sie sind nicht Gegenstand dieses Beitrags.

1.3 Zielsetzungen und Ansätze des externen Vergleichs

Preise (Entgelthöhen) werden in weiten Bereichen unseres täglichen Lebens mit Hilfe von Vergleichen ermittelt und beurteilt. Wer erbringt für einen bestimmten Betrag mehr oder bessere Leistungen? Oder: Wo erhalte ich die gleiche Leistung für einen geringeren Betrag? Aufgabe des Krankenhausvergleichs ist es, für derartige Fragestellungen der Krankenkassen die notwendige Transparenz herzustellen. Welche Leistungen (Art und Menge) erbringen die einzelnen Krankenhäuser? Oder z. B.: Wie alt sind die Patienten des Krankenhauses?

Zielsetzung des Krankenhausvergleichs ist es, Krankenhäuser mit vergleichbaren Leistungsspektren zu finden. Vergleichbare Krankenhäuser sollten grundsätzlich gleiche Budgets, Krankenhäuser mit unterschiedlichen Leistungen unterschiedliche Budgets erhalten. Obwohl in § 17 Abs. 1 KHG und § 5 BPflV von „vergleichbaren Krankenhäusern" gesprochen wird, setzt sich zunehmend die Meinung durch, dass nicht ganze Krankenhäuser, sondern Krankenhausabteilungen verglichen werden sollten. „Vergleichbarkeit" muss dabei nicht bedeuten, dass das Leistungsspektrum der Abteilungen völlig identisch ist; dies wäre kaum anzutreffen. Es muss vielmehr genügen, wenn noch verbleibende Unterschiede so deutlich werden, dass sie einer Beurteilung und einer entsprechenden Berücksichtigung im Budget zugänglich werden.

Kern des Krankenhausvergleichs nach § 5 BPflV werden voraussichtlich die abteilungsbezogenen Diagnose- und Operationsstatistiken nach L4 und L5 der Leistungs- und Kalkulationsaufstellung (LKA, Anlage 3 der BPflV) sein. Mit ihrer Hilfe müssen Unterschiede im Leistungsspektrum sichtbar und diskutierbar gemacht werden. Es kommt zunächst darauf an, Leistungsschwerpunkte und -lücken sowie Breite und Besonderheiten des Leistungsspektrums aufzuzeigen. Hilfsmittel können z. B. die Darstellung von Leistungsarten und -mengen, die Ermittlung von Abweichungs-Kennzahlen und die optische Darstellung von Leistungsprofilen sein.

Darüber hinaus können – wie bei Vergleichen in der Vergangenheit – ggf. auch die Daten der L1- und L3-Statistiken herangezogen werden, z. B. die Fallzahlen, Verweildauern, Berechnungs- und Belegungstage u. a. mehr.

Gegen Krankenhausvergleiche wird oft eingewandt, dass sie in bestimmten Details Unterschiede nicht abbilden oder zu Fehlinterpretationen führen könnten. Eine solche Diskussion ist zwar grundsätzlich berechtigt, wird jedoch häufig im Sinne einer Verhinderungsstrategie geführt. Geht man davon aus, dass derzeit die Leistungsspektren der Krankenhäuser noch immer nicht ausreichend bekannt sind oder bei den Budgetverhandlungen nicht berücksichtigt werden und geht man von einer ungleichen Verteilung von finanziellen Mitteln zwischen den Krankenhäusern aus, so kann auch ein zunächst noch einfacherer Vergleich nur zu einer gerechteren Verteilung von Mitteln führen.

Dies gilt nicht für einige in bestimmten Regionen noch diskutierte und leider von Krankenkassen zum Teil auch praktizierte Vergleiche, die den oben aufgezeigten Anforderungen nicht genügen und abzulehnen sind. Dies trifft sowohl für den Vergleich von tagesgleichen Abteilungspflegesätzen als auch für den Vergleich durchschnittlicher Fallkosten je Abteilung zu, soweit die Leistungsseite der Krankenhäuser außer acht gelassen wird. Ohne einen differenzierten Leistungsbezug fehlt grundsätzlich die Voraussetzung der „Vergleichbarkeit".

Die Höhe der einzelnen Krankenhausbudgets dürfte heute noch maßgeblich von dem früheren Selbstkostendeckungsprinzip beeinflusst sein. Ihre Relationen zueinander entsprechen häufig der Zielsetzung einer leistungsgerechten Vergütung noch nicht. Vor dem Hintergrund knapper werdender finanzieller Mittel ist es deshalb um so wichtiger, dass die Mittel gerechter verteilt werden. Insoweit ist eine leistungsorientierte Veränderung der Budgets erforderlich.

1.4 Organisation und Zuständigkeiten

Bei der aufwendigen und schwierigen Aufgabe, die Leistungsstrukturen von Krankenhäusern mit Hilfe von umfangreichen Diagnose- und Leistungsstatistiken zu vergleichen, kann es nicht sinnvoll sein, wenn Krankenkassen und Krankenhäuser die Daten getrennt erfassen und getrennt auswerten, um sich anschließend zu streiten, wer die besseren Zahlen hat. Der Verordnungsgeber hat deshalb in § 5 BPflV einen „gemeinsamen" Krankenhausvergleich vorgegeben. Die Durchführung des Vergleichs soll einer Arbeitsgemeinschaft von Krankenkassen und Krankenhäusern auf der Bundesebene übertragen werden. Gemeinsam sollen die Daten erhoben und möglichst länderbezogen ausgewertet werden. Dazu sind Konzepte zu entwickeln und EDV-Strukturen zu schaffen.

Der Krankenhausvergleich nach § 5 BPflV dient lediglich der Unterstützung der Vertragsparteien „vor Ort" bei der Vereinbarung der einzelnen Krankenhausbudgets. Die Arbeitsgemeinschaft auf der Bundesebene bereitet Daten der Vergangenheit auf, um Strukturen und Unterschiede sichtbar und diskutierbar zu machen. Sie legt nicht die Höhe der Krankenhausbudgets fest, sondern stellt lediglich „Orientierungsmaßstäbe" bereit, die bei der Budget-/Pflegesatzvereinbarung „zu berücksichtigen" sind (§ 3 Abs. 2 BPflV).

Darüber hinaus sollten auf der Bundesebene auch Konzepte zur Beurteilung der Daten und zu deren Nutzung in den Pflegesatzverhandlungen entwickelt werden. Den für die Pflegesatzverhandlungen zuständigen Vertragsparteien „vor Ort" sollten Leitlinien vorgegeben werden, wie mit den Daten umzugehen ist. Wir müssen wegkommen von der heute leider häufig anzutreffenden selektiven Nutzung der Daten mit dem Ziel kurzfristiger Verhandlungserfolge. Notwendig ist eine sachgerechte und faire Beurteilung der Sachverhalte.

Die Vereinbarung des Budgets und der Pflegesätze für das einzelne Krankenhaus liegt allein in der Verantwortung der Vertragsparteien „vor Ort". Sie haben bei der prospektiven Budget-/Pflegesatz-Vereinbarung für das folgende Jahr neben den Ist-Daten vergangener Jahre aus dem Krankenhausvergleich insbesondere die voraussichtliche Leistungsentwicklung des einzelnen Krankenhauses im folgenden Jahr sowie krankenhausindividuelle Besonderheiten zu berücksichtigen, z. B. eine Häufung von Schweregraden, besondere Behandlungsmethoden, die Finanzierung von Ausbildungsstätten und eine vereinbarten Vorhaltung von Leistungen, die aufgrund des geringen Versorgungsbedarfs mit den üblichen Entgelten nicht kostendeckend finanzierbar sind.

1.5 Krankenhausvergleiche auf der Basis von Fallklassifikationen

Die derzeit zur Verfügung stehenden und vorgeschriebenen Klassifikationen zur Verschlüsselung von Leistungen, der Diagnoseschlüssel ICD-9 (ab 1.1.2000 die ICD-10) und der Prozeduren-/Operationenschlüssel ICPM (OPS-301), sind sicher nicht ideal für die Zwecke des Krankenhausvergleichs. Aber mit ihnen kann ein erhebliches Maß an Transparenz geschaffen werden, das es bisher in unserer Krankenhauslandschaft nicht gegeben hat. Wer mehr erreichen möchte, der muss einen Schritt weitergehen und sich auf Klassifikationen einlassen, wie sie einem Fallpauschalensystem zugrunde gelegt werden. So fassen die amerikanischen DRG's, die österreichischen LDF oder auch die deutschen Fallpauschalen die Diagnosen und Operationen zu sinnvollen Leistungsgruppen zusammen. Werden diese dann noch mit Kostengewichten versehen (kalkulierte Preise, Punktzahlen o. ä.) so kann ein wesentlicher Schritt in Richtung zu mehr Transparenz und eine gerechtere Vergütung von Krankenhausleistungen getan werden.

1.6 Ausblick

Die leistungsgerechte Verteilung volkswirtschaftlich knapper Ressourcen ist ein grundlegendes Anliegen des neuen Pflegesatzrechts und damit der Finanzierung der Krankenhäuser. Dabei geht es auch darum, durch sinnvolle finanzielle Anreize leistungsfähige Krankenhäuser zu fördern und notwendige Strukturveränderungen nicht zu behindern. Mit dem am 1. Januar 2000 in Kraft getretenen „GKV-Gesundheitsreformgesetz 2000“ hat der Gesetzgeber die Deutsche Krankenhausgesellschaft, die Spitzenverbände der Krankenkassen und den Verband der privaten Krankenversicherung beauftragt, bis zum 1. Januar 2003 ein DRG-orientiertes Fallpauschalen-System zu entwickeln und einzuführen, das sich an einem international bereits eingesetzten Vergütungssystem orientiert (§ 17b KHG). Bereits bis zum 30. Juni 2000 sollen die Vertragsparteien die Grundstrukturen des neuen Systems beschließen, insbesondere den zu Grunde zu legenden Leistungs-/Entgeltkatalog auswählen. Bereits ab dem Jahre 2002 soll diese Leistungsklassifikation einsetzbar und bereits für die Budgetverhandlungen für das Jahr 2003 nutzbar sein. Sie wird eine wesentliche Verbesserung der Transparenz bewirken und damit eine differenzierte und sachgerechtere Beurteilung der Krankenhäuser ermöglichen.

Es stellt sich jedoch grundsätzlich die Frage, ob nach Einführung des neuen Fallpauschalen-Systems weiterhin Krankenhausvergleiche erforderlich sind, oder ob auf sie aufgrund der leistungsbezogenen Vergütung jeder einzelnen Leistung nicht verzichtet werden kann. Eine Beantwortung dieser Frage ist nur möglich, wenn der ordnungspolitische Rahmen, in dem das Entgeltsystem angewendet werden soll, klar ist.

Die näheren ordnungspolitischen Vorgaben für den Zeitraum ab Einführung des neuen pauschalierenden Vergütungssystems wird eine neue Krankenhaus-Entgeltverordnung festlegen, die die derzeitige Bundespflegesatzverordnung zum 1. Januar 2003 ablösen soll. In dieser Verordnung oder ggf. durch eine Folgeänderung im Krankenhausfinanzierungsgesetz wird zu entscheiden sein, ob das neue Fallpauschalensystem als freies Entgeltsystem ohne Mengenbegrenzungen, im Rahmen von krankenhausindividuellen Budgetverhandlungen mit prospektiver Vereinbarung von Leistungsarten und -mengen oder im Rahmen landesweiter Krankenhausbudgets eingesetzt werden soll. Zu entscheiden ist auch, ob die auf Bundesebene oder regionaler Ebene festgelegte Entgelthöhe als Festpreis gelten soll, ob degressive Entgelthöhen in Abhängigkeit von Leistungsmengen festgelegt oder verhandelt werden sollen, oder ob es weiterhin Erlösbudgetvereinbarungen für das einzelne Krankenhaus in Verbindung mit Mehr- oder Mindererlösausgleichen geben soll. Steht auch künftig die Vereinbarung von Budgets für einzelne Krankenhäuser im Mittelpunkt, wird es wohl auch weiterhin Krankenhausvergleiche geben. Diese werden allerdings aufgrund der neuen Fallklassifikation in veränderter Art und Weise durchgeführt werden.

Kapitel 2

Das Wirtschaftlichkeitsgebot im Sozialrecht: Anforderungen an eine geeignete Orientierungsgröße

STEFAN SIEGEL

2.1 Allgemeine Problemstellung

Das gesamte öffentliche Haushaltsrecht und das Sozialrecht werden beherrscht durch das allgemeine Gebot der „Wirtschaftlichkeit und Sparsamkeit". In der Regel werden beide Begriffe gemeinsam gebraucht. Eine Definitionsnorm des Gesetzes für diese Begriffe findet sich an keiner Stelle. Bereits hier deutet sich an, dass hinsichtlich des Inhalts und der Bedeutung des offenbar sehr wichtigen Gebotes Unsicherheit besteht. Tatsächlich bereiten diese wichtigen Gebote oder dieses wichtige Gebot auch in jedem Einzelfall tatsächliche Schwierigkeiten.

Für den Juristen bedeutet dieses, dass Rechtsprechung und Wissenschaft den Inhalt und die Bedeutung dieses Grundsatzes der Wirtschaftlichkeit und Sparsamkeit durch Auslegung zu ermitteln haben. Daraus folgt, dass geklärt werden muss, wann der gesetzliche Tatbestand ausgefüllt ist und welche Rechtsfolge hieraus abzuleiten ist. Es wird die Frage nach dem normativen Sinn des Gesetzes gestellt.

Die juristische Auslegungsmethode beginnt zunächst mit der Ermittlung des Wortsinns [1]. Das Ergebnis wird dann überprüft und ergänzt durch weitere Auslegungsmethoden, nämlich durch die Frage nach dem Bedeutungszusammenhang des Gesetzes. Ein weiteres Auslegungskriterium ist die Frage nach der Regelungsabsicht und der Normvorstellung des historischen Gesetzgebers. Auslegung erfolgt auch nach objektiv teleologischen Kriterien. Jedes Auslegungsergebnis schließlich muss sich an der Verfassung, dem Grundgesetz, orientieren und, was immer mehr an Bedeutung gewinnt, auch auf die Europatauglichkeit hin geprüft werden. Alle diese Auslegungskriterien sind nicht etwa verschiedene, einander ausschließende, Auslegungsmethoden, sondern sich einander ergänzende Gesichtspunkte [2].

Versucht man nun, nach dem Wortsinn zu fragen, so ergibt sich ein erster Anhaltspunkt in der Regel aus der Lektüre eines Lexikons. Aus einer Auswahl dieser Werke [3], nämlich Vahlens Großes Wirtschaftslexikon und Brockhaus, ergibt sich überraschenderweise, dass für den Begriff der Sparsamkeit überhaupt kein Stichwort vorgesehen ist. Für den Begriff der Wirtschaftlichkeit liegen aber in beiden Werken umfangreiche Erläuterungen vor. Das Prinzip der Wirtschaftlichkeit oder das sogenannte ökonomische Prinzip wird definiert als ein „auf dem Rationalprinzip beruhender Grundsatz eines optimalen wirtschaftlichen Handelns, entweder mit gegebenen Mitteln, den größtmöglichen Erfolg (Nutzen, Gewinn) zu erzielen (Maximumprinzip) oder ein vorgegebenes Ziel mit dem geringstmöglichen Aufwand zu erreichen (Minimumprinzip)". Es geht also darum, bei einem variablen Erfolg oder bei einem variablen Mitteleinsatz das Verhältnis von Erfolg und Mitteleinsatz zu maximieren (Extremumprinzip). Dieses wird auch kurz als Mittel-Zweck-Relation bezeichnet.

Die oben dargestellte Definition macht verständlich, dass der Begriff der Sparsamkeit eigentlich keine eigenständige Bedeutung in diesem Zusammenhang hat, weil sich bei einem definierten Ziel ohnehin ergibt, dass wirtschaftliches Handeln nur dann vorliegt, wenn der sparsamste Mitteleinsatz verwandt wird.

Das verdeutlicht weiter, dass es für die eigentliche Frage nach der Wirtschaftlichkeit auch auf die jeweils gestellten Aufgaben ankommt. Diese aufgabenorientierte Auslegung des Wirtschaftlichkeitsbegriffs zeigt, dass zunächst einmal nach der Auslegung des Wortsinnes und dann auf den Bedeutungszusammenhang des Gesetzes abzustellen ist, also auf die Frage, welches Ziel das jeweilige Gesetz erreichen will.

Hinzu kommt noch, wenn der Begriff der Wirtschaftlichkeit für den jeweiligen Zweck erkannt ist, dass für die Wirtschaftlichkeit auch vom Gesetz grundsätzlich eine Überprüfung angeordnet wird. Eine solche Überprüfung erfolgt für den Bereich der Sozialversicherung durch das Bundesversicherungsamt (§ 94 SGB IV) oder im Allgemeinen Haushaltsrecht durch die jeweiligen Rechnungshöfe. Schließlich wird beispielsweise für die Bundespflegesatzverordnung, wo auch der Wirtschaftlichkeitsbegriff verwandt wird, eine Hilfe anderer Beteiligter vorgesehen. Auch diese Prüfung des Wirtschaftlichkeitsgebots und seiner Einhaltung wird wieder unter dem Begriff der Wirtschaftlichkeit stehen. Hierbei ist noch nicht endgültig geklärt, ob beispielsweise die Kosten der Prüfungshandlung selber teurer sein dürften als der vermutliche oder feststellbare Prüfungsnutzen [4]. Diese Frage dürfte aber wohl dahingehend zu beantworten sein, dass die Prüfung auch durchaus teurer sein darf als der erzielte Effekt, weil die Prüfung nicht alleine die Wirtschaftlichkeit verfolgt, sondern auch vor allem eine eigenständige Kontrollfunktion hat.

Neben dieser generellen Überprüfung durch die Rechnungshöfe kommt die punktuelle Überprüfung durch die Gerichte zum Zuge, wenn die Wirtschaftlichkeit entscheidungserheblich ist.

Daraus folgt nun insgesamt, dass für alle Gesetze aus dem Sozialrecht zu prüfen ist, ob der Grundsatz der Wirtschaftlichkeit möglicherweise unterschiedliche Bedeutungen entfalten kann.

2.2 Der Wirtschaftlichkeitsbegriff - Sozialrecht

Für das Sozialrecht drängt sich zunächst auf, und zwar wie grundsätzlich für alle Zweige der öffentlichen Verwaltung, dass das Gebot von Wirtschaftlichkeit und Sparsamkeit einmal die Frage stellt, ob die Organisation der Verwaltung oder Selbstverwaltung dem Gebot entspricht. Dieses könnte als ein betriebswirtschaftlicher Aspekt verstanden werden. Daneben hat das Wirtschaftlichkeitsgebot aber eine maßgebliche Funktion bei der Bestimmung des Leistungsinhalts und den daraus resultierenden Ansprüchen der Berechtigten. Diese sind in den einzelnen Sparten der Sozialversicherung aber auch mehr oder weniger detailliert geregelt.

In § 69 Abs. 2 SGB IV ist geregelt, dass für die Aufstellung und die Ausführung des Haushaltsplanes die Grundsätze von Wirtschaftlichkeit und Sparsamkeit erfüllt werden müssen. Das zeigt, dass an dieser Stelle geregelt ist, wie die allgemeine Verwaltung des Sozialversicherungsträgers zu organisieren ist in betriebswirtschaftlicher Hinsicht, modifiziert in der Regel durch typisch öffentliche Behördenstrukturen. Über das Maß der zu erbringenden Leistungen ist nichts geregelt.

Im Laufe des Gesetzgebungsverfahrens war zunächst im Regierungsentwurf nur der Grundsatz der Wirtschaftlichkeit genannt und zwar in bewusster Abweichung von der Begriffswahl in § 6 Haushaltsgrundsätzegesetz. Dahinter stand offenbar die Überlegung [5], dass zur Vermeidung von Missverständnissen klargestellt werden sollte, dass die oberste Maxime sei, soziale Zwecke nach wirtschaftlichen Gesichtspunkten zu erfüllen, wohl ausgehend davon, dass bei einer wörtlichen Definition und nach den allgemeinen Haushaltsgrundsätzen der Begriff der Sparsamkeit dem Begriff der Wirtschaftlichkeit ohnehin immanent sei. Später wurde dann der Sparsamkeitsbegriff erneut aufgenommen, wozu der Abschlußbericht ausführt [6], dass hier der allgemein übliche Begriff der Wirtschaftlichkeit und Sparsamkeit gemeint sei und dass über die übliche Wortwahl klargestellt werden solle, dass auch im Sozialbereich sparsam gewirtschaftet werden solle. Das zeigt, dass der Verwaltungsbereich und der Leistungsbereich als Einheit gesehen werden, was nur insoweit richtig ist, als Sparsamkeit der Verwaltung den Leistungsbereich erweitern kann.

Die Rechtsprechung des Bundessozialgerichts orientiert sich bei der Auslegung des Begriffs der Wirtschaftlichkeit und Sparsamkeit an der wörtlichen Auslegung, die vorne unter 1. dargestellt ist.

Danach ist eine Mittel-Zweck-Relation gegeben, die darauf abzielt, bei der Verwendung von Haushaltsmitteln das Maß des Notwendigen nicht zu überschreiten. Diese Formulierung, die das Bundessozialgericht im Urteil vom 11.08.1992 [7] verwendet, geht auf die Rechtsprechung im Bereich der Personalkosten zurück [8]. Hier hat die Rechtsprechung des Bundessozialgerichts festgestellt, dass ein unbestimmter Rechtsbegriff vorliegt. Damit kommt dann aber das Bundessozialgericht zugleich zu dem Ergebnis, dass der Begriff der Wirtschaftlichkeit und Sparsamkeit praktisch letztlich nicht bestimmbar ist [9]. Der unbestimmte Rechtsbegriff hat nämlich noch eine angemessene Beurteilungsermächtigung für die Selbstverwaltung.

Im allgemeinen Verwaltungsrecht ist es herrschende Meinung [10], dass das Gericht nur prüfen darf, ob die gesetzlichen Grenzen eingehalten sind. Zwar gibt es bei einem unbestimmten Rechtsbegriff theoretisch nur eine einzige richtige Lösung, die das Gericht bei seiner Kontrolle finden muss. Daneben gibt es allerdings auch eine Beurteilungsermächtigung, einen Beurteilungsspielraum, eine Einschätzungsprärogative für die Selbstverwaltung. Daraus folgt nunmehr, dass im Ergebnis der Begriff von Wirtschaftlichkeit und Sparsamkeit tatsächlich nicht mehr für bestimmbar gehalten wird [11].

Der Selbstverwaltungsträger handelt nämlich erst dann rechtswidrig, wenn er die Grenzen seiner Beurteilungsermächtigung überschreitet. Diese Grenzüberschreitung setzt aber voraus, dass faktisch und erkennbar eine unwirtschaftliche Maßnahme durchgeführt wird. Wie weit dieses geht, zeigt sich am Beispiel des oben erwähnten Urteils des Bundessozialgerichts vom 11.08.1992 [12]. In jenem Fall hatte die Landesversicherungsanstalt umfangreiche Bürohaftpflichtversicherungen und Betriebshaftpflichtversicherungen abgeschlossen sowie eine Gewässerschadensversicherung für ihre Kliniken. Die Aufsichtskontrolle vertrat die Auffassung, die Einschätzungsprärogative, d. h. die Beurteilungsermächtigung sei fehlerhaft ausgeübt worden. Das öffentliche Recht kenne nämlich das sogenannte „Selbstdeckungsprinzip". Dieses Selbstdeckungsprinzip bedeutet [13], dass zwischen allen Verwaltungsträgern ein Finanzausgleich stattfindet. Da die öffentliche Verwaltung letztlich nicht insolvent werden kann, ist danach grundsätzlich gesichert, dass Haftungsrisiken aus eigenen Mitteln gedeckt werden können. Danach sind Teile der öffentlichen Verwaltung beispielsweise nicht von der Kfz-Pflichtversicherung erfasst. Daraus könne weiter folgen, dass letztlich Versicherungsprämien ein unwirtschaftlicher Aufwand und sinnlos seien. Dagegen vertrat das Bundessozialgericht in jenem Verfahren die Auffassung, die Versicherungsprämien könnten im Rahmen des weiten Beurteilungsermächtigungsspielraums gezahlt werden. Das führt im Ergebnis dazu, dass die Landesversicherungsanstalt zwar wegen des Schadens anderer Landesversicherungsanstalten im Rahmen des Selbstdeckungsprinzips in Anspruch genommen werden kann und somit auch diejenige Landesversicherungsanstalt, die sich gegen ihre Risiken versichert hat. Damit ließe sich jedenfalls die Auffassung vertreten, dass für die versicherte Landesversicherungsanstalt die Prämie wirtschaftlich sinnlos war, weil sie nur dazu diente, letztlich die anderen Landesversicherungsanstalten freizustellen. Dennoch kommt im Ergebnis das Bundessozialgericht in seinem Verfahren zu dem Ergebnis, dass die Grenze der Beurteilungsermächtigung nur dann überschritten wird, wenn Kosten für dritte Personen bezahlt werden, die mit den Aufgaben des Sozialversicherungsträgers nichts zu tun haben, oder wenn beispielsweise erkennbar zu teure Versicherungsprämien gezahlt werden.

Der wichtigste Bereich schlechthin, in dem das Wirtschaftlichkeitsgebot durch Gerichte geprüft wird, ist der Bereich der Personalkosten. Vom Grundsatz her ist davon auszugehen, dass der Sozialversicherungsträger als Selbstverwaltungsorgan eine weite Beurteilungsermächtigung (Einschätzungsspielraum) hat, wenn der unbestimmte Begriff der Wirtschaftlichkeit herangezogen wird, um die Richtigkeit der Personalaufwendungen zu prüfen [14]. Obwohl vom Grundsatz her nach den allgemeinen betriebswirtschaftlichen Grundsätzen Kenntnisse vorliegen, die eine richtige Bemessung der Löhne möglich machen - und sei es auch nur über empirische Vergleiche - hat sich die Gehaltsbemessung und -zusammensetzung am Prinzip der „Rücksichtnahme auf die Verhältnisse im übrigen öffentlichen Dienst" zu orientieren. Dieses ist jedenfalls die Forderung, die im Urteil des Bundessozialgerichts vom 26.08.1983 [15] aufgestellt wird, und zwar unter Bezug auf die ständige Rechtsprechung des Bundessozialgerichts. Danach soll der Grundsatz gelten, dass kein Verwaltungsträger seine Arbeitskräfte zu Lasten eines anderen Trägers öffentlicher Verwaltung gewinnen darf. In dem zu entscheidenden Fall ging es um die Möglichkeit von Fahrtkostenerstattungen. In der Wirtschaft ist dieses ein typischer Lohnfaktor, der auch durchaus seine Regelung in Tarifverträgen findet. Im öffentlichen Dienst gibt es eine Fahrtkostenerstattung nicht. Daraus soll nach dem Bundessozialgericht folgen, dass eine Erstattung nur dann zulässig ist, wenn der jeweilige Sozialversicherungsträger sonst keine notwendigen Arbeitskräfte einstellen kann oder halten kann. Bei der derzeitigen Arbeitslage mit einer hohen Zahl von Arbeitslosen wäre daher wohl ein solcher Lohnbestandteil unzulässig. Gerade die vorstehende Argumentation zeigt aber deutlich, dass in den Begriff der Wirtschaftlichkeit und Sparsamkeit ganz offenbar auch andere Beurteilungen hineinfließen als diejenigen, die betriebswirtschaftlich und vom Wortsinn her geboten sind.

Die obigen Ausführungen zu den Versicherungsfragen und den Personalkosten führen zu der Auffassung des Bundessozialgerichts, dass der Begriff der Wirtschaftlichkeit und Sparsamkeit zwar theoretisch bestimmbar ist, aber dennoch einen ganz umfangreichen Bereich der Beurteilungsermächtigung hat, mit der Folge, dass sich die Kontrolldichte der Rechtsprechung insoweit gegen null reduziert.

Das Schrifttum bietet insoweit keine weiteren Ansatzpunkte, die es ermöglichen, den unbestimmten Rechtsbegriff schärfer zu fassen.

Die Kommentierung von Hauck [16] führt aus, dass die Frage, ob die Wirtschaftlichkeit erfüllt sei, nicht ein bloß rechnerischer Vorgang sein könne, sondern es komme auch darauf an, dass die Zielsetzung einleuchtend sei. Damit löst sich aus diesseitiger Sicht die Auffassung von Hauck noch weiter von der unscharfen Darstellung des Bundessozialgerichts, da der Begriff des „einleuchtend" ohnehin nicht justiziabel sein dürfte. Im übrigen muss aber gesehen werden, dass der Grundsatz der Wirtschaftlichkeit nach betriebswirtschaftlichen Überlegungen von einem Maximal- und Minimalprinzip geprägt ist. Eine solche Zusammenstellung von Prinzipien zeigt aber gerade, dass hier offenbar der Weg in die Berechnung gesucht werden soll, nämlich ein Weg zur Betriebswirtschaft.

Im übrigen geht das Schrifttum aber weiter davon aus, dass für die Anwendung des § 69 Abs. 2 SGB IV [17] eine absolute Priorität dahingehend besteht, dass die sozialen Aufgaben erfüllt werden. Das bedeutet, dass der Begriff der Wirtschaftlichkeit und Sparsamkeit letztlich nur noch dann eine Funktion entwickeln kann, wenn zur Erreichung eines einzigen vorgegebenen Ziels mehrere Wege denkbar sind. Hierauf wird auch von Hoyningen-Hoene und Meydam [18] hingewiesen. Damit verliert aber der Grundsatz der Wirtschaftlichkeit und Sparsamkeit weiter an Schärfe und zwar auch dadurch, dass hier offenbar die allgemeine Verwaltung und die Leistungsseite als Einheit gesehen werden, was nicht zutreffend ist. Damit bleibt letztlich völlig unklar, wie eigentlich dieser unbestimmte Rechtsbegriff auszufüllen ist, von dem ursprünglich angenommen wurde, es gäbe nur eine einzige theoretisch richtige Lösung.

Um diesen unbestimmten Rechtsbegriff mit seiner Beurteilungsermächtigung präziser zu fassen, ließe sich bei der Rechtsprechung des Bundessozialgerichts ansetzen, und zwar unter Berücksichtigung der Prinzipien, die im Verwaltungsrecht zur Problematik der Beurteilungsermächtigung erarbeitet worden sind. In zahlreichen Bereichen des öffentlichen Rechts haben sich solche Beurteilungsermächtigungen durchgesetzt. Hier wird in der Folge vor allem der Begriff der Beurteilungsermächtigung verwandt, der sich allgemein durchgesetzt hat [19]. Er ist identisch mit der Einschätzungsprärogative im Sinne des Bundessozialgerichts. Gekennzeichnet sind diese Beurteilungsermächtigungen dadurch, dass sie die Kontrolldichte der Rechtsprechung vermindern. Das Bundesverfassungsgericht hat [20] insoweit verfassungsrechtliche Bedenken dem Grundsatz nach zurückgewiesen und akzeptiert damit die Verminderung der Kontrolldichte. Lösungsansätze für die verschiedenen Bereiche des Verwaltungsrechts sind ungewöhnlich reichlich und kontrovers. Auf die zahlreichen Hinweise in der Kommentierung wird insoweit verwiesen [21]. Für den Bereich des Sozialrechts gibt es bisher offenbar keine Versuche, diese Beurteilungsermächtigung zu präzisieren. Um jedoch die Kontrolldichte zu verbessern im Verhältnis zu dem derzeitigen Stand des Rechts, müssen diese Grenzen herausgearbeitet werden.

Für den Begriff der Wirtschaftlichkeit im Verwaltungs- und auch im Verfassungsrecht [22] ist, jedenfalls für die Tätigkeit des Rechnungshofes, darauf abzustellen, welche betriebswirtschaftlichen Maßstäbe zur Definition der Wirtschaftlichkeit verwandt werden sollen.

Wenn jedoch zur Eingrenzung des Begriffes der Wirtschaftlichkeit und Sparsamkeit betriebswirtschaftliche Kenntnisse erforderlich sind, so bietet es sich an, in einem Prozess vor dem Sozialgericht nicht nur medizinische Gesichtspunkte, sondern auch betriebswirtschaftliche Sachverhalte unter Heranziehung eines Sachverständigen als Gehilfen des Richters prüfen zu lassen, jedenfalls soweit es dem Gericht an Sachkunde fehlt (vgl. § 402 ZPO i.V.m. § 118 SGG).

Im übrigen würden solche Verfahren unter Beiziehung von Sachverständigen auch dazu führen, dass die Gerichte ihre Sachkunde selber erweitern können und möglicherweise auch hier die Definitionen der Wirtschaftlichkeit und Sparsamkeit als Orientierungsgröße im Einklang mit den Erkenntnissen der Betriebswirtschaft zu präzisieren und abzusichern. Vor allem wäre es aber möglich, den weiten Bereich der Beurteilungsermächtigung, der um den eigentlichen Begriffskern herum gebildet ist, einzugrenzen.

Bezieht man dieses auf das vorne erwähnte Urteil des Bundessozialgerichts vom 11.08.1992 [23], so lässt sich daraus die Auffassung herleiten, dass ein Betriebswirt die Frage, ob sich eine öffentlich-rechtliche Körperschaft bei privaten Unternehmen gegen Haftpflichtgefahren versichern darf, obwohl das Selbstdeckungsprinzip dieser Körperschaft das Existenzrisiko ohnehin abgenommen hat, so dass keine Gefahren drohen, möglicherweise anders zu beurteilen ist, als dieses das Bundessozialgericht getan hat. Auch ist es fraglich, ob es betriebswirtschaftlichen Grundsätzen entspricht, wenn sich die Besoldung von Krankenhauspersonal an den Prinzipien der Beamtenbesoldung orientiert.

Hier muss die Zukunft abgewartet werden, ob es gelingt, den Begriff der Wirtschaftlichkeit und Sparsamkeit weiteres Leben einzuhauchen und insoweit auch die Rechtsprechung des Bundessozialgerichts zu ändern.

Es muss aber auch darauf hingewiesen werden, dass möglicherweise der Hinweis auf die betriebswirtschaftlichen Erkenntnisse in der Sache selber nicht weiterführt. Auch in der Betriebswirtschaft gibt es in Teilbereichen nämlich durchaus die Auffassung, dass das Wirtschaftlichkeitsprinzip, das überall und immer hochgehalten wird, möglicherweise nichts anderes als ein leeres Postulat darstellt.

Diese Auffassung wird beispielsweise vertreten bei der Untersuchung der Frage, welche Prüfungsberichte bei Kapitalgesellschaften zu erstellen sind und welcher Aufwand hierfür betrieben werden darf [24]. Wenn dieses auch für den Begriff von Wirtschaftlichkeit und Sparsamkeit im Bereich des Sozialrechts gelten würde, so würde sich auch zeigen, dass letztlich der Gesetzestext auch nichts anderes enthält als ein leeres Postulat, mit der Folge, dass die Kontrollmöglichkeit der Gerichte darauf beschränkt ist, nur völlig nutzlose Geldausgaben für rechtswidrig zu erklären.

Ob aber nun das Wirtschaftlichkeitsgebot ein leeres Postulat ist, wäre betriebswirtschaftlich auch an anderen Kostenarten zu untersuchen (z. B. Personalkosten, Kosten der Rechnungsprüfung etc.).

Soweit bisher der Begriff der Wirtschaftlichkeit und Sparsamkeit im Rahmen des § 69 SGB IV besprochen wurde, hatte dieser Begriffsinhalt nur eine Bedeutung für die Frage, ob die allgemeine Verwaltung und der Betrieb der jeweiligen Körperschaft der Sozialversicherung im Grundsatz eingehalten werden. Die insoweit anfallenden Kosten sind im wesentlichen Kosten des Personals, der sonstigen Betriebsmittel und allgemeinen Betriebsausgaben.

In der Folge soll nun dargestellt werden, ob sich bei den einzelnen Sparten der Sozialversicherung möglicherweise andere Begriffe ergeben oder auch nur die Schwerpunkte bei der Begriffsbildung möglicherweise anders zu gewichten sind.

2.3 Wirtschaftlichkeit in der Krankenversicherung

Es wurde bereits vorne ausgeführt, dass der Begriff der Wirtschaftlichkeit und Sparsamkeit nicht nur der wörtlichen Auslegung zugänglich sei, sondern dass zur Bestimmung des Begriffsinhalts die Erfüllung der Aufgabe absolute Priorität habe [25]. Das Wirtschaftlichkeitsgebot ist für den Bereich der Krankenversicherung in § 2 SGB V genannt und wird mit weiteren Einzelheiten in § 12 SGB V näher beschrieben, und zwar in der Weise, dass die Leistungen ausreichend, zweckmäßig und wirtschaftlich sein müssen und das Maß des Notwendigen nicht überschreiten.

Das hier in dieser Weise definierte Wirtschaftlichkeitsgebot ist schon nach dem Wortlaut des Gesetzes ausschließlich leistungsbezogen, definiert also letztlich den Anspruch der Versicherten. Eine Definition im eigentlichen Wortsinn liegt aber nicht vor, weil der unbestimmte Rechtsbegriff der Wirtschaftlichkeit durch weitere unbestimmte Rechtsbegriffe umschrieben oder ergänzt wird. Es handelt sich hier um die Begriffe „ausreichend", „zweckmäßig" und „Notwendigkeit". Geboten ist, dass alle drei Begriffe ausgefüllt werden müssen, zusätzlich zum Wirtschaftlichkeitsbegriff. Erst wenn die ersten beiden Zusatzbegriffe erfüllt sind, ist zu prüfen, ob die Maßnahme auch notwendig war [26].

Während im Rahmen von § 69 SGB IV die exakte Auslegung letztlich daran scheitert, dass es eine weite Beurteilungsermächtigung um den eigentlichen harten Kern des unbestimmten Rechtsbegriffs herum gab, wird § 12 SGB V von Rechtsprechung und Literatur dahingehend verstanden, dass die beschreibenden Begriffe (ausreichend, zweckmäßig, notwendig) unbestimmte Rechtsbegriffe sind [27]. Danach ist hier nur eine einzige rechtliche Subsumtion richtig und der Krankenkasse fehlt jegliche Gestaltungsmöglichkeit im Sinne einer Beurteilungsermächtigung. Auch aus der Rechtsprechung ergibt sich nicht, dass irgendeine Beurteilungsermächtigung eingeräumt ist.

Zu den drei vorgenannten beschreibenden Begriffen lässt sich folgendes ausführen:

1. Leistungen sind ausreichend, wenn sie nach Umfang und Qualität hinreichende Erfolgsaussichten für den Eintritt des Heilerfolges bieten [28]. Diese Leistung muss genügen. Das bedeutet einerseits, dass sie den Grad des Genügens nicht überschreiten darf, aber im anderen Extremfall auch nicht mangelhaft oder gar ungenügend sei. Dieses Merkmal garantiert einen Mindeststandard.

2. Leistungen sind zweckmäßig, wenn sie auf die in § 11 Abs. 1 und Abs. 2 SGB V sowie die in § 27 Abs. 1 S. 1 SGB V aufgezählten Ziele ausgerichtet und auch hinreichend wirksam sind. Diese Problematik ist besonders einschlägig bei neuen Heilmethoden und im Bereich der Alternativmedizin. Zweckmäßigkeit ist dann nicht gegeben, wenn die Maßnahme als unzweckmäßig zu qualifizieren ist, d. h. wenn sie zweckwidrig, überflüssig oder sogar sinnlos ist. Nach der Rechtsprechung [29] ist ein Heilmittel dann als zweckmäßig anzusehen, wenn nach allgemeiner ärztlicher Erfahrung eine Eignung vorliegt, die Krankheit zu heilen, zu bessern oder zu lindern oder auch nur eine Verschlimmerung zu verhüten. Eine Zweckmäßigkeit muss aber auch dann noch bejaht werden, wenn die Eignung des Mittels zwar in der Wissenschaft noch nicht allgemein anerkannt ist, im Einzelfall aber ein positiver Nachweis erbracht wurde. Diese Frage der Zweckmäßigkeit hat ihre besondere Bedeutung für die Bestimmung der Leistungsverpflichtung bei Medizin der Außenseiter. Hierzu hat das BSG [30] entschieden, dass lediglich dann Außenseitermethoden angewandt werden können, wenn anerkannte Heilmethoden fehlen oder im Einzel-

fall ungeeignet sind. Nicht allgemein anerkannte Methoden und Mittel sind nur dann in Betracht zu ziehen, wenn nach dem medizinisch-wissenschaftlichen Erkenntnisstand eine Besserungschance mit nicht ganz geringen Erfolgsaussichten als möglich erscheint.

3. Was notwendig ist, wird hauptsächlich durch den medizinischen Zweck der Leistung bestimmt. Dieses hat seine besondere praktische Bedeutung dann, wenn es um die Erbringung von Hilfsmitteln geht und bei der Krankenhausbehandlung. Insbesondere in den Fällen behinderungsbedingter Funktionsausfälle ist ein möglichst umfassender Ausgleich geboten. Ein solcher Ausgleich darf sich im allgemeinen nicht auf besondere berufliche, private oder allgemein gesellschaftliche Nachteile erstrecken, sondern die Notwendigkeit darf sich nur am medizinisch-wissenschaftlichen orientieren [31].

Die Darstellung des Gebots von Wirtschaftlichkeit und Sparsamkeit mit den drei Zusatzbegriffen (ausreichend, zweckmäßig, notwendig) wird auch von der Literatur als herrschende Meinung ohne Kritik akzeptiert [32].

Daraus folgt, dass der Begriff der Wirtschaftlichkeit und Sparsamkeit für den Leistungsbereich der Krankenkasse ein unbestimmter Rechtsbegriff ist. Ein solcher unbestimmter Rechtsbegriff ist dadurch gekennzeichnet, dass er lediglich einer einzigen richtigen Auslegung durch die Gerichte zugänglich ist, und zwar ohne jegliche Beurteilsermächtigung durch den Träger der Sozialversicherung. Die Kontrolldichte der Gerichte besteht in vollem Umfang.

2.4 Wirtschaftlichkeit in der Unfallversicherung

Im Bereich der Unfallversicherung ergibt sich, dass das Wirtschaftlichkeitsgebot aus § 69 SGB IV herzuleiten ist, nämlich für den Bereich der allgemeinen Verwaltung des jeweiligen Sozialversicherungsträgers. Hier wird auch insoweit wieder, bedingt durch die Besonderheiten bei Selbstverwaltungskörperschaften, darauf hingewiesen, dass der unbestimmte Rechtsbegriff eine weite Beurteilungsermächtigung um sich herum hat, der zu wirklichen Gestaltungsmöglichkeiten führt [33]. Hier dürfte die wesentliche Problematik auch wieder darin liegen, wie das Personal zu besolden ist und mit welcher Sorgfalt der Grundsatz der Rücksichtnahme auf die Verhältnisse im übrigen öffentlichen Dienst gebietet.

Die eigentliche sozialrechtliche Frage, nämlich die Bedeutung des Prinzips von Wirtschaftlichkeit und Sparsamkeit im Hinblick auf die Leistungsgewährung, ist an anderer Stelle, im SGB VII geregelt. Das SGB VII regelt im einzelnen, welche Maßnahmen von Prävention und Rehabilitation durchzuführen sind. Für die Bereiche von Prävention und Rehabilitation ist die Wortwahl im einzelnen unterschiedlich. So wird für den Bereich der Prävention angeordnet (§ 14 SGB VII), dass alle „geeigneten Mittel“ für die Verhütung von Arbeitsunfällen, Berufskrankheiten und altersbedingten Gesundheitsgefahren ergriffen werden sollen und demnach auch zu finanzieren sind. Auch dieser Begriff der „geeigneten Mittel“ zeigt, dass damit die Mittel-Zweck-Relation des Grundsatzes von Wirtschaftlichkeit und Sparsamkeit gemeint sind.

Für den Bereich der Heilbehandlung ist in § 26 SGB VII vorgeschrieben, dass die Leistungserbringung nach einzelgesetzlicher Regelung zu erfolgen hat. In den folgenden Vorschriften ist dieses dann ausdrücklich geregelt, und zwar bis ins Detail gehend für die Heilbehandlung, Rehabilitation und Pflege. Da jedenfalls der Leistungsbereich im einzelnen durch das Gesetz geregelt ist, ist insoweit nicht damit zu rechnen, dass die Rechtsprechung zur Bestimmung der Zulässigkeit von Leistungen und somit zur Definition der Ansprüche auf das allgemeine Wirtschaftlichkeitsgebot zurückgeht. Im übrigen muss auch hier gesehen werden, dass § 12 SGB V bereits das Wirtschaftlichkeitsgebot normiert hat. Dieses geht als das „Maß des Notwendigen" dann in den Bereich der Unfallversicherung ein. Die gesetzliche Regelung ist daher als eine detaillierte Beschreibung des Gebots von Wirtschaftlichkeit und Sparsamkeit zu sehen.

2.5 Wirtschaftlichkeit in der Pflegeversicherung

Für den allgemeinen Verwaltungsbereich ist auch hier zunächst wieder auf die allgemeine Regelung in § 69 SGB IV zu verweisen.

Für den Leistungsbereich ist in der Pflegeversicherung im SGB XI ausgesprochen umfangreich geregelt, wie das Wirtschaftlichkeitsgebot ausgefüllt werden muss. Die Regelung geht sehr ins Einzelne.

In § 4 Abs. 3 SGB XI ist zunächst das Wirtschaftlichkeitsgebot für das Leistungserbringungsrecht als allgemeines Wirtschaftlichkeitsgebot festgehalten [34]. Der Begriff der Wirtschaftlichkeit ist hier verknüpft mit dem der Wirksamkeit und der Einschränkung, dass Leistungen nur im notwendigen Umfang in Anspruch genommen werden können. Dieses ist die Normierung des Wirtschaftlichkeitsgebots in diesem Bereich [35]. Im übrigen wird hinsichtlich des Leistungsbereichs das Wirtschaftlichkeitsgebot noch in verschiedenen speziellen Vorschriften, die die Leistungen beschreiben, dargestellt. Diese Vorschriften stehen unter dem Leitsatz des vierten Kapitels, in dem in § 29 SGB XI festgelegt ist, dass alle Leistungen wirksam und wirtschaftlich sein müssen, aber ihrerseits das Maß des Notwendigen nicht übersteigen dürfen. Leistungen, die nicht hierunter fallen, dürfen weder erfüllt noch beansprucht werden.

2.6 Wirtschaftlichkeit in der Rentenversicherung

Bei der Rentenversicherung ergibt sich, dass im Bereich der Leistungserbringung eine umfangreiche und abschließende Regelung erbracht ist.

Für den Grundsatz von Wirtschaftlichkeit und Sparsamkeit bleibt es dabei, dass dieser nur die Verwaltung des Selbstverwaltungsträgers treffen kann. Es handelt sich damit um das allgemeine Wirtschaftlichkeitsgebot, das bereits zu § 69 SGB

IV unter 3.2 besprochen wurde. In der Literatur wird der Begriff der Wirtschaftlichkeit und Sparsamkeit als das allgemeine Gebot der Wirtschaftlichkeit bezeichnet [36]. Danach ist mit den gegebenen Mitteln der größte Nutzen zu erzielen (Maximalprinzip) oder ein bestimmter Nutzen ist mit den geringstmöglichen Mitteln zu erzielen (Minimalprinzip). Dieses ist die bereits dargestellte Mittel-Zweck-Relation.

2.7 Wirtschaftlichkeit in der BundespflegesatzVO 1995 und im Krankenhausfinanzierungsgesetz

In der BundespflegesatzVO 1995 ist in § 5 der Krankenhausvergleich geregelt. Dieser Krankenhausvergleich soll zur Unterstützung der Vertragsparteien dienen bei der Ermittlung von Budget und Pflegesätzen. Deshalb regelt auch § 3 der BundespflegesatzVO 1995, dass die wirtschaftliche Betriebsführung gewährleistet sein muss. Die gleiche Wortwahl findet sich in § 17 Abs. 1 Satz 3 KHG. Bereits diese Wortwahl des Gesetzgebers (wirtschaftliche Betriebsführung), die nicht mit der sonstigen Wortwahl des Grundsatzes von Wirtschaftlichkeit und Sparsamkeit oder eines dieser beiden Begriffe identisch ist, zeigt, dass zweifelhaft ist, ob der allgemeine Wirtschaftlichkeitsbegriff auf die BundespflegesatzVO 1995 und das KHG übertragen werden kann. Zudem ist auch der Begriff der wirtschaftlichen Betriebsführung deutlich enger als derjenige der allgemeinen Wirtschaftlichkeit. Es ist daher m.E. davon auszugehen, dass der Begriff der wirtschaftlichen Betriebsführung in der BundespflegesatzVO 1995 und dem KHG ein engerer Begriff ist, der durch die Grundsätze der Betriebswirtschaft ausgefüllt werden kann. Es ist ein unbestimmter Rechtsbegriff, der auch nur einer einzigen theoretisch richtigen Auslegung fähig ist.

Soweit ersichtlich hat die Rechtsprechung zum Begriff der wirtschaftlichen Betriebsführung nichts definiert. Die Kommentarliteratur hierzu [37] geht offenbar davon aus, dass der Begriff der wirtschaftlichen Betriebsführung durch den allgemeinen Begriff der Wirtschaftlichkeit und Sparsamkeit ausgefüllt ist.

Bei der Auslegung ist nicht zu verkennen, dass der Begriff der „wirtschaftlichen Betriebsführung“ selbstverständlich auch dadurch geprägt ist, dass die Frage, welche Leistungen jeweils zu erbringen sind, ihrerseits durch das Wirtschaftlichkeitsgebot der Sozialversicherungssparte Krankenversicherung geprägt ist. Soweit nämlich Leistungen zu erbringen sind, sind diese auch durch das Wirtschaftlichkeitsprinzip bestimmt, es sei denn, sie sind im Einzelfall jeweils gesetzlich fest vorgeschrieben. Wenn sich aber die Leistung, die das Krankenhaus zu erbringen hat, bereits aus dem Grundsatz der Wirtschaftlichkeit und Sparsamkeit ergibt, dann stellt sich insoweit für das Krankenhaus selber nur noch die Frage, wie diese gebotene Leistung mit einem minimalen Mitteleinsatz zu erbringen ist. Im übrigen wäre es Aufgabe der Betriebswirtschaft, diesen Inhalt der wirtschaftlichen Betriebsführung festzulegen. Soweit ersichtlich, gibt es hierzu bisher keine Rechtsprechung. So ist es hier vorstellbar, dass sich die Behandlung der Löhne und Gehälter in ihrer Zusammensetzung durchaus von den Strukturen der Beamtenversorgung lösen. Dieses könnte sogar geboten sein, wenn solche Gehälter dem Markt entsprechen und damit von jedem „wirtschaftlichen Betriebsführer" akzeptiert werden müssen.

2.8 Zusammenfassung und Versuch einer Begriffsbestimmung

Der Grundsatz von Wirtschaftlichkeit und Sparsamkeit entfaltet seine Bedeutung in zwei Bereichen der Sozialversicherung, nämlich einmal bei der Frage, welche Leistung der Sozialversicherungsträger zu erbringen hat, und zum anderen für den Bereich der Betriebsführung des Sozialversicherungsträgers selber.

Für den Bereich der Leistungserbringung ist es für die einzelnen Sparten unterschiedlich geregelt, welche Leistungen zu erbringen sind. Teilweise sind diese Leistungen detailliert beschrieben, so dass insoweit für das Wirtschaftlichkeitsgebot nur noch in Randbereichen, wie zum Beispiel der alternativen Medizin, Regelungs- und Subsumtionsbedarf besteht.

Für den Bereich der Betriebsführung lässt sich zum Gebot der Wirtschaftlichkeit und Sparsamkeit zunächst sagen, dass der Sparsamkeitsbegriff keine eigenständige Bedeutung hat, da er Teil des Wirtschaftlichkeitsgebotes ist. Dieses lässt sich darstellen als Gebot mit den gegebenen Mitteln den größtmöglichen Nutzen zu erzielen (Maximalprinzip). Dieses Maximalprinzip lässt sich auch als Minimalprinzip formulieren, indem nämlich ein bestimmter Nutzen, also eine bestimmte Leistung des Sozialversicherungsträgers mit den geringstmöglichen Mitteln erzielt werden muss. Diese Mittel-Zweck-Relation wird im Sozialversicherungsrecht noch durch das Maß des Notwendigen begrenzt, wobei das Maß des Notwendigen die Haushaltsmittel sind. Im einzelnen wären, falls es zum Streit kommt, die Begriffe durch einen betriebswirtschaftlichen Sachverständigen, der Gehilfe des Richters wäre, einzugrenzen. Diese Definition mag die Grundanforderungen an eine Definition erfüllen. Insbesondere durch den weiten Beurteilungsspielraum, der dem Sozialversicherungsträger eingeräumt ist, verliert indes der Begriff seine gerichtliche Überprüfbarkeit. Der Bewertungsspielraum, den der Sozialversicherungsträger hat und der auch durch sein Selbstverwaltungsrecht noch weiter verstärkt wird, führt dazu, dass der Sozialversicherungsträger einen „wirklich gestaltbaren Beurteilungsspielraum" [38] erhält. Ein solcher Beurteilungsspielraum ist rechtlich nur insoweit überprüfbar, als die Grenzen dieses Beurteilungsspielraums überschritten werden. Diese Grenzen dieses Beurteilungsspielraums haben ihre besondere Bedeutung für Personalentscheidungen. Vom Grundsatz her muss aber gesagt werden, dass zwar der unbestimmte Rechtsbegriff nur eine einzige Lösung hat. Wegen der Selbstverwaltungskompetenz und der hieraus resultierenden Beurteilungsermächtigung für den Sozialversicherungsträger, führt dieses dazu, dass nur schwerwiegende Verstöße ein aufsichtsrechtliches Handeln oder einen Spruch des Gerichts rechtfertigen [39].

Der Begriff der wirtschaftlichen Betriebsführung aus der BundespflegesatzVO 1995 weicht bewusst von der Wortwahl des althergekommenen Grundsatzes der Wirtschaftlichkeit ab, so dass eine Identität der Begriffe zu verneinen ist. Der

Begriff der wirtschaftlichen Betriebsführung ist danach unter Verwendung betriebswirtschaftlicher Erkenntnisse und Grundsätze als unbestimmter Rechtsbegriff auszufüllen.

2.9 Literaturverzeichnis

[1] Karl Larenz, Methodenlehre der Rechtswissenschaft. 6. Aufl. S. 320.

[2] Larenz, a.a.O., S. 343.

[3] Vahlens, Großes Wirtschaftslexikon, Hrsg. Erwin Dicht/Otmar Issing. Brockhaus, Die Enzyklopädie, 24. Band.

[4] Theisen, Manuel René, Überwachung der Unternehmensführung 1987, S. 247 mit Hinweis auf Leffson.

[5] Regierungsentwurf zu damaligen § 70 BT-Drucksache 7/4122, abgedruckt bei Hauck, SGB IV-M010.

[6] Ausschussbericht zu § 70 BT-Drucksache 7/5457, abgedruckt bei Hauck, SGB IV Nr. 1.

[7] Urteil des BSG v. 11.08.1992 – 1 RR 7/91 in SozR 3 – 24000, § 69 SGB IV Nr. 1.

[8] Urteil des BSG v. 26.08.1983, BSGE 55, 277, 279ff.

[9] von Hoyningen-Huene in BB 1991, 1345ff.

[10] Kopp/Schenke VwGO 11. Aufl., § 114 Rz.23.

[11] so auch von Hoyningen-Huene, FN 9.

[12] seine FN 7

[13] Peters, Handbuch der Kommunalen Wissenschaft III, S. 808; Geigel, der Haftpflichtprozeß, 22. Aufl., § 13 Rz. 42.

[14] Schulin, Handbuch des Sozialversicherungsrechts Band 2, Unfallversicherung § 69 Rz.21.

[15] Urteil vom 26.08.1983, FN 8.

[16] Hauck, SGB IV, Stand 1999 K, § 69 Rz. 10.

[17] Hauck, a.a.O., FN 14 Rz. 12.

[18] a.a.O. FN 9, S. 1346; Meydam in GK-SGB IV, § 69 Rz. 6.

[19] Redeker/von Oertzen, VwGO 12. Aufl., § 114 Rz. 15.

[20] DVBI. 1981, 1053.

[21] a.a.O. FN 19 Rz. 18.

[22] Manz-Düring Art. 114 Rz. 50.

[23] siehe FN 7.

[24] Steiner, Der Prüfungsbericht des Abschlussprüfers, Dr. Otto Schmidt Verlag 1991, S. 222.

[25] siehe FN 8

[26] Peters, Handbuch der Krankenversicherung SGB V Band 1, § 12 Rz. 28.

[27] Peters, a.a.O., FN 24, § 12 Rz. 29; Maaßen/Schermer/Wiegand/Zipper, SGB V, gesetzliche Krankenkasse GKV Kommentar, § 12 SGB V, Rz. 2a.

[28] BSG Urteil vom 28.06.1983, BSGE 55, 188

[29] BSG Urteil vom 21.11.1991, BSGE 70, 24, 26.

[30] BSG Urteil vom 10.02.1993, SozR 3-2200 zu § 182 Nr. 3.

[31] BSG Urteil vom 22.07.1981, BSGE 52, 70.

[32] Peter, a.a.O., FN 26, § 12 Rz. 30ff.; Maaßen u. a., FN 27, § 12 Rz. 2bff.

[33] Schulin, Handbuch des Sozialversicherungsrechts, Band 2, Unfallversicherung, § 57, Rz. 17ff.

[34] Hauck/Wilde, Sozialgesetzbuch XI K, § 4, Rz. 23.

[35] Schulin, Handbuch des Sozialrechts, Band 4, Pflegeversicherung § 15, Rz. 86ff.

[36] Schulin, Handbuch des Sozialrechts, Band 3, Rentenversicherungsrecht § 53, Rz. ff.

[37] Dietz/Bofinger, Krankenhausfinanzierungsgesetz, Bundespflegesatzverordnung und Folgerecht /§ 17 KHG I, 10; BPflV, § 3 III 4.3).

[38] Schulin, FN 33, § 57 Rz. 40.

[39] Schulin, FN 33, & 57 Rz. 18.

Kapitel 3

Der Krankenhausvergleich im Schiedsstellenverfahren

MEINHARD HEINZE

Solange der gemeinsame Krankenhausvergleich gemäß § 5 BPflV noch nicht zustande gekommen ist und deshalb auch die Regelung des § 5 Abs. 4 BPflV ins Leere läuft, stellt sich die Rechtsfrage, wie die von einer Seite aufgestellten Krankenhausvergleiche im Schiedsstellenverfahren zu würdigen sind. Zunächst ist festzustellen, dass es selbstverständlich jeder Partei im Schiedsstellenverfahren unbenommen ist, sich auf einen von der Partei selbst erstellten Krankenhausvergleich zu berufen. Dies ergibt sich bereits aus § 17 Abs. 1 KHG, nach dem ein Krankenhausvergleich angemessen zu berücksichtigen ist. Wichtig ist, die Funktion eines solchen Krankenhausvergleiches seitens einer Partei im Schiedsstellenverfahren zutreffend zu würdigen. Während der Antragsteller, zumeist das Krankenhaus, zunächst seine Forderung schlüssig, d. h. begründet darlegen muss, ist es die Aufgabe des Antragsgegners (in der Regel die Krankenkassen) die Schlüssigkeit des Vorbringens des Antragstellers „erheblich" zu erschüttern. Völlig unabhängig von § 5 BPflV sind daher sowohl Antragsteller als auch Antragsgegner verfahrensrechtlich in der Lage, in ihrem jeweiligen Parteivorbringen auf einen Parteivergleich Bezug zu nehmen. Dieser Parteivergleich ist dann – wie das Parteivorbringen im Übrigen – auf Schlüssigkeit oder Erheblichkeit zu überprüfen.

In der Regel wird der Parteivergleich als erhebliches Vorbringen zu würdigen sein, es sei denn, er wäre fehlerhaft. Beruft sich folglich der Antragsteller oder der Antragsgegner auf einen ordnungsgemäß zustande gekommenen Krankenhausvergleich, dann erleichtert dies der jeweiligen Partei ihr Vorbringen deutlich, denn bereits mittels Verweises auf den Parteivergleich und auf die daraus sich ergebenden Schlussfolgerungen, vermag der Antragsteller seine Forderung schlüssig darzulegen oder aber der Antragsgegner die Schlüssigkeit des Vorbringens des Antragstellers „erheblich" zu erschüttern. Dies bedeutet allerdings keineswegs, dass die Schiedsstelle den Parteivergleich auch „zahlenmäßig" ihrer Entscheidung zugrunde legen darf. Vielmehr wechselt nur die Darlegungspflicht und Beweislast auf die andere Seite über. Der Parteivergleich seitens der Krankenkassenseite bewirkt folglich primär, dass das antragstellende Krankenhaus nunmehr in erhöhtem Maße seine Forderung begründen bzw. beweisen muss. Der regelgerechte Parteivergleich führt mit anderen Worten dazu, dass die Begründungslast des Krankenhauses erheblich erhöht wird. Der Parteivergleich ist kein Dogma; er ersetzt insbesondere nicht die Begründung durch die Partei, sondern erfordert seinerseits die gegenteilige Begründung durch das Krankenhaus bzw. die Krankenkassen. Es besteht auch keinerlei Zwang, dass die Schiedsstelle an die einzelnen Zahlenwerte eines Betriebsvergleichs gebunden ist, vielmehr hat die Schiedsstelle gemäß § 17 Abs. 1 KHG den Vergleich lediglich „angemessen“ zu berücksichtigen. Aber die Schiedsstelle wird hinsichtlich der Wirtschaftlichkeitsprüfung der Forderung des Krankenhauses den Krankenhausvergleich der Krankenkassen als sehr erhebliches Vorbringen einstufen müssen. In der Schiedsstellenpraxis hat sich herausgestellt, dass in einer großen Zahl von Fällen die Krankenhäuser nicht in der Lage waren, dieses auf den Parteivergleich gestützte erhebliche Vorbringen der Krankenkassenseite zu erschüttern. Dies musste dann zwangsläufig zu dem Ergebnis führen, dass die Forderungen des Krankenhauses zumindest teilweise als unbegründet zurückgewiesen werden mussten.

Nicht zu verkennen ist, dass der Krankenhausvergleich einen gewissen „Aufzugseffekt“ besitzt, insoweit Krankenhäuser, bei denen im Schiedsstellenverfahren der Krankenhausvergleich nicht ins Feld geführt wird, auf eine günstige wirtschaftliche Situation schließen können. In solchen Fällen vermag auch die Nichtberufung der Krankenkassen auf den Krankenhausvergleich ein Indiz für die Wirtschaftlichkeit und Sparsamkeit der Krankenhausforderung ergeben. Dies bedeutet zugleich, dass die rechtliche Wirkung des Krankenhausvergleichs wohl eher zeitlich beschränkt ist, weil der Begründungseffekt eben des Krankenhausvergleichs schwinden muss, wenn sich die Krankenhäuser mehr oder weniger im Mittelbereich eingependelt haben. Aber warnend bleibt darauf hinzuweisen, dass sich schon dann eine zeitlich längere Wirkung des Krankenhausvergleiches ergeben könnte, wenn in diesen Krankenhausvergleichen auch die Wirtschaftsdaten anderer konkurrierender Einrichtungen mit einbezogen würden. Im Übrigen ist der Krankenhausbetriebsvergleich dadurch gekennzeichnet, dass er „Gewinner“ und „Verlierer“ herausfiltert. Gerade insofern muss man im Krankenhausvergleich einen sachlichen Gerechtigkeitswert erkennen, als insbesondere durch die Deckelungsphase und die vielfältigen restriktiven Maßnahmen des Gesetzgebers große Ungleichgewichtigkeiten und Ungerechtigkeiten in der Krankenhauslandschaft entstanden sind. Die völlig unterschiedliche Behandlung der Krankenhäuser in der Vergangenheit hat zu groben Wettbewerbsverzerrungen in der Krankenhauslandschaft geführt. Insoweit ist der Krankenhausvergleich sicherlich auch eine mögliche und zudem zulässige Form der Vergangenheitsbewältigung.

Zusammenfassend ist noch einmal zu betonen, dass der Krankenhausvergleich als solcher keineswegs bewirkt, dass die Schiedsstelle die durch den Krankenhausvergleich sich ergebenden Mittelwerte der Festsetzung zugrunde legen muss. Allerdings führt der Krankenhausvergleich stets dazu, dass wesentlich erhöhte Anforderungen an die Begründung, Schlüssigkeit bzw. an den Überzeugungswert des jeweils gegenteiligen Parteivorbringens zu stellen sind. Beruft sich das Krankenhaus auf den Betriebsvergleich, dann ist diese Berufung geeignet, die Wirtschaftlichkeit der Forderung zunächst zu begründen; beruft sich die Krankenkassenseite auf den Krankenhausvergleich, dann ist dieses Vorbringen geeignet, das Vorbringen des Krankenhauses zunächst hinsichtlich seiner Schlüssigkeit zu erschüttern. Deshalb lässt sich aufgrund der bisherigen Entscheidungspraxis der Schiedsstellen einwandfrei feststellen, dass die Krankenhausseite sehr schlecht beraten gewesen ist, ihrerseits in der Vergangenheit auf Krankenhausvergleiche zu verzichten. Der Krankenhausbetriebsvergleich der Krankenkassen hat in den bisherigen Verfahren durchgehend seine Ernsthaftigkeit und eine tatsächliche Fundierung unter Beweis gestellt. Es wird in Zukunft für die Krankenhäuser sehr schwer werden, die Aussagefähigkeit dieser Krankenhausbetriebsvergleiche zu erschüttern. Dagegen hilft es auch nicht, sich rechtlich auf den Datenschutz zu berufen. Hier hat sich die „rheinische Lösung“ als Ausweg angeboten. In Analogie zu § 120 Abs. 3 SGG teilt der Vorsitzende der Schiedsstelle die entanonymisierten Daten des Krankenhausbetriebsvergleichs der gegenseitigen Partei mit, nicht jedoch den anderen Schiedsstellenmitgliedern oder sonstigen Beteiligten. Dadurch ist das „Recht auf Gehör“ gewahrt, weil nunmehr die andere Partei in der Lage ist, den Krankenhausvergleich der Gegenseite eingehend zu überprüfen und zu kritisieren. Zudem besteht für den Vorsitzenden der Schiedsstelle die Möglichkeit, ausweislich der meisten Schiedsstellenverordnungen, die Leiter der in den Krankenhausvergleich einbezogenen Krankenhäuser als Zeugen bezüglich der Richtigkeit der in den Krankenhausvergleich eingeflossenen Daten ihrer Häuser zu hören.

Abschließend können die Vertragsparteien nur insgesamt und dringend aufgerufen werden, endlich mit den gemeinsamen Krankenhausvergleichen gemäß § 5 BPflV ernst zu machen, weil ansonsten die Begründungslasten der Krankenhäuser als Antragsteller in den Schiedsverfahren nicht unerheblich beeinträchtigt sein können, zumindest solange, als die Krankenhausseite nicht selbst über ihrerseits vorgenommene, entsprechend fundierte und spezifizierte Krankenhausvergleiche verfügt.

Kapitel 4

Krankenhausvergleich: Erwartungen und Rahmenbedingungen

GUNTER DAMIAN, REINHARD STADALI

4.1 Einsatz des Krankenhaus-Vergleichs in den Budgetverhandlungen

Nach der Abkehr vom Selbstkostendeckungsprinzip mit dem Gesundheitsstrukturgesetz (GSG, 1993) hat der Gesetzgeber mit der Verankerung des Krankenhausvergleichs in § 5 der Bundespflegesatzverordnung (BPflV) eine neue Grundlage für Betriebsvergleiche geschaffen. Ziel dabei war einerseits, den Vertragsparteien vor Ort Orientierungsmaßstäbe für die Budgetermittlung zu bieten, und andererseits, den Krankenhausvergleich als internes Steuerungsinstrument zur Verbesserung der Wirtschaftlichkeit zu nutzen. Den Schwerpunkt hat der Gesetzgeber dabei auf die übergreifende Zielsetzung der "Preisfindung" gelegt, in dem er in den §§ 3 und 5 BPflV regelt, dass der Krankenhausvergleich der Ermittlung vergleichbarer Krankenhäuser und der Bemessung medizinisch leistungsgerechter Budgets dienen soll.

Dem Krankenhausvergleich wird somit durch den Einsatz bei den Budgetverhandlungen vor Ort eine wesentliche Steuerungsfunktion bei der Ressourcenverteilung im Krankenhausbereich zuteil. Dies ist sowohl Ansporn als auch Pflicht für die Krankenhäuser und die übrigen Beteiligten im Krankenhausbereich, sich mit dem Vergleich intensiv auseinander zu setzen. Dass dabei jedoch die Budgetermittlung nicht über eine rein rechnerische Ableitung aus den Ergebnissen des Krankenhausvergleiches erfolgen soll, ergibt sich schon nach § 17 Krankenhausfinanzierungsgesetz (KHG), in dem geregelt ist, dass "die Pflegesätze und Leistungen vergleichbarer Krankenhäuser [...] angemessen zu berücksichtigen" sind. Es sollen also keine einseitigen Diskussionen über Kostenaspekte stattfinden, sondern insbesondere durch den Bezug zu den Leistungen Krankenhäuser miteinander verglichen werden. Wie diese angemessene Berücksichtigung umgesetzt werden soll, bleibt also den Vertragsparteien vor Ort überlassen.

4.2 Zum Problem der Vergleichbarkeit der Krankenhäuser

Grundsätzlich geht der Gesetzgeber davon aus, dass für vergleichbare Krankenhäuser auch vergleichbare Budgets zu vereinbaren sind. Zur Frage jedoch, wie vergleichbare Krankenhäuser ermittelt werden sollen, macht der Gesetzgeber keine Ausführungen. Diese Festlegung haben die Deutsche Krankenhausgesellschaft (DKG) und die Spitzenverbände der Krankenkassen in einer entsprechenden Vereinbarung nach § 5 BPflV zu treffen, in der sie insbesondere die Maßstäbe und Grundsätze für den Vergleich regeln sollen. Dies umfasst u. a. die Frage, welche Daten in den Vergleich einbezogen werden sollen und inwieweit ein Vergleich auf Ebene des Krankenhauses oder der einzelnen Fachabteilung durchgeführt werden soll.

Auf Bundesebene konnten die seit längerem laufenden Vorbereitungen und Verhandlungen für die Vereinbarung nach § 5 BPflV zwischenzeitlich abgeschlossen und die in der Verordnung vorgesehene Arbeitsgemeinschaft zwischen den Spitzenverbänden der Krankenkassen und der Deutschen Krankenhausgesellschaft ins Leben gerufen werden. Obwohl bereits seit mehreren Jahren bei den Krankenkassen, den Krankenhausgesellschaften und den Vertragspartnern für die Krankenhausbudgetverhandlungen vor Ort Erfahrungen mit Vergleichsauswertungen gewonnen werden konnten, bedeutet die Abstimmung auf ein gemeinsames Verfahren insgesamt doch Neuland. Eine Vielzahl von einzelnen Festlegungen muss noch getroffen werden, die in engem Zusammenhang mit der Methodik der Durchführung des Vergleiches stehen. Vorausgesetzt, dass diese nun konkret anstehende Ausgestaltung und Organisation der weiteren Schritte zügig umgesetzt werden kann, ist deshalb mit ersten Vergleichsauswertungen frühestens im Jahr 2000 oder 2001 zu rechnen.

4.2.1 Gruppierungen nach Strukturmerkmalen

Auf Landesebene hat sich die Krankenhausgesellschaft Nordrhein-Westfalen (KGNW) nicht zuletzt aufgrund der in § 5 BPflV enthaltenen Vorgabe, dass die "Krankenhäuser länderbezogen verglichen werden" sollen, schon frühzeitig auf die Durchführung eigener Vergleichsauswertungen auf der Basis der Vereinbarungs-Daten der Leistungs- und Kalkulationsaufstellung (LKA) nach der BPflV konzentriert. Während die Auswertungen zunächst noch anhand eigener Erhebungen von Eckwerten der LKA durchgeführt wurden, bildet seit mehreren Jahren die vollständige Vereinbarungs-LKA (mit Ausnahme der Diagnosen- und Operationsstatistik nach L4- und L5 der LKA) die Grundlage von Vergleichsberechnungen.

Als zweckmäßig haben sich von Beginn an Betrachtungen auf Fachabteilungsebene der Krankenhäuser erwiesen, da diese für die Ermittlung der Vergleichbarkeit genauere Aussagen erwarten lassen. In mehreren Auswertungsrunden hat die KGNW den teilnehmenden Krankenhäusern Standardauswertungen übermittelt, die versucht haben, neben einer Gesamtdarstellung der Situation für bestimmte Fachabteilungen, die Menge der zur Verfügung gestellten Daten anhand von Strukturmerkmalen zu gruppieren.

Dabei wurden zunächst pro Abteilung Zusammenhänge zwischen den durchschnittlichen Kosten und Merkmalen wie Größe, Fallzahl oder durchschnittliche Verweildauer unterstellt. Diese Vorgehensweise hat zwar zu operationalisierbaren Gruppengrößen und Ergebnissen geführt, jedoch musste anhand der breiten Streuung der Werte festgestellt werden, dass keine signifikante Korrelation zwischen

Fallkosten und z. B. Fallzahl (Abbildung 4.1) oder Abteilungsbettenzahl (Abbildung 4.2) zu erkennen ist.

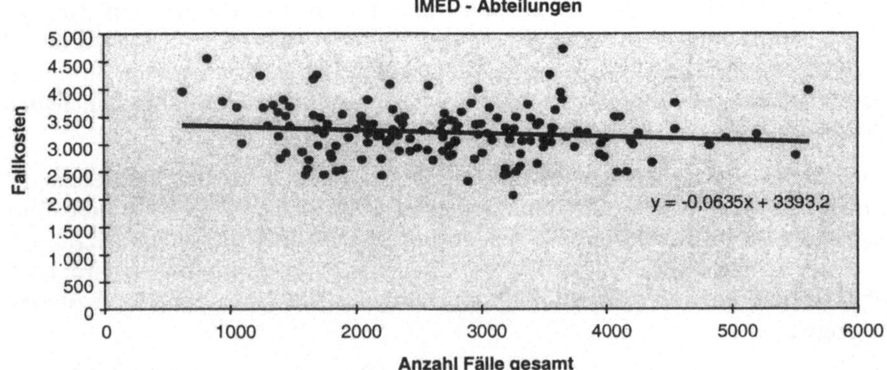

Quelle: Vereinb.-LKA Daten 1997 / Folie: KGVW

Abbildung 4.1 Gruppenbildung: Innere Medizin nach Fallzahl

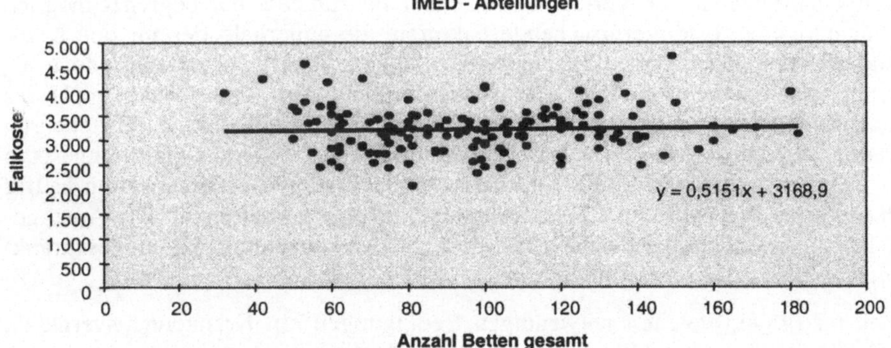

Quelle: Vereinb.-LKA Daten 1997 / Folie: KGNW

Abbildung 4.2 Gruppenbildung: Innere Medizin nach Bettenzahl

Aus diesem Grund hat sich für die Weiterentwicklung der Vergleichsauswertungen der KGNW die Frage nach den kostenverursachenden Krankenhaus- oder Abteilungsmerkmalen und somit die Frage nach der Interpretation der Vergleichszahlen gestellt.

Der Gesetzgeber hat in seinen Regelungen hinsichtlich der Interpretation keine weiteren inhaltlichen Ausführungen gemacht. Die Vorschriften in § 5 BPflV legen lediglich den groben Rahmen fest, innerhalb dessen der gesetzliche Krankenhausvergleich durchgeführt wird. Der Gesetzgeber geht davon aus, dass einerseits die

Beurteilung der Daten für die Budgetermittlung von den Vertragspartnern vorgenommen und andererseits die Analyse der Vergleichsdaten für interne Zwecke von den jeweiligen Krankenhäusern selbst durchgeführt wird. Die Ausgestaltung ist zwar zum großen Teil durch die Vereinbarung der Spitzenverbände auf Bundesebene erfolgt, das einzelne Krankenhaus steht jedoch weiterhin vor der Aufgabe, die vorgelegten Vergleiche in den Pflegesatzverhandlungen, Schiedsstellenverfahren oder auch für interne Diskussionen lesbar und interpretationsfähig handhaben zu können.

Untersucht man die auf den jeweiligen Ebenen durchgeführten Vergleiche, so stellt man fest, dass vielen Auswertungen eine Ausgangshypothese über die Wirkungsmechanismen nicht zugrunde gelegt wurde und die Untersuchungskriterien einer wissenschaftlichen Analyse selten stand halten. Denn oftmals wird nach subjektiven und in der späteren Argumentation leicht widerlegbaren Kriterien vorgegangen.

Zugleich werden häufig nach oberflächlicher Betrachtung scheinbar objektive Grenzwerte angewendet, welche den Eindruck erwecken, eine Einschätzung über die Leistungsfähigkeit eines Krankenhauses geben zu können, ohne die tatsächlichen, d. h. individuellen Gegebenheiten des Krankenhauses hinreichend zu berücksichtigen. Darauf fußende Aussagen müssen als äußerst zweifelhaft gelten, da eine realitätsgetreue Abbildung der Kostenverursachung im Krankenhaus anhand derzeitig handhabbar zur Verfügung stehender Instrumente nur begrenzt möglich ist. Für exogene kostenverursachende Faktoren, die außerhalb des für den Krankenhausvergleich erhobenen Datenkranzes liegen, vom Krankenhaus jedoch als unbeeinflussbar hingenommen werden müssen, kann dem Krankenhaus nicht das Finanzierungsrisiko übertragen werden. Oftmals werden Perzentile, Mittelwerte, zuweilen auch Mittelwerte mit einem Kulanzzuschlag als Grenzwerte eingesetzt. Grundsätzlich ist dabei zu beachten, dass die Definition von Grenzwerten häufig auch mit einer nur begrenzt objektivierbaren Festlegung einhergeht. Die Aussagekraft entsprechender Vergleiche muss deshalb von vornherein als eingeschränkt gelten.

Bei der Frage, welchen notwendigen Bedingungen ein Krankenhausvergleich überhaupt genügen muss, bietet sich folgende Gliederung an:

1. Zunächst ist der Untersuchungsansatz klar zu definieren. Sollen Kennzahlen untersucht, d. h. ausgesuchte Merkmale des Krankenhauses durch Kennzahlen dargestellt und messbar gemacht werden? Oder sollen neben den Vergleichswerten auch die Prozesse analysiert werden, die zu den Werten geführt haben, wie dies beim Benchmarking der Fall ist? Es geht hierbei also darum, welche Werte Betrachtungsgegenstand sind und in Abhängigkeit welcher Merkmale sie stehen.

2. Im nächsten Schritt ist festzulegen, welche Daten für den zuvor definierten Untersuchungsansatz heranzuziehen sind. Dabei spielen u. a. die Fragen

- der Operationalisierbarkeit der Daten,
- des Erfassungsaufwandes und der Messgenauigkeit,
- der Repräsentativität bei Stichprobenerhebungen,
- der Datenaktualität

eine entscheidende Rolle.

3. Sind die Daten in vereinheitlichter und plausibler Form vorhanden, stellt sich die Frage, wie die Gruppen gebildet werden sollen, innerhalb derer Krankenhäuser als vergleichbar angesehen werden können.

Dabei ist insbesondere auf die Kriterien bzw. Merkmale für die Gruppenbildung besonderes Augenmerk zu legen, da hiermit die zentralen Aussagen für die möglichen Schlussfolgerungen aus dem Vergleich determiniert werden. Aber ebenso spielt die Größe bzw. das Intervall für die Vergleichsgruppen bei der Interpretation der Daten eine entscheidende Rolle. Eine signifikante Aussage z. B. anhand von Durchschnittswerten lässt sich wenn überhaupt nur dann treffen, wenn die Zahl der in die Gruppe eingeflossenen Daten statistisch hinreichend groß ist.

Im letzten Schritt muss festgelegt werden, in welcher Form die Ergebnisse des Vergleichs ausgewiesen werden sollen:

- Darstellung der Daten in Form von Einzelwertlisten oder von Parameterlisten
- Ausweis von statistischen Kenngrößen wie z. B. Minimum-, Maximumwerte, Durchschnittswerte, Quartile oder Standardabweichung
- Anonymisierung oder Identifizierung des Datenursprungs.

4.2.2 Gruppierung über Diagnosen-Distanzmaße

Nachdem zunächst Vergleichsauswertungen - wie die der KGNW - vielfach in Form von Kennzahlenvergleichen mit Gruppenbildungen anhand von Fachabteilungsmerkmalen durchgeführt wurden, hat sich mehr und mehr gezeigt, dass es kaum valide Indikatoren gibt, die operationalisierbar als Erklärung für die Kostenverursachung genutzt werden können. Die implizite Unterstellung, die verfügbar operationalisiert vorliegenden Daten könnten das Krankenhaus vollständig abbilden, kann nicht aufrecht erhalten werden. Für die Bildung von Vergleichsgruppen muss deshalb der Versuch unternommen werden, das Leistungsgeschehen als Synonym für die Kostenverursachung möglichst realistisch abzugreifen. Als ein möglicher erster Ansatz rücken zunehmend die Diagnosen und Operationen aus den L4- und L5-Listen in die Betrachtung.

Ausgehend von diesem Ansatz wurde erstmals vom Wissenschaftlichen Institut der AOK (WIdO) unter Rückgriff auf die Daten nach der Pflege-Personalregelung (PPR) ein Vergleichsverfahren eingesetzt, das eine Gruppenbildung über Diagnosen-Distanzmaße (ICD-Distanzmaße) vornimmt. Bei diesem Verfahren wird mittels eines Algorithmus errechnet, wie hoch der prozentuale Anteil einer jeden Diagnose einer Fachabteilung am Gesamtaufkommen der Diagnosen der Fachabteilung ist. Dieses Verfahren wird für alle Fachabteilungen aller Krankenhäuser durchgeführt. Anschließend werden die prozentualen Anteile aller Diagnosen über alle Fachabteilungen der verschiedenen Krankenhäuser einander gegenübergestellt und die entsprechenden Differenzen errechnet. Die Beträge der Differenzen werden anschließend aufsummiert. Der sich so ergebende Wert wird als Distanzmaß bezeichnet. Dabei wird die These aufgestellt, dass diejenigen Fachabteilungen (z. B. in bezug auf die Fallkosten) miteinander verglichen werden können, die die geringste "Distanz" aufweisen.

Es handelt sich dabei um eine Vielzahl von Einzelvergleichen, da jeder Fachabteilung eines Hauses die entsprechenden Fachabteilungen aller anderen Krankenhäuser gegenübergestellt werden müssen. Das bedeutet, dass der Vergleich für jede Fachabteilung eines jeden Krankenhauses neu durchgeführt werden muss. Allein für Nordrhein-Westfalen ergeben sich so ca. 2000 einzelne Vergleiche.

Ein Vorteil dieses Verfahrens ist, dass die Ausrichtung auf Diagnosen eine Abkehr von der Fachabteilungsbezeichnung ermöglicht. So ließen sich auch Fachabteilungen miteinander vergleichen, die nicht der identischen medizinischen Disziplin zuzuordnen sind.

Ein weiterer Vorteil dieses Verfahrens ist, dass zumindest ein Schritt in Richtung eines leistungsorientierten Vergleichs vollzogen wird. Das idealtypisch dem Vergleich zu unterziehende Merkmal wäre allerdings nicht die Diagnose, sondern das Behandlungsergebnis, das jedoch einerseits nur schwer operationalisierbar und andererseits nur aufwendig zu erheben ist.

Nachteile dieses Verfahrens ergeben sich aus folgenden Überlegungen:

- Über eine Vorauswahl wird häufig bereits bestimmt, welche Fachabteilungsbezeichnungen in den Vergleich einfließen (z. B. nur Innere Medizin). Damit geht der Vorteil einer fachabteilungsübergreifenden Betrachtungsweise wieder verloren.
- Oftmals werden auch ganze Krankenhäuser vorbestimmt, die in den Vergleich einfließen. Die Kriterien für diese Vorauswahl sind jedoch meist kaum nachvollzieh- oder objektivierbar. Völlig unzureichend ist dieses Verfahren, sofern dadurch die Vergleichsergebnisse präjudiziert werden. Daher ist es äußerst wichtig, zunächst eine Theorie des Vergleichs festzulegen, in der die Grundannahmen und die vermuteten Wirkungszusammenhänge transparent gemacht werden und erst darauf aufbauend der Vergleich durchgeführt wird.
- Aus Gründen der Praktikabilität wird die Distanzmaßberechnung oft lediglich auf der Basis der Diagnose-Obergruppen (3-stellige ICD) durchgeführt, was zu einer Bildung von sehr inhomogenen Gruppen hinsichtlich der Kostenverursachung führt. Ein eindeutiger Bezug zu den tatsächlich durchgeführten Leistungen, die für die Kostenverursachung maßgeblich sind, kann anhand dieser Aggregierung nicht mehr hergestellt werden.
- Ungenauigkeiten in der Interpretation der Ergebnisse resultieren daraus, dass die Anzahl der Diagnosen, welche zur Berechnung des ICD-Distanzmaßes dienen, eine Begrenzung erfährt. So wird argumentiert, dass die 80 % am häufigsten vorkommenden Diagnosen ausreichen, um eine Fachabteilung hinreichend zu charakterisieren. Die restlichen 20 % könnten vernachlässigt werden. Dies wäre jedoch nur plausibel, falls diese 20 % "Restdiagnosen" durch-

schnittlich keine höheren Kosten verursachen. Es kann jedoch vermutet werden, dass in allen Fachabteilungen die Masse der Patienten mit den gleichen Beschwerden und Diagnosen eingewiesen wird. 80 % decken damit die Routinefälle ab. Daraus lässt sich die These ableiten, dass die 20 % der Fälle, die eher seltene Diagnosen beinhalten, tendenziell höhere Kosten verursachen und es gerade deshalb wichtig wäre, diese Diagnosen zur Gruppierung von Fachabteilungen bei Fallkostenbetrachtungen nicht auszuschließen, sondern im Gegenteil gezielt einzubeziehen.

- Da nur relative Größen betrachtet werden, kann es vorkommen, dass in dieselbe Vergleichsgruppe Fachabteilungen eingestuft werden, die zwar die gleiche relative Diagnosenverteilung aufweisen, sich absolut aber in der Zahl der erbrachten Diagnosen bis zu einem Mehrfachen unterscheiden. Es kann jedoch vermutet werden, dass "kleine" und "sehr große" Krankenhäuser schon allein aufgrund unterschiedlicher Vorhaltekosten ganz unterschiedliche Komponenten in der Kostenverursachung aufweisen, und deshalb in unterschiedliche Vergleichsgruppen einzuordnen wären.
- Als weiterer gravierender Nachteil muss gewertet werden, dass keine Zuordnung einer Diagnose zu der in diesem Fall durchgeführten Leistung möglich ist. Eine bestimmte Diagnose kann unterschiedliche Behandlungen erforderlich machen, die wiederum unterschiedliche Kostenauswirkungen haben. Da kein Fallbezug und somit kein direkter Zusammenhang zwischen der angegebenen Diagnose und den tatsächlich dahinterliegenden medizinischen Leistungen besteht, kann eine Einbeziehung der Operationsstatistik lediglich eine allgemeine Aussage – und dies nur für operative Fächer - über die insgesamt in einer Abteilung durchgeführten Leistungen treffen, schließt aber einen Bezug zum Leistungsgeschehen im Einzelfall aus.

In der im Mai 1999 geschlossenen Vereinbarung nach § 5 BPflV ist ein dem WIdO-Vergleich analoges Verfahren festgelegt worden. Nach einer Vorauswahl auf bestimmte, in den Vergleich einzubeziehende Fachabteilungen werden die Distanzmaße auf der Basis der L4-Statistik ermittelt. Die Distanzmaßberechung erfolgt für die 80 % häufigsten Diagnosen einer Abteilung. Die näheren Festlegungen (z. B. die Abteilungsvorauswahl oder das Distanzmaßintervall) erfolgen durch die nach dieser Vereinbarung konstituierte Arbeitsgemeinschaft. Grundsätzlich müssen deshalb die oben angestellten kritischen Überlegungen hier gleichermaßen gelten.

4.3 Eignung von Krankenhausvergleichen für die Budgetermittlung

Insgesamt muss sich die Eignung von Krankenhausvergleichen für die Budgetermittlung auch daran messen lassen, wie die Vertragspartner in strategischer Hinsicht damit umgehen. Soll dem erklärten Willen des Gesetzgebers folgend der Krankenhausvergleich als Instrument zur Verhinderung von Fehlallokationen der

Ressourcen fungieren, so kann er nicht einseitig zu Lasten der Krankenhäuser instrumentalisiert werden.

Die bisherigen Erfahrungen mit Krankenhausvergleichen in den Budgetverhandlungen zeigen jedoch, dass ein Krankenhaus selbst bei sehr gutem "Abschneiden" kaum mit einer Erhöhung seines Budgets rechnen kann. Die Anreizmechanismen, die den Einsatz eines Krankenhausvergleichs als Orientierungsinstrument für die Ermittlung eines „leistungsgerechten Budgets“ rechtfertigen, werden somit unterlaufen. Insofern besteht die Gefahr, dass ein noch so akribisch aufgebauter Krankenhausvergleich nicht die gewünschte Akzeptanz finden wird und auf ein reines Offensivinstrument der Krankenkassen reduziert wird. Zudem fehlen zur Zeit praktikable Ansätze, wie zusätzlich zur Diagnosen- und Operationsstatistik z. B. die Schwere eines Falles mit vertretbarem Aufwand abgebildet und in den Krankenhausvergleich integriert werden kann. Und schließlich sind bislang nur in quantitativer Hinsicht Zusammenhänge zwischen der Leistungs- und der Kostenentstehungsseite, nicht aber in qualitativer Hinsicht untersucht worden.

Insofern darf aus unserer Sicht ein Rückblick auf den scheinbar langen Vorlauf von Krankenhausvergleichen und die bisher erreichten Ergebnisse nicht außer acht lassen, dass vielfach die Grundlagen erst noch erarbeitet werden müssen, damit ein Krankenhausvergleich die vom Gesetzgeber intendierten Aufgaben erfüllen kann. Eine allzu oberflächliche Herangehensweise kann angesichts der Tragweite dieses Verfahrens nicht zielführend sein. Wir sind der Auffassung, dass mit der nun auf Bundesebene geschlossenen Vereinbarung nach § 5 BPflV ein entscheidender Schritt vollzogen wurde, um die gemeinsame Methodensuche und Weiterentwicklung entscheidend zu beschleunigen. Jedoch sind bei der weiteren Ausgestaltung des Systems die zuvor dargestellten methodischen Probleme zu berücksichtigen.

Inwieweit allerdings ein gemeinsamer Krankenhausvergleich angesichts der bevorstehenden Gesundheitsstrukturreform 2000 und einer damit möglichen grundlegenden Änderung der Entgeltsysteme im Krankenhaus in Zukunft überhaupt noch greifen kann, müssen die weiteren Entwicklungen der Gesetzgebung in den nächsten Monaten und die Erfahrungen der Selbstverwaltungspartner zeigen.

Kapitel 5

Zur Methodik von Krankenhausvergleichen: Vom Strukturvergleich zur Leistungsorientierung

HANS HELMUT KEHR

5.1 Grundlagen betrieblicher Informations- und Kontrollsysteme

Eine systematische Verarbeitung von Informationen kann in sogenannten *Informationssystemen* erfolgen. Dazu müssen zunächst Informationen gesammelt und analysiert werden. Sie können sich auf Tatbestände der Vergangenheit, der Gegenwart oder der Zukunft beziehen. Nach der Informationssammlung hat eine *Informationsanalyse* zu erfolgen, in der die gesammelten Informationen durchdrungen werden. Eng mit der Analyse verbunden ist eine Gruppierung der Daten sowie eine *Informationsverdichtung*. Ziel der Informationsverarbeitung im Informationssystem ist, die Geschäftsleitungen bei ihren Planungen, Entscheidungen und Kontrollen zu unterstützen. Häufig kommt in Betrieben auch ein gestuftes Berichtswesen zum Einsatz, in dem die Daten so aufbereitet werden, wie sie dem jeweiligen Informationsbedarf des Benutzers entsprechen [1].

Die *qualitativen Informationsverdichtungsprozesse* haben die Aufgabe, aus den gesammelten Einzelinformationen solche Verdichtungsergebnisse zu erzeugen, die nicht in jeder Einzelinformation direkt enthalten sind, sondern die sich erst aus den Ausprägungen aller oder bestimmter Einzelinformationen oder aus den Nebenbedingungen ergeben. Dies kann durch das *Bilden von Durchschnitten*, das *Ermitteln der Streuungen* um vorgegebene oder gleichzeitig zu ermittelnde Grundwerte oder das Berechnen von *Korrelationen* zwischen bestimmten Merkmalausprägungen der Einzelinformationen geschehen. Die quantitative Informationsverdichtung verfolgt das Ziel, den Umfang der Einzelinformationen, mit denen die Sachverhalte abgebildet werden, zu reduzieren [2].

Ein Informationssystem ist im wesentlichen darauf ausgerichtet, Informationen und den Kommunikationsprozess zu verbessern; auf der anderen Seite liegt ihm aber auch das Primärziel der *Entscheidungsoptimierung* zugrunde, weil bessere Informationen bessere Entscheidungen und höhere betriebliche Leistungen ermöglichen. Die Entscheidungen der Benutzer werden durch ein Informationssystem in zweifacher Weise beeinflusst. Zum einen dient die *Dokumentationsfunktion* durch Bereitstellung adäquaten Datenmaterials der Entscheidungsvorbereitung. Zum anderen ist die *Steuerungsfunktion* dadurch gekennzeichnet, dass mit Hilfe von Planungs- und Entscheidungsmodellen Dispositionen optimiert und zum Teil automatisiert werden [3].

5.2 Problemkreise bei der Informationsverarbeitung

Bei der Verarbeitung von Informationen ergeben sich drei Problemkreise [4]:

1. *Mengenproblem:* Die Informationsflut und der Wissensbestand haben stark steigende Tendenz; der technologische Fortschritt führt zu einer gleichzeitig sinkenden „Halbwertszeit des Wissens". Die Diskrepanz zwischen Informationsentstehung und Informationsverarbeitung führt zum Zustand der „Unterinformation", wenn die Verteilungs- und Auswahlverfahren der Information dem steigenden Angebot nicht gewachsen sind.
2. *Zeitproblem*: Als Folge sich verkürzender Planungs-, Produktions-, Kontroll- und Lebenszyklen der Produkte werden kürzere und direktere Zugriffsmöglichkeiten zur Information erforderlich. Die Reaktionszeit zwischen Informationsanspruch und Informationsdeckung muss mit modernsten Methoden minimiert werden.
3. *Qualitätsproblem*: Die Qualität der Information erfolgt aus der Verknüpfung unterschiedlicher Einzelinformationen und einer Verdichtung mehrerer Einzelinformationen zu einer repräsentativen Einzelinformation. Das Qualitätsproblem stellt höchste Anforderungen an die Konzeption des Informationsflusses.

Aus der zuvor erfolgten Darstellung der drei Faktoren Menge, Zeit und Qualität kann das primäre Ziel des Informationssystems, die Deckung des Informationsbedarfs aller Beteiligten, definiert werden. Neben diesen drei Hauptproblemkreisen sind weitere Forderungen zur Systemgestaltung:

- **Das Problem der Komplexität und Varietät:**
  Das Gesamtsystem muss die Komplexität des Zusammenwirkens der Einzelteile in der vielstufigen Unternehmenshierarchie und Varietät des Unternehmens in seiner wirtschaftlichen Umwelt mit seinen unterschiedlichen Funktionen in horizontaler Gliederung widerspiegeln. Um ein Funktionieren des Gesamtsystems sicherzustellen, müssen die aus Einzelteilen bestehenden spezifischen Teilinformationen bereitgestellt werden und den verschiedenen Ebenen und Funktionsbereichen des Gesamtsystems zur Verfügung stehen.
- **Das Problem der wirklichkeitsgetreuen Wiedergabe betrieblicher Tatbestände:**
  Dadurch wird das rechtzeitige Eingreifen und Steuern in das Betriebsgeschehen ermöglicht. Voraussetzung hierfür ist, dass die Daten dem System aktuell zur Verfügung stehen.

- **Das Informations-Selektionsproblem:**
  Das Informationssystem muss die Probleme des Anwenders abdecken und speziell zugeschnittene Daten zur Verfügung stellen. Voraussetzung hierfür ist die Definition der Einzelaufgaben und der damit verbundenen Informationsbedürfnisse im Hinblick auf den Aufbau des Gesamtsystems.

- **Flexibilitätsproblem:**
  Zum einen sollte eine laufende Anpassung an sich ändernde betriebliche Notwendigkeiten möglich sein, zum anderen eine gewisse Software-Unabhängigkeit gewahrt bleiben.

Die aufgeführten hohen Anforderungen an ein Informationssystem sollen sicherstellen, dass notwendige Unternehmensdaten zeitgerecht und optimal aufbereitet zur Verfügung gestellt werden.

Es gibt interne und externe Verfahren zur Darstellung der Leistungsfähigkeit und Wirtschaftlichkeit von Unternehmen. Interne Verfahren werden meist in den Betrieben angewandt, in denen alle Marktinformationen zur Verfügung stehen und für die die Gesetze der freien Marktwirtschaft gelten. Im Krankenhausbereich dagegen erfolgen kostenwirksame Eingriffe des Staates; hier spielen externe Verfahren eine wichtige Rolle. Im Mittelpunkt der Betrachtung steht hier die relative Wirtschaftlichkeit des Krankenhauses, d. h. die Wirtschaftlichkeit im Vergleich zu anderen Krankenhäusern.

5.3 Darstellung der verschiedenen Gruppenbildungsmodelle

Zum Finden vergleichbarer Krankenhäuser sind bisher nur einige wenige Verfahren entwickelt worden, die mehr oder weniger praktische Relevanz erreichen konnten. Mit allen Ansätzen wird versucht, *Gruppen vergleichbarer Krankenhäuser hinsichtlich ihrer Leistungen* zu bilden, um anschließend darauf aufbauend Kostenvergleiche durchführen zu können.

5.3.1 Heuristische Verfahren

Morphologisches Verfahren der IABG
In einer von der Industrieanlagen-Betriebsgesellschaft mbH (IABG) durchgeführte Studie wird der Versuch unternommen, Krankenhäuser in struktur- und leistungsgleiche Gruppen einzuteilen. Zu diesem Zweck wird ein *morphologisches Verfahren* angewandt, bei dem in den Vergleich insgesamt 25 Kriterien eines jeden Krankenhauses eingehen, die in drei Gruppen eingeteilt werden können [5]:

a) Kriterien, die das Angebot des Krankenhauses und dessen Nutzung in vergröberter Form als Mengengerüst erfassen: (Planbetten, Fachabteilungen, Diagnostikmöglichkeiten, Therapiemöglichkeiten, Gesamtpersonal, Ärztlicher Dienst, Pflegedienst, Medizinisch-technischer Dienst und Funktionsdienst, Fallzahlen, Pflegetage)

b) Kriterien, die das Angebot und dessen Nutzung in verfeinerter Form als Verteilungsgerüst erfassen: (Behandlungsbreite, Fachärzte, Stammpflegepersonal, Pflegehilfspersonal, Belegärzte, Belegarztabteilungen, Intensivbetten, Intensivpatienten, Notaufnahmen, Notoperationen, Aufwendige Behandlungen, Langzeitpatienten, Geburten, Ambulanzfallzahl, Ambulanzerlöse)

c) Kriterien, die sich als Folgegrößen aus dem Betrieb des Krankenhauses einstellen und die Beziehung zum Kostenrahmen eines Hauses herstellen sollen, und zwar ohne Heranziehung zur eigentlichen Gruppenbildung; dazu finden nur die Kriterien unter a) und b) Verwendung: (Gesamtkosten pro Bett, Nutzungsgrad, Pflegesatz)

Bei der Anwendung der morphologischen Methode zur normierten Gruppenbildung werden die Zahlenwerte der zum Ansatz gebrachten Kriterien in ein Diagramm aufgetragen und verbunden (vgl. Abbildung 5.1; hier ergeben sich vier Gruppen). Durch das Auftragen von *Kurvenscharen* ergeben sich *Bündelungen in bestimmten Wertebereichen*, die für die ersten zehn Kriterien von a) jeweils als Gruppen interpretiert werden. Durch parallele Auswertung der Kriterien b) können dazu als weitergehende Differenzierung teilweise Untergruppen gebildet werden, wobei sich nach Erwartung der IABG vermutlich über 20 Gruppen ähnlicher Krankenhäuser einstellen werden.

Eine empirische Überprüfung der morphologischen Methode konnte bisher nicht erfolgen, da die dazu notwendigen umfangreichen Daten der Krankenhäuser nicht verfügbar sind, ja zum Teil den einzelnen Krankenhäusern selbst noch nicht einmal vorliegen und erst z. B. durch Wirtschaftlichkeitsprüfungen auf breiter Basis aufwendig beschafft werden müssten.

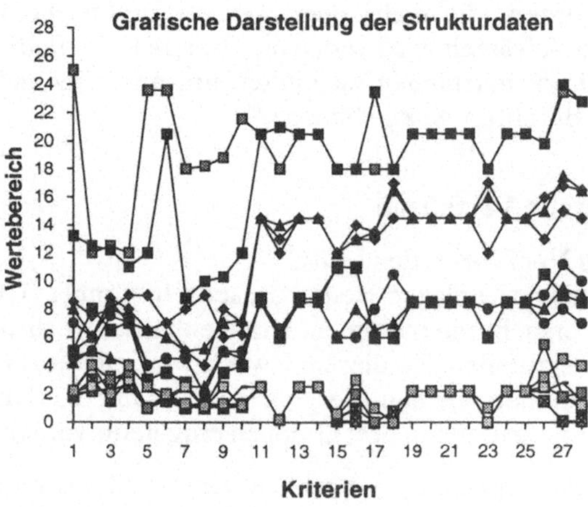

Quelle: IABG

Abbildung 5.1 Morphologisches Verfahren der IABG

Gruppenbildungsmodell der GEBERA

Die Gesellschaft für betriebswirtschaftliche Beratung mbH (GEBERA) versucht in ihrem Gruppenbildungsmodell die Bedeutung der Fachabteilungsstruktur verstärkt zu berücksichtigen, in dem die Art der Fachabteilungen im jeweiligen Krankenhaus sowie die einzelnen Anteile am Gesamtleistungsvolumen des Krankenhauses betrachtet werden [6]. Mit Hilfe der *Regression* wird der Einfluss der Größe (Bettenzahl) der Fachabteilungen als unabhängige Variable auf den Pflegesatz als Zielvariable untersucht. Im Ergebnis liefert die Untersuchung *fachabteilungsspezifische Pflegesätze*, d. h. Kosten, die durchschnittlich auf eine bestimmte Fachabteilung je Pflegetag entfallen.

Dividiert man diese durch den durchschnittlichen Gesamtpflegesatz, so erhält man durchschnittliche *fachabteilungsspezifische Kostenträchtigkeitsindikatoren* als Indexwerte, die die Kosten unterschiedlicher Fachabteilungen in Relation zueinander setzen.

Aus der Multiplikation dieser Indexwerte mit den jeweiligen Bettenanteilen der einzelnen Fachabteilungen und unter Berücksichtigung der Gesamtbettenzahl werden *krankenhausspezifische Leistungsziffern* ermittelt, die für die Gruppeneinteilung der Krankenhäuser der GEBERA entscheidend sind. Die Leistungsziffer wird als Wert für die Leistungsfähigkeit eines Krankenhauses mit einer bestimmten Fachabteilungsstruktur und einer bestimmten Gesamtgröße verstanden.

In Abhängigkeit von den Ausprägungen der Leistungsziffern einerseits und den Häufigkeitsverteilungen andererseits sind in der Studie insgesamt 33 Gruppen vergleichbarer Krankenhäuser gebildet worden.

Um die *unterschiedliche Leistungsfähigkeit und Kostenträchtigkeit* von gleichen Fachabteilungen verschiedener Häuser einzubeziehen, schlägt die GEBERA vor, zusätzliche Informationen insbesondere zur Patientenstruktur, den angewandten Diagnose- und Therapieverfahren sowie der apparativen Ausstattung durch umfangreiche *Befragungen* bei den Krankenhäusern zu erheben, da keine entsprechenden empirischen Daten vorliegen. Daran anschließend müsste eine Zuordnung von Punktezahlen zu den einzelnen Merkmalsausprägungen sowie die relative Gewichtung der Leistungskriterien untereinander erfolgen, um unter Anwendung entsprechender Zuordnungsregeln eine Modifikation bzw. Anpassung und Korrektur der fachabteilungsspezifischen Leistungsziffern und damit ggf. eine veränderte Gruppenzuordnung vornehmen zu können. Die GEBERA gelangt jedoch zu der Auffassung, dass dafür zwangsläufig umfangreiche Basisarbeiten vorausgesetzt werden müssen und auch ein empirischer Test der Erhebungskonzepte gezeigt hat, dass in den bundesdeutschen Krankenhäusern gegenwärtig die Voraussetzungen für einen routinemäßigen Einsatz der Leistungsfähigkeitsprofile nicht gegeben sind [7].

In einem zweiten Gruppenbildungsmodell hat die GEBERA 1988 mit Hilfe der *Clusteranalyse* 14 Gruppen anhand der Fachabteilungsstruktur der Krankenhäuser gebildet. Gruppenbildungskriterium war dabei die Bettenzahl in 14 möglichen Fachabteilungen. Die Besetzung der erzielten Cluster schwankt zwischen 3 und

533 Krankenhäusern, wobei sich 77 v. H. aller Krankenhäuser allein in den drei größten Clustern befinden [8].

5.3.2 Normative Verfahren

Gruppenordnung der DKG

Die Deutsche Krankenhausgesellschaft (DKG) hat 1979 einen eigenen Vergleich von Krankenhäusern konzipiert. Dabei wurde ebenfalls der Versuch unternommen, einen Vergleich von Krankenhäusern mit möglichst gleichartiger Leistungsstruktur vorzunehmen. Die Realisierung dieses Ziels sollte durch eine entsprechende Gruppenbildung der Krankenhäuser erfolgen, wobei man unterstellte, dass die Krankenhäuser innerhalb der einzelnen Gruppen vergleichbar seien. Die von der DKG realisierte Gruppenzuordnung erfolgte gemäß der vor 1984 gültigen Bundespflegesatzverordnung (vgl. § 11 Abs. 2 und 3 BPflV). Primäre Zuordnungskriterien sind *die Zahl der Fachabteilungen und die Zahl der Belegabteilungen.*

Im einzelnen werden folgende Regelungen zugrunde gelegt [9]:

- Als Fachabteilungen mit Betten zählen diejenigen, die von einem hauptberuflich angestellten Facharzt geleitet werden. Betten für Intensivbehandlung werden dann als eigenständige Fachabteilung gezählt, wenn ein hauptberuflich angestellter Facharzt für Anästhesie beschäftigt ist.
- Als Fachabteilungen ohne Betten zählen das Labor, die Radiologie und die Pathologie, wenn ein hauptberuflich angestellter Facharzt für die entsprechende Fachrichtung vorhanden ist.
- Belegabteilungen werden im DKG-Konzept im Sinne des § 11 Abs. 1 BPflV als „weitere Fachärzte" berücksichtigt.
- Fachkrankenhäuser werden genau wie reine Belegkrankenhäuser gesondert und differenziert gruppiert.

Die DKG ging also bei der Vergleichsgruppenbildung von den Vorgaben der Bundespflegesatzverordnung aus und kam dabei zu ähnlichen Ergebnissen wie die Spitzenverbände der Krankenkassen. Neun gebildete Obergruppen (*vgl. Tabelle 5.1*) können zum Teil weiter in Untergruppen differenziert werden, so dass hier insgesamt 29 Gruppen entstehen können [10].

Tabelle 5.1 Vergleichsgruppen der DKG

Gruppe 1.1	Universitätskliniken
Gruppe 1.2	Krankenhäuser mit mindestens 12 Fachabteilungen
Gruppe 2	Krankenhäuser mit 9 bis 11 Fachabteilungen
Gruppe 3	Krankenhäuser mit 7 und 8 Fachabteilungen
Gruppe 4	Krankenhäuser mit 5 und 6 Fachabteilungen

Tabelle 5.1 Vergleichsgruppen der DKG ***(Fortsetzung)***

Gruppe 5	Krankenhäuser mit 4 Fachabteilungen
Gruppe 6	Krankenhäuser mit 3 Fachabteilungen
Gruppe 7	Krankenhäuser mit 2 Fachabteilungen
Gruppe 8.1	Sonstige Krankenhäuser mit angestellten Ärzten (Krankenhäuser ohne abgegrenzte Fachabteilungen und Fachkrankenhäuser)
Gruppe 8.2	Krankenhäuser für Psychiatrie und/oder Neurologie
Gruppe 9	Belegkrankenhäuser

Quelle: Deutsche Krankenhausgesellschaft

Vergleichsgruppenbildung der GKV

Die Spitzenverbände der Krankenkassen haben bereits 1973/74 ein Modell entwickelt, um vergleichbare Krankenhäuser zu ermitteln [11]. Sie bildeten insgesamt 60 Krankenhausgruppen und ordneten diesen alle Krankenhäuser zu. Sie gingen davon aus, dass die einzelnen Krankenhäuser innerhalb dieser Gruppen miteinander vergleichbar seien. Die Eingruppierung der Krankenhäuser erfolgt primär nach der *Anzahl der hauptamtlich geleiteten und organisatorisch selbständigen Fachabteilungen* der Krankenhäuser. Die medizinische Art der Fachabteilung wird nur teilweise und nicht durchgängig berücksichtigt. Insbesondere bei den Fachkrankenhäusern, die allein 44 Gruppen einnehmen, wird noch unterschieden, ob es sich um hauptberuflich oder belegärztlich geleitete Einrichtungen handelt.

Um zu einer differenzierteren Gruppenbildung zu gelangen, wird für die Gruppen, die Krankenhäuser mit fünf, vier, drei oder zwei Fachabteilungen enthalten, jeweils noch zusätzlich eine Untergruppe gebildet. So enthält beispielsweise die sogenannte „BdO-Gruppe 05“ alle Krankenhäuser mit mindestens fünf Fachabteilungen, während die „BdO-Gruppe 06“ als Untergruppe alle Krankenhäuser mit mindestens fünf Fachabteilungen enthält, worunter auf jeden Fall aber Abteilungen für Intensivpflege, Innere Medizin, Chirurgie und Gynäkologie enthalten sein müssen.

Das heißt, dieser Untergruppe werden nur jene Krankenhäuser zugeordnet, die zumindest die aufgeführten 4 Abteilungen vorhalten. Das Kriterium „Medizinische Art der Fachabteilung“ spielt allerdings nur bei den Untergruppen und den Fachkrankenhäusern eine Rolle, während bei den übrigen Hauptgruppen nur die Anzahl der Fachabteilungen Einordnungskriterium ist.

In einer weitergehenden Aufsplittung werden noch sogenannte *typische Vergleichsgruppen* formuliert, wobei die durchschnittliche Verweildauer als Zuordnungskriterium herangezogen wird, um eine Extremwertbereinigung vorzunehmen. So werden nur die Daten jener Krankenhäuser für die typische Gruppe verwandt, deren durchschnittliche Verweildauer sich im Rahmen von plus 2,5 bis minus 1,5 Tagen um die durchschnittliche Verweildauer der Gesamtheit der Krankenhäuser der Vergleichsgruppe bewegen, der das betreffende Krankenhaus angehört.

5.3.3 Verfahren mit bedeutender empirischer Relevanz: der Betriebsvergleich der Krankenkassen

Aufgrund der Neuordnung des Krankenhausrechts, insbesondere der Einführung der Kosten- und Leistungsnachweise für Krankenhäuser mit der Bundespflegesatzverordnung 1986, ist in den Jahren 1986 bis 1988 von den Krankenkassen ein *Betriebsvergleich* konzipiert worden, der große Bedeutung erlangt und bundesweite Anwendung gefunden hat. Dabei stellt der vom Verfasser dieser Zeilen entwickelte *Strukturgruppenansatz* das Kernstück des Vergleichsverfahrens der Krankenkassen dar [12]. Damit wird beim *Wirtschaftlichkeitsvergleich der Krankenhäuser* neben dem Kostenaspekt ansatzweise auch die Leistungsseite mitberücksichtigt.

Grundlagen

Auf der Suche nach Maßstäben für die *Beurteilung der Wirtschaftlichkeit* eines Krankenhauses ist es naheliegend, Vergleiche mit Häusern ähnlicher Struktur und Aufgabenstellung vorzunehmen. Die Bundespflegesatzverordnung besagt, dass die Kosten und Leistungen *vergleichbarer Krankenhäuser* angemessen zu berücksichtigen sind. Die gesetzlichen Grundlagen stellen sehr hohe Anforderungen an die Krankenhäuser und die Krankenkassen, insbesondere bezüglich der Budgetkalkulation sowie deren Kontrolle, und machten eine völlige Neukonzeption des Krankenkassen-Betriebsvergleichs für Krankenhäuser erforderlich [13].

Gruppenbildung

Zur Einteilung der Krankenhäuser in Vergleichsgruppen wurden vom AOK-Bundesverband Grunddaten über die einzelnen Krankenhäuser sowie Strukturdaten erfasst und in einer Krankenhausdatei abgespeichert. Diese sogenannte *Krankenhaus-Strukturdatei* enthält umfangreiche Informationen über die einzelnen Krankenhäuser, insbesondere über die Art und Bettenzahl der Fachabteilungen sowie deren Organisationsform bezüglich der Leitung.

Die Krankenhaus-Strukturdatei stellt die Grundlage für die *Gruppenbildung* der Krankenhäuser im Hinblick auf deren Vergleichbarkeit dar. EDV-gesteuert werden dabei je nach Strukturmerkmalen des Krankenhauses entsprechende Gruppen gebildet.

Mit dem Krankenkassen-Betriebsvergleich sollen folgende zentrale Fragen beantwortet werden [14]:

1. Welches sind die kostenträchtigsten Kostenarten des Krankenhauses?
2. Wie sieht die Kostenentwicklung im Vergleich zum Vorjahr aus?
3. Wo liegen die Kosten des Krankenhauses im Verhältnis zu vergleichbaren Krankenhäusern?

Die Beantwortung von Frage 3 macht es erforderlich, dass *vergleichbare Krankenhäuser* ermittelt und deren Werte bezüglich der Kosten miteinander verglichen werden.

Kernstück des 1986 völlig neu konzipierten Krankenkassen-Betriebsvergleichs ist die dreistufige Gruppenbildung, die es ermöglichen soll, Kosten und Leistungen vergleichbarer Krankenhäuser angemessen zu berücksichtigen. Dabei können alle Krankenhäuser wahlweise in *Krankenhausgruppen*, *Strukturgruppen* und *individuelle Gruppen* einsortiert werden. Innerhalb der jeweiligen Gruppe erfolgen dann die speziellen Kostenvergleiche.

In der ersten Stufe erfolgt die Eingruppierung aller Krankenhäuser in eine der insgesamt 24 Krankenhausgruppen (KG). Die Eingruppierung der Krankenhäuser erfolgt hierbei primär nach der *Anzahl* der hauptamtlich geleiteten und organisatorisch selbständigen Fachabteilungen.

Diese Grobeinteilung der Krankenhäuser in 24 Krankenhausgruppen ist für einen ersten Überblick gedacht. Des weiteren wird dadurch die Kompatibilität zu den in der Vergangenheit bereits durchgeführten Betriebsvergleichsauswertungen gewahrt; rückwirkende Zeitvergleiche werden ermöglicht.

In der zweiten Stufe versuchte man bei der Eingliederung der Krankenhäuser in zunächst 70 Strukturgruppen die Leistungskomponenten der Krankenhäuser mitzuberücksichtigen, um möglichst vergleichbare Krankenhäuser einer Strukturgruppe zuzuordnen [15].

Da zur Einteilung der Krankenhäuser in Strukturgruppen die den Krankenkassen vorliegenden Daten des Kosten- und Leistungsnachweises der Krankenhäuser nicht ausreichend waren, wurden ergänzende Grunddaten und Strukturdaten über die einzelnen Krankenhäuser erfasst und in einer *Krankenhaus-Strukturdatei* abgespeichert, die die Grundlage für die Strukturgruppenbildung darstellt.

Die Krankenhausdatei enthält insbesondere folgende Informationen:

Name des Krankenhauses, Ort, Trägerschaft, Versorgungsstufe, Arzneimittelversorgung, Akademisches Lehrkrankenhaus, Teilnahme am Rettungsdienst, Geburtshilfe, Zahl und Art der Ausbildungsstätten, Zahl und Art der med.-technischen Großgeräte, Tagesklinikplätze, Nachtklinikplätze, Dialyseplätze, Art der Fachabteilungen, Organisationsform (Leitung) der Fachabteilungen, Bettenzahl der Fachabteilungen.

Die Strukturgruppenbildung erfolgt EDV-unterstützt, indem aufgrund frei definierbarer Selektionsmerkmale die entsprechenden Krankenhäuser zugeordnet werden, die als vergleichbar gelten sollen. Durch dieses Verfahren ist eine hohe Flexibilität und Anpassung der Strukturgruppen an die medizinische, technische und wirtschaftliche Entwicklung möglich. Die Strukturgruppenbildung stellt somit keine statische, sondern eine dynamische Definition dar. Die heute gültige Strukturgruppendefinition sieht insbesondere neben der *Anzahl* auch die jeweilige *Art der Fachabteilung* als Eingliederungskriterium vor. Daneben werden u. a. Bettenzahl und Anteil an Belegbetten zusätzlich berücksichtigt.

Tabelle 5.2 Strukturgruppendefinitionen

Struktur-gruppen	Definition
Nr. 1:	1 Fachabteilung Augenheilkunde
Nr. 2:	1 Fachabteilung Chirurgie und weitere belegärztl./organ. nicht selbst. Abteilungen
Nr. 3:	1 Fachabteilung Haut- und Geschlechtskrankheiten
Nr. 4:	1 Fachabteilung Innere Medizin und weitere belegärztl./organ. nicht selbst. Abteilungen
Nr. 5:	1 Fachabteilung Geriatrie bzw. 1 Fachabteilung Geriatrie und weitere belegärztl./organ. nicht selbst. Abteilungen
Nr. 6:	1 Fachabteilung Kinderheilkunde und weitere belegärztl./organ. nicht selbst. Abteilung
Nr. 7:	1 Fachabteilung Orthopädie und weitere belegärztl./organ. nicht selbst. Abteilungen
Nr. 8:	1 Fachabteilung Rheumatologie
Nr. 9:	1 Fachabteilung Chronisch- bzw. Langzeitkranke
Nr. 10:	1 Fachabteilung Sonstige Fachabteilung bzw. 1 Fachabteilung Sonstige Fachabteilung und weitere belegärztl./organ. nicht selbst. Abteilungen
Nr. 11:	2 Fachabteilungen Chirurgie und Innere Medizin (bis unter 10 % Belegbettenanteil)
Nr. 12:	2 Fachabteilungen Chirurgie und Innere Medizin (10 % bis unter 20 % Belegbettenanteil)
Nr. 13:	2 Fachabteilungen Chirurgie und Innere Medizin (20 % u. m. Belegbettenanteil)
Nr. 14:	2 Fachabteilungen Kinderchirurgie und Kinderheilkunde
Nr. 15:	2 Fachabteilungen Innere Medizin und Neurologie
Nr. 16:	2 Fachabteilungen Innere Medizin und Orthopädie
Nr. 17:	2 Fachabteilungen Innere Medizin und Psychiatrie
Nr. 18:	2 Fachabteilungen Innere Medizin und Chronisch- bzw. Langzeitkranke
Nr. 19:	3 Fachabteilungen Chirurgie, Gynäkologie/Geburtshilfe, Innere Medizin (bis unter 10 % Belegbettenanteil)
Nr. 20:	3 Fachabteilungen Chirurgie, Gynäkologie/Geburtshilfe, Innere Medizin (10 % u. m. Belegbettenanteil)
Nr. 21:	3 Fachabteilungen Chirurgie, HNO, Innere Medizin
Nr. 22:	3 Fachabteilungen Chirurgie, Haut-/Geschlechtskrankheiten, Innere Medizin
Nr. 23:	3 Fachabteilungen Chirurgie, Innere Medizin, Geriatrie
Nr. 24:	3 Fachabteilungen Chirurgie, Innere Medizin, Kinderheilkunde
Nr. 25:	3 Fachabteilungen Chirurgie, Innere Medizin, Neurologie
usw.	usw.

Quelle: AOK-Bundesverband

Strukturgruppe Nummer 19 enthält so z. B. alle Krankenhäuser mit drei Fachabteilungen, und zwar der Chirurgie, der Gynäkologie/Geburtshilfe und der Inneren Medizin mit bis zu 9,9 v. H. Belegbettenanteil. Strukturgruppe Nummer 20 beinhaltet alle Krankenhäuser mit drei Fachabteilungen, und zwar wiederum der Chirurgie, der Gynäkologie/Geburtshilfe und der Inneren Medizin, jedoch mit 10 v. H. und mehr Belegbettenanteil.

Die frei definierbaren Selektionsmerkmale müssen so gewählt werden, dass einerseits ein möglichst feines Eingliederungsraster entsteht, andererseits aber nach dem Selektionsprozess noch genügend Krankenhäuser je Strukturgruppe zum Vergleich verbleiben [16].

In einem im Auftrag des BMA erstellten Forschungsbericht zur Vergleichbarkeit von Krankenhäusern wird zum Strukturgruppenansatz der GKV und PKV ausgeführt [17]: „Besonders hervorzuheben ist die neuentwickelte Gruppenbildung, die erstmalig leistungsorientierte Strukturmerkmale – hauptsächlich die Art der Fachabteilung – einbezieht und damit eine Basis für die Beurteilung der Kostensituation weitgehend leistungsgleicher Krankenhäuser schafft".

In einer dritten Stufe kann eine Eingruppierung von Krankenhäusern in frei festlegbare Gruppen erfolgen. Damit können individuelle Strukturen vor Ort Berücksichtigung finden, was beispielsweise für regionale Krankenhausvergleiche sinnvoll sein könnte.

Die drei Stufen der Gruppenbildung gehen nicht alternativ in die Auswertungen ein. Im Rahmen des Krankenkassen-Betriebsvergleichs werden vielmehr Vergleichswerte für alle drei Gruppen gebildet und ausgewiesen und können problemorientiert angewandt werden.

In Weiterentwicklung und Ergänzung des Krankenkassen-Betriebsvergleichs liefert die Auswertung des sogenannten *Krankheitsartenprofilblattes/Krankenhausverweildauer (KAP-Statistik)* weitere Zusatzinformationen über die Krankenhäuser [18].

Mit der KAP-Statistik werden in der Hauptsache die *Entlassungsdiagnosen* gemäß Entlassungsschein ausgewertet. Die auf dem Entlassungsschein in Klarschrift aufgeführten Diagnosen werden dabei nach dem ICD 9-Code verschlüsselt. Die Diagnosen werden auf Krankenhausebene verdichtet und nach Fallanteilen, Verweildauern und Kurzliegerfällen ausgewertet.

5.4 Entwicklung eines leistungsorientierten Krankenhaus-Betriebsvergleichs

Für die Aussagefähigkeit von Krankenhaus-Betriebsvergleichen ist entscheidend, ob und inwieweit es gelingt, *vergleichbare Krankenhäuser* zu ermitteln.

Die bisherigen Gruppenbildungsmodelle zur Vergleichbarkeit der Krankenhäuser orientieren sich entweder an der reinen Vorhaltung bestimmter Krankenhausstrukturen – insbesondere der Anzahl und der Art der Fachabteilungen – oder am Ressourcenverbrauch der Produktionsfaktoren, was beides als *inputnahe Betrachtungsweise* bezeichnet werden kann.

Es wurde deshalb von Kehr 1995 ein *outputnahes Verfahren* entwickelt, das an die tatsächlich von den Krankenhäusern erbrachten Leistungen anknüpft [19].

5.4.1 Leistungsdarstellung der Krankenhäuser

Nicht zuletzt von Krankenhausseite wurde seit langem gefordert, die Wirtschaftlichkeit des Krankenhauses nicht nur nach seinen Kosten zu beurteilen, sondern vielmehr dazu auch seine Leistungsfähigkeit und die von ihm erbrachten *Leistungen* mit heranzuziehen [20].

Von zentraler Bedeutung für den adäquaten Vergleich von Krankenhäusern wird das *Fallspektrum* des einzelnen Hauses angesehen [21].

Zur Darstellung des Fallspektrums kann die in den Krankenhäusern allgemein verbreitete internationale Klassifikation der Krankheiten – ICD 9 – Verwendung finden, die gemäß BPflV für Krankenhäuser vorgeschrieben ist. Die in der Schriftenreihe des Bundesministeriums für Gesundheit erschienene Veröffentlichung „Diagnosenstatistik – Einsatz im Krankenhaus und für Pflegesatzverhandlungen" nennt die *Diagnose* als eine wesentliche Information des medizinischen Handelns, die durch die Kodierung in die ICD 9 zu einem der wichtigsten Merkmale der medizinischen Basisdokumentation geworden ist, da in dieser Form diagnosebezogene Auswertungen nach einer einheitlichen Systematik ermöglicht werden.

Auswertungen auf der Grundlage diagnosebezogener Angaben in der kodierten Form bieten Entscheidungsgrundlagen für die unterschiedlichen Ebenen der Krankenhausversorgung hinsichtlich der Klarstellung und der Analyse des medizinischen Leistungsgeschehens. Die Diagnose stellt eine *Managementinformation* im Gesundheitswesen dar, die als Beurteilungs- und Steuerungsmerkmal genutzt werden kann (SCHRIFTENREIHE DES BUNDESMINISTERIUMS FÜR GESUNDHEIT 33). Danach stellen medizinische Behandlungsdaten in aggregierter Form auf der Ebene des Krankenhauses die *zentrale Informationsbasis für die Darstellung, Analyse und Steuerung des Leistungsgeschehens* dar.

Mit dem von Kehr 1995 entwickelten Konzept wird outputnah die tatsächlich erbrachte Leistung des jeweiligen Krankenhauses dargestellt und ins Verhältnis zu den anderen Krankenhäusern insoweit gesetzt, als *im Ergebnis vergleichbare Krankenhäuser* ermittelt werden können.

5.4.2 Kriterium zur Vergleichbarkeit

Da ein geänderter Gesundheitszustand des Patienten durch die Krankenhausbehandlung nicht messbar ist, sollen die in den einzelnen Krankenhäusern tatsächlich behandelten *Krankenhausfälle als Kriterium zur Vergleichbarkeit der Krankenhäuser* benutzt werden.

Diese Behandlungsfälle repräsentieren nicht nur das vorgehaltene, sondern das tatsächlich am Patienten praktizierte Leistungsspektrum des Krankenhauses, das auch als „tatsächlicher Case-Mix" bezeichnet werden kann [22]. Dabei wird nicht auf Produktionsfaktoren im Sinne von Krankenhaus-Inputs abgestellt, weil diese sich sogar gegenläufig zum Krankenhaus-Output verhalten könnten. Wenn beispielsweise bei der Patientenbehandlung einmal Röntgen erforderlich war, aber fünfmal geröntgt wurde, so würde eine inputbezogene Betrachtungsweise (Ressourcenverbrauch) zu dem Ergebnis führen, dass hier fünfmal so viel „Leistung" erbracht wurde, obwohl dieser Einsatz der Inputfaktoren möglicherweise der tatsächlichen Gesundung des Patienten und damit der „tatsächlichen Leistung" sogar abträglich war.

Zusätzlich soll an dieser Stelle angemerkt werden, dass sich Qualitätsunterschiede im Rahmen der Behandlungen auch in den Kosten der Krankenhäuser widerspiegeln können. Nicht berücksichtigt werden Nachbehandlungen, die insbesondere im ambulanten Bereich erforderlich werden können.

Während bei der Betrachtung der Vorhaltung der Krankenhausstrukturen nur die Fachabteilungen als Primärkriterien herangezogen werden, kann bei Zugrundelegung der tatsächlichen Krankenhausfälle nach Krankheitsarten gemäß der Internationalen Klassifikation der Krankheiten (ICD, 9. Revision) bei Verwendung der *110 Obergruppen* eine wesentlich höhere und damit genauere Auflösung der Krankenhausleistungen, und zwar nicht nur der vorgehaltenen, sondern sogar der tatsächlich erbrachten Leistungen erreicht werden.

5.4.3 Absolute und relative Häufigkeiten

Durch die Betrachtung der Krankheitsartenspektren der verschiedenen Krankenhäuser soll die Frage beantwortet werden: „*Welche Krankenhäuser sind dem betrachteten Krankenhaus am ähnlichsten*?" oder mit anderen Worten „Welche Krankenhäuser sind vergleichbare Krankenhäuser hinsichtlich ihres tatsächlichen Leistungsspektrums zu einem betrachteten Krankenhaus?"

Am ähnlichsten ist dabei das Krankenhaus, das bezüglich des behandelten Krankheitsartenspektrums oder des sogenannten *Case-Mix* die geringsten Abweichungen aufweist. Aufgrund der Abweichungen kann eine Reihenfolge der Krankenhäuser nach ihrer Ähnlichkeit der behandelten Diagnosen aufgestellt werden, so dass aus Leistungssicht vergleichbare Krankenhäuser selektiert werden können, und zwar jeweils zu genau einem Ausgangshaus der Betrachtung.

Um den Case-Mix mehrerer Krankenhäuser besser vergleichen zu können, müssen die *relativen Häufigkeiten* der einzelnen Krankheitsarten betrachtet werden, weil dadurch zunächst jede Größe normiert wird, bevor die Fallzusammensetzung betrachtet wird.

Bei der *grafischen Case-Mix-Darstellung* der Krankenhäuser werden im Schaubild die *relativen Häufigkeiten* der vier Diagnosen abgetragen (vgl. Abbildung 5.2).

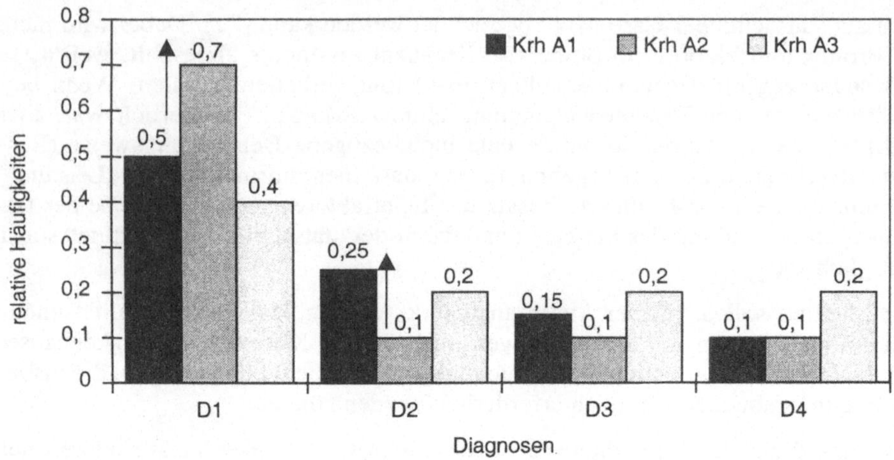

Quelle: Eigene Erstellung

Abbildung 5.2 Case-Mix-Darstellung dreier Krankenhäuser – relative Häufigkeiten –

Zur Ermittlung der *Case-Mix-Abweichungen* zwischen den Krankenhäusern sollen jeweils zwischen den einzelnen Krankenhäusern die Differenzen der relativen Häufigkeiten der vier Diagnosen bezogen auf ein Ausgangskrankenhaus ermittelt werden; durch Aufsummerierung der errechneten Absolutbeträge der Differenzen je Krankenhaus ergibt sich die Gesamtabweichung, die jeweils die Case-Mix-Abweichung eines Krankenhauses zum Krankenhaus, das Ausgangspunkt der Betrachtung ist, beschreibt. Sortiert man die Krankenhäuser nach den Case-Mix-Abweichungen in aufsteigender Reihenfolge, so erhält man eine *Rangfolge der vergleichbaren Krankenhäuser*, wobei das Krankenhaus mit dem kleinsten ermittelten Wert dem betrachteten Krankenhaus bezüglich des Case-Mix am ähnlichsten ist.

Eine andere mathematische Verknüpfungsmöglichkeit besteht im *Quadrieren* der errechneten Differenzbeträge je Diagnose. Im Ergebnis führt das Quadrieren der Abweichungen dazu, dass hohe Einzeldifferenzwerte in noch wesentlich stärkerem Maße das Gesamtergebnis beeinflussen, während den restlichen Größen kaum noch Bedeutung zukommt.

Durch den Einsatz von sogenannten Echtdaten konnte das von Kehr entwickelte Modell eines leistungsorientierten Krankenhaus-Betriebsvergleichs hinsichtlich seiner empirischen Relevanz verifiziert werden.

Der wissenschaftliche Ansatz fand sowohl beim Gesetz- und Verordnungsgeber als auch auf Krankenhaus- und Krankenkassenseite große Beachtung und ist als Ausgangsbasis in die jeweils eigenen Überlegungen und Entwicklungen eingegangen.

5.5 Literaturverzeichnis

[1] Grochla, E.; N. Szyperski 1971: Management-Informationssysteme, eine Herausforderung an Forschung und Entwicklung. Wiesbaden: Gabler, S. 1ff.

[2] Grochla, E.; N. Szyperski 1971; a.a.O., S. 202ff.

[3] Dworatschek, S. 1971: Management-Informations-System. Berlin et al., S. 59

[4] Krömer, N.; S. Schröder 1976: Datenbank und Informationssysteme. Baden-Baden et al, S.17.

[5] IABG, 1975 Gutachten Industrieanlagen Beratungsgesellschaft Ottobrunn bei München.

[6] GEBERA 1985: Kritische Analyse bestehender Krankenhausbetriebsvergleiche (Spitzenverbände der gesetzlichen Krankenkassen, Deutsche Krankenhausgesellschaft) und Entwicklung eines aussagefähigen Ansatzes zum überregionalen Vergleich der sparsamen Wirtschaftsführung und Leistungsfähigkeit von Krankenhäusern. Köln: GEBERA – Gesellschaft für Betriebswirtschafliche Beratung.

[7] GEBERA 1985; a.a.O., S. 114.

[8] GEBERA 1988: Entwicklung von Maßstäben und Grundsätzen für die Vergleichbarkeit von Krankenhäusern. Köln: GEBERA – Gesellschaft für Betriebswirtschaftliche Beratung, S. 24.

[9] Deutsche Krankenhausgesellschaft 1982. Erläuterungen der DKG, S. 13f.

[10] Müller, H. 1981: Erläuterungen zum Betriebsvergleich.

[11] Gerdelmann, W. 1976: Krankenhaus-Betriebsvergleich-Projekt der Spitzenverbände der Gesetzlichen Krankenkassen. Die Ortskrankenkasse 58: 649-653.

[12] Kehr, H. 1987 a: Krankenhaus-Informationssystem – Entwicklung und Perspektiven. Die Ortskrankenkasse 69: 601-608.

[13] Kehr, H. 1987 b: Krankenkassen vergleichen Krankenhäuser – Der neue EDV-Betriebsvergleich der Krankenkassen. Führen und Wirtschaften im Krankenhaus 4: 2-6.

[14] Kehr, H. 1987 a; a.a.O., S. 601-608.

[15] Kehr, H. 1987 b; a.a.O., S. 2-6.

[16] Kehr, H. 1998: Krankenhaus-Betriebsvergleiche - Ein leistungsorientierter Maßstab zur Budget- u. Pflegesatzbemessung in: f&w führen und wirtschaften im Krankenhaus Nr. 3 1998, S. 194ff.

[17] GEBERA 1988; a.a.O., S. 78.

[18] Maas, H.-J. 1978: Krankheitsartenprofilblatt/Krankenhausverweildauer – Projekt der Spitzenverbände der Gesetzlichen Krankenkassen. Die Ortskrankenkasse 60: 601-601ff.

[19] Kehr, H. 1995: Leistungsorientierter Krankenhaus-Betriebsvergleich - Informations- und Kontrollsysteme zur Vergleichbarkeit der Krankenhäuser hinsichtlich ihrer Wirtschaftlichkeit, Rainer Hampp Verlag, München 1995.

[20] Bofinger, W. 1986: Stellenberechnungen im Pflege- und Funktionsdienst mit praktischen Beispielen. Schwäbisch Hall: Oscar Mahl. S. 7.

[21] Schmidt, R. 1988: Krankenhauskostenermittlung. Diagnosespektrum und Fallkosten im Krankenhaus. Die Ortskrankenkasse 70: 425-430.

[22] Henning, J.; D. Paffrath 1978: Der Krankenhausvergleich der Spitzenverbände der Gesetz lichen Krankenkassen aus krankenhausökonomischer Sicht – Vorüberlegungen und erste Ergebnisse einer ökonomischen Analyse der Selbstkostenblätter von Krankenhäuser. *Die Ortskrankenkasse* 60: 501-510 und 567-576.

Kapitel 6
Die Methodik des leistungsorientierten WIdO-Krankenhausvergleiches

MARTIN LITSCH, HELGA SAHLMÜLLER

6.1 Warum entwickelt das WIdO einen Krankenhausvergleich?

Den Krankenkassen fällt in der Bundesrepublik die Aufgabe zu, die finanziellen Mittel für die Behandlung der Krankenhausleistungen zur Verfügung zu stellen. Die Art der „Preisbildung“ ist gesetzlich geregelt (SGB V, KHG, BPflV 95). Bis zum Jahre 1993 galt dabei das Selbstkostendeckungsprinzip. Der Preis für die jeweilige Krankenhausleistung ergab sich durch den Aufwand, der im jeweiligen Krankenhaus für die Behandlung entstand. Die vom Krankenhaus insgesamt anfallenden Kosten werden von den Krankenkassen übernommen. Es ist nicht verwunderlich, dass unter diesen Bedingungen Dienstleistungsunternehmen auf der Leistungserbringerseite entstanden, die sich kaum mit Fragen von Effizienz und Wirtschaftlichkeit befassen mussten. Die Folge dieser Entwicklung ist eine Krankenhauslandschaft, in der in verschiedenen Häusern Patienten mit gleichen Krankheiten zu sehr unterschiedlichen Preisen behandelt werden. Kosten- und Leistungstransparenz ist auch heute noch selbst innerhalb der Krankenhäuser häufig erst im Aufbau begriffen; den Krankenkassen stehen noch weit weniger Einblicke in die „Zuliefererunternehmen Krankenhaus“ zur Verfügung.

Für die Krankenkassen und die Krankenhäuser ergibt sich jedoch der jährlich wiederkehrende Auftrag, sich für das jeweilige Krankenhaus auf einen Betrag zu einigen, mit dem das Krankenhaus seine Dienstleistungen erbringen kann. Dieser Betrag wird als ein Budget, d. h. also eine endliche Menge Geld verstanden; dieses Gesamtbudget wird dann entsprechend der Mengen- und Kostensituation in den einzelnen Abteilungen des Krankenhauses auf den einzelnen Fall heruntergebrochen. Im Gegensatz zur Budgetfindung zu Zeiten der Selbstkostendeckung wurden seit 1995 die tatsächlichen Kosten des Krankenhauses nicht offengelegt. Das Budget entsteht aus einer Kostenkalkulation des Krankenhauses. Dieser Betrag ist aus der Sicht des Krankenhauses der „Erlös“ für die erbrachten Leistungen, aus der Sicht der Krankenkasse sind es die „Kosten“, die in den Haushaltsplänen als Belastung auftauchen. Im folgenden Artikel werden wir von „Preisen“ sprechen, wenn es um die vereinbarten Entgelte für einzelne Leistungen im Krankenhaus geht. Für einen Teil der Krankenhausleistungen ist mit den Fallpauschalen ein Einstieg in ein "echtes" Preissystem gefunden worden. Der weitaus überwiegende Teil aller Krankenhausleistungen (ca. 80 %) wird aber nach wie vor über tagesgleiche Pflegesätze abgerechnet. Die Höhe dieser Entgelte ist maßgeblich beeinflusst durch die Vergangenheit: Welchen Ruf hat das Krankenhaus in der Region? Wie hoch waren die Preise in den vergangenen Jahren? Wie wichtig ist das Krankenhaus für die Wirtschaftskraft der Region? Solche und ähnliche Fragen haben sicherlich mit dazu beigetragen, dass die Preise für Krankenhausleistungen bis heute kaum ausschließlich betriebswirtschaftlich nachvollziehbar und begründbar sind.

Der WIdO-Betriebsvergleich[1] will hier mehr Transparenz schaffen. Nachdem der Gesetzgeber bereits 1995 in den Paragrafen 3 und 5 der Bundespflegesatzverordnung den Betriebsvergleich als Orientierungshilfe zur Bestimmung von leistungsgerechten Budgets vorgesehen hat (Quelle: Bundspflegesatzverordnung), ist eine praktikable und sachgerechte Umsetzung dieses Auftrags längst überfällig. Bereits 1996 wurde im Krankenhaus-Report [1] die grundlegende Methodik beschrieben, mit der Krankenhäuser leistungsgerecht verglichen werden können. Die dort beschriebene Methodik ist weitgehend akzeptiert und wird von allen Seiten trotz mancher Kritik im Einzelnen als adäquates Verfahren zur Bildung von vergleichbaren Krankenhausgruppen anerkannt. Der vorliegende Beitrag beschreibt die Weiterentwicklung dieser Methodik auf der Basis der im Verhandlungsprozess zur Verfügung stehenden Diagnosedaten.

6.2 Voraussetzungen für den Krankenhausbetriebsvergleich

Um überhaupt zu gültigen Aussagen über Krankenhausgruppen zu kommen, muss klar sein, auf welcher Grundlage man einen externen Betriebsvergleich zur Unterstützung der Pflegesatzverhandlungen aufbaut.

6.2.1 Abteilungen als Untersuchungseinheit

Grundlegend ist die Frage nach den Untersuchungsobjekten. In §17 des Krankenhausfinanzierungsgesetzes (KHG) werden *leistungsgerechte* Budgets gefordert. Das heißt, die Preise für Krankenhausleistungen sind im jeweiligen Krankenhaus so zu bemessen, dass das Krankenhaus als Rechtsperson damit wirtschaften kann. Damit ist jedoch die Frage aufgeworfen, ob das gesamte Krankenhaus die adäquate Untersuchungseinheit ist. Die Leistungen des Krankenhauses werden in den jeweiligen Abteilungen erbracht. Es ist die Aufgabe des Krankenhausmanagements, das Budget so zwischen den Wirtschaftseinheiten – der Abteilungen – eines Hauses zu verteilen, wie es den internen Kostenstrukturen entspricht. Konsequenterweise werden in der gesetzlich vorgeschriebenen Leistungs- und Kalkulationsaufstellung (LKA) Pflegesätze für die einzelnen Abteilungen gefordert. Lediglich der Basispflegesatz ist auf das gesamte Haus zu beziehen. Da die Leistungen in Abteilungen erbracht werden, ist die Abteilung die maßgebliche Unter-

[1] Die im Folgenden beschriebenen Methodik ist in der Software WIdO*KLIP* implementiert, die im Wissenschaftlichen Institut der AOK unter der Beteiligung erfahrener Pflegesatzverhandler entwickelt wurde.

suchungseinheit, die bei einem Krankenhausvergleich verglichen werden muss. Dies entspricht im übrigen auch der Intention des Gesetzgebers [2]. Konsequenterweise müsste man deshalb von einem Krankenhausabteilungsvergleich sprechen.

Viele Krankenhausvergleiche[2] sind heute immer noch auf das gesamte Haus bezogen. Man vergleicht dabei Häuser, die bestimmten Strukturmerkmalen wie Größe, Versorgungsstufe oder Abteilungszusammensetzung entsprechen. Wenn die Entgelte für Krankenhausleistungen leistungsgerecht sein sollen, müssen die Krankenhäuser auch die entstehenden Kosten den Abteilungen selbst zurechnen, die diese Kosten produzieren. Eine Quersubvention über die Abteilungen ist nicht sachgerecht, da sie den Blick auf die ökonomischen Probleme verstellt. „Controlling“ erfordert auch innerhalb des Krankenhauses Transparenz. Deshalb ist es folgerichtig, wenn Abteilungen im Rahmen eines Betriebsvergleiches miteinander verglichen werden. Hier wird die Leistung erbracht, hierauf muss sich der entsprechende Preis beziehen. Das gesamte Krankenhaus ist deshalb nicht mehr als die Summe seiner Abteilungen.

6.2.2 Diagnosedaten als Datenbasis

Ohne eine entsprechende Datenbasis bleibt jeder Vergleich konzeptionell. Im Rahmen der Bundespflegesatzverordnung sind die Krankenhäuser verpflichtet, mit der LKA die Diagnosedaten (L4-Statistik) sowie die Prozedurdaten (L5-Statistik) den Krankenkassen zur Verfügung zu stellen. Mit Hilfe der Diagnosedaten können erstmals Vergleiche durchgeführt werden, die den tatsächlichen Case-Mix einer Abteilung berücksichtigen. Diagnosen stellen eine wesentliche Information für den Arzt dar, sie sind ausschlaggebend für die Behandlung und damit für den Aufwand. Die Krankheitsart ist auch ein Merkmal des Patienten, das vom Krankenhaus nicht selbst bestimmt werden kann. Insofern muss die Diagnose bei einem Vergleich auch entsprechend berücksichtigt werden. Die sich anschließende Behandlung wiederum wird durchaus von den Ärzten und den Bedingungen des Krankenhauses mitbestimmt. Hierbei findet letztlich auch die Wertschöpfung statt. Und hier hat das Krankenhaus auch Möglichkeiten, die Produktivität zu erhöhen, d. h. gleiche Leistungen zu niedrigeren Kosten zu erbringen, die sich dann auch in niedrigeren Preisen niederschlagen können.

Eine oft geäußerte Kritik bei der Verwendung von Diagnosedaten zur Beschreibung der Leistung richtet sich auf die unterschiedliche Schwere einer Erkrankung; eine Diagnose könne viel oder eben wenig Aufwand verursachen. Dem ist sicherlich vom Grundsatz her zuzustimmen. Allerdings sind dieser Kritik mehrere Punkte entgegenzuhalten: (1) Ein wesentlicher Faktor, der den Aufwand und die Heilungsprogression beeinflusst, ist das Alter des Patienten. Da die L4-Statistik nach Altersgruppen getrennt ist, kann dem Rechnung getragen werden. (2) Man kann durchaus davon ausgehen, dass die Schwere einer Erkrankung nor-

[2] Insbesondere die Krankenhausgesellschaften argumentieren heute noch häufig mit diesen Strukturgruppenvergleichen. Vermutlich trennt man sich nur ungern von diesen Größen, weil eine gewisse Vertrautheit mit den Ergebnissen vor unvorhersehbaren Folgen schützt.

mal verteilt ist, wenn viele Patienten in einer Abteilung behandelt werden; d. h. in jeder Abteilung gibt es beispielsweise leichtere und schwerere Herzinfarkte. Wenn die Normalverteilungsannahme zutrifft, sind die Bedingungen in allen Abteilungen wiederum vergleichbar, da überall verschieden schwere Krankheitsstadien zu behandeln sind. (3) Auch wenn die explizite Operationalisierung der Krankheitsschwere durchaus wünschbar wäre, so steht sie heute nicht zur Verfügung (*vgl. Kapitel 10 und Kapitel 11*). Die Diagnose deshalb nicht für Vergleichszwecke zu nutzen hieße aber, den besten derzeit verfügbaren Indikator durch ein sachlich weitaus undifferenzierteres Strukturmerkmal zu ersetzen. Daran kann niemandem gelegen sein.

Ein anderes Problem betrifft die Qualität der Daten selbst. Die L4-Statistiken müssen zwar von den Krankenhäusern an die Kassen auf Datenträger geliefert werden, dabei treten jedoch bis heute noch wesentliche Probleme zu Tage, die eine Nutzung der Daten noch sehr aufwendig macht. Viele Krankenhäuser schicken die L4-Daten gar nicht oder in einem Zustand, der eine Verwendung in einem seriösen Betriebsvergleich nicht erlaubt. Diagnosedaten können nur zur Grundlage eines leistungsgerechten Vergleiches genutzt werden, wenn sie lesbar sind und die Datenqualität zumindest weitgehend dem tatsächlichen Behandlungsgeschehen entspricht. Häufig treten Datenfehler auf, die eine Weiterverwendung der Daten verbieten (nicht zuordenbare Abteilungsnummern, fehlende Altersgliederung, gravierende Abweichungen der Fallzahlen von der L3-Statistik, etc.). Das WIdO betreibt einen sehr großen Aufwand, um die Diagnose- und Operationsstatistiken formal zu bereinigen. So werden beispielweise die Fachabteilungsnummern nach dem offiziellen Schlüssel umkodiert, ICDs und ICPMs, die im amtlichen Schlüssel nicht vorkommen gelöscht und ein Abgleich mit den Fallzahlen nach der L3 Statistik vorgenommen. Des weiteren wird überprüft, ob für jede ICD die Summe der über die Alterskategorien mit der Gesamtanzahl der ICDs übereinstimmt. Treten bei diesen Prüfungen unplausible Abweichungen oder Fehler zu Tage, so gehen die Daten nicht in die Auswertungen ein. Eine inhaltliche Prüfung, ob die Verschlüsselung vom Krankenhaus selbst korrekt gemacht wurde, kann jedoch vom WIdO nicht durchgeführt werden. Die korrekte Verschlüsselung der Diagnosen und Operationen liegt in der Verantwortung des Krankenhauses. Nach den jetzt vorliegenden Erfahrungen aus zwei Jahren L4/L5-Datenanalyse sehen wir jedoch, dass sich viele Krankenhäuser auf diese Anforderungen einstellen. Da sie selbst letztlich an den Daten gemessen werden, ist es aus der Sicht des Krankenhauses gefährlich, sich hier auf unsichere Daten zu verlassen. Schließlich hat das Krankenhaus die Beweislast und sitzt in einer Zwickmühle: Entweder man wird mit seinen „falschen“ Daten verglichen oder aber man muss seine eigenen Fehler eingestehen. Angesichts der gesetzlichen Verpflichtung zur Datenlieferung darf die Datenqualität grundsätzlich nicht in Frage gestellt werden.

6.2.3 Einbeziehung der Operationsstatistiken

Neben den Diagnosestatistiken werden für jede Abteilung auch die Operationsstatistiken vom Krankenhaus geliefert. Nun stellt sich die Frage, wie die ICPMs in die Gruppierung einzubeziehen sind. Dabei ergeben sich zwei grundsätzliche

Probleme, wobei das eine Problem datentechnischer und das zweite inhaltlicher Natur ist:

1. Es kann kein direkter Bezug zwischen einer Diagnose und der dazugehörigen ICPM hergestellt werden. Die Statistiken werden nicht fallbezogen, sondern nur aggregiert für die gesamte Abteilung geliefert. Somit fällt ein abgestufter Gruppierungsprozess, so wie er von Winkelmann (1999) vorgeschlagen wird, aus.

2. In der Operationsstatistik wird nur der leitende Eingriff codiert. Weitere Operationen werden nur als Anzahl angegeben. Sehr viele Eingriffe können jedoch nur über die Kombination der ICPMs charakterisiert werden. Der Aufwand bei einem Eingriff kann demnach nicht durch eine einzige ICPM adäquat wiedergegeben werden. Dem wird beispielsweise bei der Kalkulation der Sonderentgelte Rechnung getragen, wo bei unterschiedlichen Kombinationen von ICPMs unterschiedliche Sonderentgelte anzusetzen sind.

Zur Gruppierung leistungshomogener Gruppen scheiden demnach die Operationsstatistiken aus. Grundsätzlich stehen aber die L5 Statistiken zur Auswertung zur Verfügung und können bei der Interpretation der Fallkosten zusätzliche Informationen liefern. Weichen zum Beispiel die Fallkosten in einer Abteilung vom Wert der Case-Mix-Gruppe – dieser ist Orientierungsmaßstab – gravierend ab, so können Unterschiede in den Operationsstatistiken Anhaltspunkte dafür geben. Dies kann jedoch aufgrund der oben beschriebenen Probleme nicht systematisch geschehen, sondern muss in der Verhandlung individuell geklärt werden.

Um Diagnosen letztlich angemessen in vergleichbare Abteilungsgruppen zu überführen ist eine angemessene Methodik unerlässlich. Wie Ähnlichkeiten berechnet werden und wie aus ähnlichen Abteilungen schließlich vergleichbare Abteilungsgruppen mit charakteristischen Merkmalen werden, wird in den nächsten Abschnitten ausführlich beschrieben.

6.3 Ähnlichkeiten und Gruppenbildung: Das Verfahren der Clusteranalyse zur Bildung leistungshomogener Gruppen

Dieser Beitrag wendet sich nicht an den Statistiker, sondern soll eine verständliche Anleitung für den Praktiker sein soll. Deshalb wird der gesamte methodische Weg zunächst an einem illustrierenden Beispiel verdeutlicht.

6.3.1 Ein Beispiel zum Grundverständnis

An einem einfachen Fall soll die Leistung von 5 Krankenhausabteilungen durch die folgende Datenmatrix repräsentiert sein:

Tabelle 6.1 Beispielhafte Verteilung der Diagnosen von fünf Fachabteilungen der Inneren Medizin in Prozent

Abteilung	Gastro Magen	Gastro Darm	Herz	Apoplex	Commotio	Summe
1	5	5	30	40	20	100
2	10	8	40	35	7	100
3	20	15	20	25	20	100
4	40	25	15	10	10	100
5	60	25	8	7	0	100

Insgesamt sind hier 5 Krankenhäuser mit ihren – sagen wir – Inneren Abteilungen dargestellt. Um den Überblick nicht zu verlieren, sollen in diesen 5 Abteilungen insgesamt nur 5 Diagnosen behandelt werden. Dargestellt sind die Anteile der Fallzahlen in den jeweiligen Diagnosegruppen. Beispielsweise werden 5 % aller Fälle der Abteilung 1 in der Diagnoseart "Gastro Magen" behandelt. Die Fallzahlen werden prozentual abgebildet, damit die Unterschiede zwischen den Abteilungen nicht durch die absolute Menge der behandelten Fälle verzerrt werden. Die Berücksichtigung der Abteilungsgröße wird somit konsequent ausgeblendet, einzig die Verteilung der verschiedenen Diagnosen spielt bei der Beurteilung der Leistung eine Rolle. Und dies hat einen ganz plausiblen Grund: Letztendlich liefert der Betriebsvergleich einen Vektor von Vergleichswerten für eine Gruppe und die daraus resultierenden statistischen Lageparametern. Demnach sollten auch nur Abteilungen in eine Vergleichsgruppe fallen, die das gleiche Behandlungsspektrum haben. Die Anzahl der Fälle spielt dann erst in einem zweiten Schritt bei der Budgetfindung eine Rolle.

Um die Ähnlichkeiten zwischen den Abteilungen statistisch zu erfassen, müssen zwischen allen Diagnosen die Differenzen zwischen allen Abteilungen berechnet werden. Im vorliegenden Beispiel sieht die dazugehörige Distanzmatrix folgendermaßen aus:

Tabelle 6.2 Distanzmatrix für die Abteilung 1

Block-Metrik	Gastro Magen	Gastro Darm	Herz	Apoplex	Commotio	Summe
Diff 1-2	5	3	10	5	13	36
Diff 1-3	15	10	10	15	0	50
Diff 1-4	35	20	15	30	10	110
Diff 1-5	55	20	22	33	20	150

In der Tabelle 6.2 sind die einfachen Differenzen zwischen allen Diagnosen der Abteilung 1 zu allen anderen Abteilungen berechnet. Summiert man diese Einzeldifferenzen über alle Diagnosen auf, erhält man als Summe die „Ähnlichkeit" der Abteilung 1 zu den anderen Abteilungen. Demnach ist Abteilung 1 der Abteilung 2 ähnlicher als der Abteilung 3, die Abteilungen 4 und 5 haben noch deutlich höhere Distanzsummen zur Abteilung 1. Ein Blick auf die Tabelle 6.1 macht dieses Ergebnis intuitiv nachvollziehbar: Abteilung 1 und 2 haben eine recht ausgeglichenes Diagnosemix, wobei die Diagnosen 3 und 4 deutliche Schwerpunkte bilden. Dagegen haben die Abteilungen 4 und 5 ein offensichtlich anderes Diagnosespektrum, weil der Schwerpunkt hier auf den Diagnosen 1 und 2 liegt. Lediglich für die Abteilung 3, die gar keinen offensichtlichen Diagnoseschwerpunkt hat, sondern alle Krankheiten in etwa gleich häufig behandelt, fällt die intuitive Zuordnung schwer.

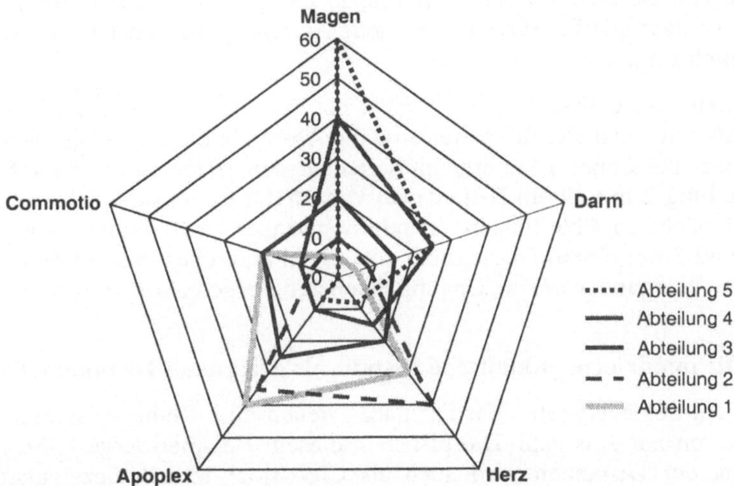

Abbildung 6.1 Graphische Veranschaulichung der Diagnoseschwerpunkte

Damit die Menge der zu überblickenden Zahlen nicht zu unübersichtlich wird, drucken die entsprechenden Statistikprogramme[3] die Summen der Distanzen über alle Diagnosen in einer Ähnlichkeitsmatrix aus. Darin sind zwar die einzelnen Diagnosen nicht mehr erkennbar, jedoch lassen sich leicht die zu dem jeweiligen Haus „ähnlichen" Nachbarn identifizieren.

Die vollständige Matrix sieht mit dem Statistikprogramm SPSS berechnet folgendermaßen aus:

---

[3] Die Auswertungen diese Artikels sind mit dem Programmpaket SPSS 9.0 erstellt.

Tabelle 6.3 Vollständige Näherungsmatrix berechnet mit SPSS

	City-Block-Distanzmaß				
Abteilung	**1**	**2**	**3**	**4**	**5**
1		36,000	50,000	110,000	150,000
2	36,000		60,000	100,000	134,000
3	50,000	60,000		60,000	100,000
4	110,000	100,000	60,000		40,000
5	150,000	134,000	100,000	40,000	

Für alle Abteilungen sind die Differenzen zwischen den jeweiligen ICDs aufsummiert, so dass alle Paarvergleiche – jede Abteilung mit jeder beliebigen anderen – möglich sind.

Die Tabelle 6.3 enthält in der 2. Spalte die bereits in Tabelle 6.2 berechneten Distanzmaße; in den anderen Spalten sind die Abstände der restlichen Abteilungen untereinander berechnet. Man erkennt daran auf den ersten Blick, dass Abteilung 1 zur Abteilung 2 mit einem Distanzmaß von 36 die geringste Unähnlichkeit hat. Die beiden nächsten Abteilungen mit relativ geringer Unähnlichkeit sind die Abteilung 4 und 5 mit einem Distanzmaß von 40. In ähnlicher Weise können so alle Abteilungen zueinander in eine Unähnlichkeitsrangfolge gebracht werden.

6.3.2 Die quadrierte euklidische Distanz als geeignetes Distanzmaß

Bei der Wahl des geeigneten Distanzmaßes stehen eine Reihe verschiedener Berechnungsarten zur Auswahl. Die bisher in diesem Beispiel dargestellte einfache Berechnung der Distanzen wird auch als City-Block-Metrik bezeichnet. Diese Bezeichnung ist aus der amerikanischen Stadtarchitektur abgeleitet, wo die Entfernung zwischen zwei Punkten in Blocks angegeben werden kann [3]. Bei der City-Block-Metrik, wird demnach nicht die Entfernung als „Luftlinie", sondern als tatsächlich zurückgelegte Strecke angegeben.

Für die Distanz zwischen zwei Fachabteilungen x und y über alle i Diagnosen gilt:

$$\text{Distanz}\ (X,Y) = \Sigma \mid X_i - Y_i \mid$$

Da es sich im Fall der Diagnoseanteile um metrisch skalierte Daten handelt, ist dies eine erlaubte Möglichkeit, Ähnlichkeiten zu berechnen. Dabei werden Distanzen zu „nahen" Abteilungen genauso gewichtet wie Distanzen zu „fernen" Abteilungen. Da es in diesem Zusammenhang darum geht, möglichst homogene Gruppen zu bilden, sollten die „fernen" Abteilungen jedoch mit einem höheren Gewicht versehen werden. Somit verringert sich die Wahrscheinlichkeit, dass bei der Clusterung diese Fachabteilungen in eine Gruppe fallen. Dies kann durch eine Quadrierung der Differenzen zwischen jeweils zwei Diagnosen erreicht werden.

Die Distanz zwischen zwei Fachabteilungen mit i Diagnosen errechnet sich wie folgt:

$$\text{Distanz}(X,Y)= \Sigma(X_i - Y_i)^2$$

Dies führt angewendet auf unser Beispiel zu der Näherungsmatrix der Form:

Tabelle 6.4 SPSS-Näherungsmatrix mit quadrierten euklidischen Distanzen

Abteilung	1	2	3	4	5
1		328	650	2.850	5.398
2	328		818	2.448	4.646
3	650	818		850	2.568
4	2.850	2.448	850		558
5	5.398	4.646	2.568	558	

Das die Verwendung der quadrierten Euklidischen Distanz zu dem gewünschten Ergebnis führt, kann an diesem Beispiel auch noch auf andere Weise veranschaulicht werden. Betrachten wir die Abteilung 1 (vgl. Tabelle 6.3). Die Distanz zu Abteilung 2 beträgt 36, zur Abteilung 3 bereits 50. Bildet man die Verhältnisse, so könnte man sagen, dass Abteilung 3 ca. 39 % weiter von Abteilung 1 entfernt liegt als Abteilung 2. Die Abteilung 5 allerdings ist bereits über 4 mal so weit von Abteilung 1 entfernt als Abteilung 2. Vergleicht man dagegen die quadrierten euklidischen Distanzen, sieht man, dass in dieser Betrachtung die Abteilung 3 bereits nahezu doppelt zu weit von Abteilung 1 entfernt ist als die Abteilung 2. Abteilung 5 dagegen hat hier bereits eine Distanz zu Abteilung 1, die 16 mal so groß ist wie von Abteilung 2. Man sieht, dass die Distanzunterschiede hier ein sehr viel höheres Gewicht bekommen, so dass es zu Entfernungssprüngen beim Vergleich von Abteilungen kommt, die sich in ihrem Diagnosemix deutlicher von der Vergleichsabteilung unterscheiden.

Abbildung 6.2 veranschaulicht, dass die City-Block-Metrik die Unterschiede zwischen der 1 Abteilung und den anderen Abteilungen tendenziell unterbewertet, bzw. die quadrierte Metrik die Unterschiede deutlicher macht, d. h. die „nahen" Abteilungen werden relativ näher platziert, die „entfernten" Abteilungen entfernen sich noch weiter, so dass dies bei der späteren Gruppenbildung besser berücksichtigt werden kann.[4]

[4] An dieser Stelle sei darauf hingewiesen, dass sich für die Fragestellung vergleichbarer Case-Mix in Krankenhausabteilungen Distanzmaße (also Maße für die Unähnlichkeit) anbieten. Neben der inhaltlichen Begründung sind diese Distanzmaße auch unempfindlich gegenüber Abteilungen mit einem Anteil von 0 % bei einer oder mehrerer ICDs. Dagegen verändern sich Ähnlichkeitsmaße wie z. B. Korrelationskoeffizienten wegen dieser Nullstellen (d. h. das Nicht-Vorhandensein einer ICD) ohne eindeutige Interpretationsmöglichkeit.

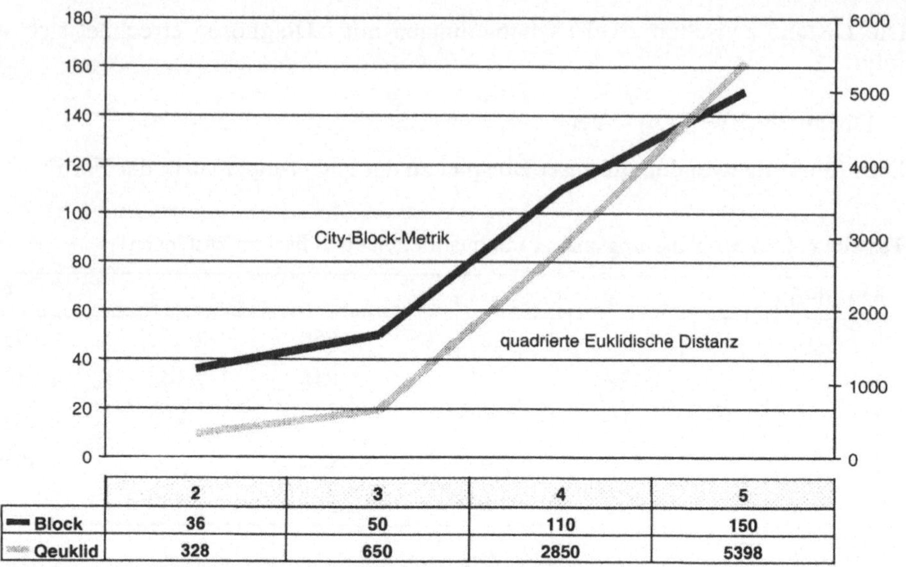

	2	3	4	5
Block	36	50	110	150
Qeuklid	328	650	2850	5398

Abbildung 6.2 Distanzmaße zwischen Abteilung 1 und allen anderen Abteilungen im Vergleich

Die Betonung der Unähnlichkeiten bei der quadrierten Euklidischen Distanz macht einen weiteren Vorteil sichtbar. Nach der City-Block-Metrik haben die Abteilungen 2 und 3 bzw. 3 und 4 den gleichen Abstand voneinander (hier: 60), sind also hinsichtlich ihrer Unähnlichkeit identisch. Ein Blick auf die Tabelle 6.1 (Datenmatrix) zeigt aber, dass Abteilung 2 deutlich mehr Herz- und Apoplex-Diagnosen behandelt als Abteilung 3, Abteilung 4 dagegen mehr Magen- und Darm-Diagnosen. Die quadrierten Euklidischen Distanz kommen hier zu einem differenzierteren Bild, da die Unähnlichkeiten zwischen den Abteilungen 2, 3 und 4 zu verschiedenen Werten kommen (818 bzw. 850).

6.3.3 Von der Ähnlichkeit zur Gruppe

Während wir uns bis hierher lediglich auf die Beschreibung der Ähnlichkeiten zwischen den fünf Abteilungen beschränkt haben, kommt es nun darauf an, die Abteilungen in Gruppen zusammen zu fassen, die die Eigenschaft „geringste Unähnlichkeit" besitzen. Dazu bietet die Clusteranalyse eine Reihe von Algorithmen an, wie man aus Distanzmatrizen Objekte (hier: Abteilungen) so zusammenfasst, dass die Objekte innerhalb dieser Gruppen möglichst homogen sind und die Gruppen gegeneinander möglichst gut trennen. Die hier in Frage kommenden Clusterverfahren sind agglomerative, hierarchische Verfahren. Agglomerative Gruppenbildung heißt, dass man den Gruppenbildungsprozess bei der maximalen Zahl von Gruppen beginnt (dies entspricht der Anzahl der Objekte insgesamt, da jedes Objekt zu sich selbst per Definition ähnlich ist) und dann die Objekte mit den geringsten Distanzen zueinander schrittweise zusammengefasst werden bis schließlich alle Objekte in einer Gruppe liegen.[5] Wenn ein Objekt einmal einer Gruppe zugeordnet wurde, ist dies nicht mehr veränderbar; insofern ist dies ein hierarchischer Prozess.

6.3.3.1 Single Linkage (Nearest Neighbour)

Anhand der Tabelle 6.5 lässt sich das Verfahren am Beispiel veranschaulichen. Die geringste Unähnlichkeit in der Distanzmatrix haben die beiden Abteilungen 1 und 2 (Koeffizient 328), die folgerichtig bei der Gruppenbildung zuerst zusammengefasst werden. Damit ist der Objektraum von fünf Ausgangsobjekten auf 4 verkleinert worden. Die nächsten Partner sind die Abteilungen 4 und 5 (Koeffizient 558), die wiederum eine eigene Gruppe bilden und den Merkmalsraum auf 3 Gruppen reduzieren. Auf der nächsten Stufe müsste dann die Abteilung 3 mit der bereits fusionierten Abteilung 1 verbunden werden (Koeffizient 650). Allerdings ist die Abteilung 1 bereits mit einer anderen Abteilung fusioniert, so dass sich die Frage stellt, wie die „Entfernung zur Abteilung 1" zu interpretieren ist. Im einfachsten Fall wird diese Abteilung 3 der Gruppe zugeschlagen, in der sich Abteilung 1 befindet. Die Methode heißt Single-Linkage oder Nearest-Neighbour, weil sie einfach den nächsten Partner im Datenraum sucht. Im dritten Schritt wird die Abteilung 3 der bereits aus den Abteilungen 1 und 2 bestehenden Gruppe zugeschlagen (Distanz 650). Im vierten Schritt schließlich wird die Abteilung 4 mit der bereits fusionierten Gruppe um die Abteilung 1, zu der ja bereits die Abteilungen 2 und 3 gehören, verschmolzen. Weitere Schritte sind nicht möglich, da nunmehr alle Abteilungen zugeordnet sind.

Im vorliegenden Beispiel sieht die Zuordnungsübersicht folgendermaßen aus:

Tabelle 6.5 SPSS Zuordnungsübersicht bei Single-Linkage

	Zusammengeführte Cluster		**Koeffizienten**
Schritt	Cluster 1	Cluster 2	
1	1	2	328,000
2	4	5	558,000
3	1	3	650,000
4	1	4	850,000

Man erahnt hier bereits, dass diese Art der Gruppenbildung zu falschen Ergebnissen führen kann. Wenn man die Abteilung 3 mit der Gruppe aus 1+2 fusioniert, hat sie zu beiden Mitgliedern dieser bestehenden Gruppe kleinere Distanzen als zu einer der anderen Abteilungen 4 oder 5. Jedoch ist der Unterschied zur Abteilung 4 auch nicht sehr groß (850), so dass nur eine geringfügig andere Verteilung der Diagnosen bereits dazu hätte führen können, dass die Abteilung 3 mit Abteilung 4 fusioniert würde. Dies wiederum hätte dann aber den eklatanten Effekt, dass die

---

5 Die Vielzahl der möglichen Clusteralgorithmen kann an dieser Stelle nicht dargestellt werden. Vergleiche dazu etwa: Backhaus et.al. Multivariate Analysemethoden [4].

Abteilung in einer Gruppe mit der Abteilung 5 fusionieren würde, zu der die Abteilung 3 eine relativ große Distanz hat.

Die einzelnen Fusionsschritte und die dazugehörigen Unähnlichkeitskoeffizienten lassen sich auch graphisch mit Hilfe eines sog. Dendrogrammes aufzeigen. In Abbildung 6.3 sind die fünf Abteilungen jeweils mit einem Strich in der Initialposition, d. h. vor der Clusterung dargestellt. Auf der X-Achse ist der Unähnlickeitskoeffizient aufgetragen, wobei die Skalierung aus Darstellungsgründen nicht bei Null beginnt. Werden nun zwei Abteilungen zu einer Gruppe fusioniert, so werden die Linien dieser beiden Abteilungen zusammengeführt. Man kann erkennen, dass im ersten Clusterschritt die Abteilungen 1 und 2 zu einer Gruppe fusioniert werden. Der dazugehörige Unähnlichkeitskoeffizient beträgt 328. In Schritt zwei werden die Abteilungen 4 und 5 mit einem Unähnlichkeitskoeffizienten von 558 zusammengefasst, dann in Schritt 3 das Cluster 1\2 mit der Abteilung 3 und schließlich im 4. Schritt das Cluster 1\2\3 mit dem Cluster 4\5. Auch hier lässt sich erkennen, dass der Unterschied im Ähnlichkeitskoeffizienten zwischen Schritt 2 und Schritt 3 nicht gravierend ist und bei leicht anderen Ausgangswerten sich andere Gruppen hätten ergeben können.

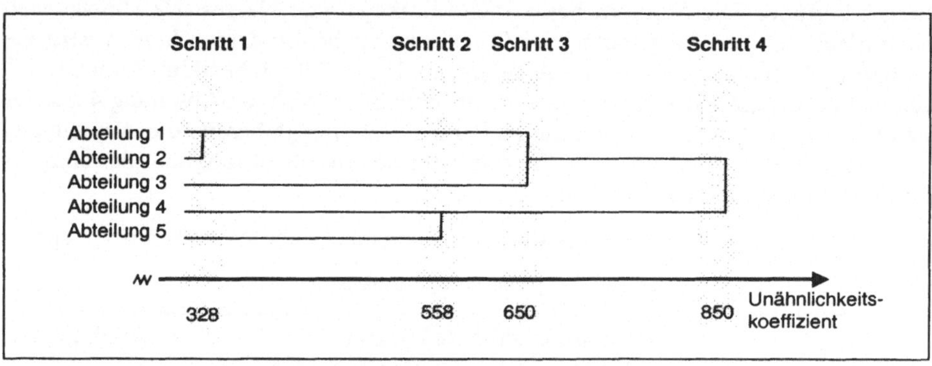

Abbildung 6.3 Dendrogramm für Single-Linkage-Verfahren

In der Praxis führt diese Methode zu Verkettungseffekten. Die starre Orientierung am "nächsten Nachbarn" kann dazu führen, dass eine Abteilung in einer Gruppe fusioniert wird, in der andere Objekte mit großem Abstand vorkommen. Für unseren Zweck, möglichst gut beschreibbare, "kompakte" Gruppen zu erhalten, scheint sie deshalb wenig geeignet.

6.3.3.2 Centroid Methode

Mit der sogenannten Centroid-Methode können die oben beschriebenen Verkettungseffekte verhindert werden. Diese vergleicht nicht nur die Distanz zu den bestehenden Objekten, sondern berechnet aus den fusionierten Gruppen jeweils neue "Mittelpunkte", die zum Vergleich der Ähnlichkeit zu anderen Objekten berücksichtigt werden.

Tabelle 6.6 Zuordnungsübersicht Centroid Methode

Schritt	Zusammengeführte Cluster Cluster 1	 Cluster 2	Koeffizienten
1	1	2	328,000
2	4	5	558,000
3	1	3	650,000
4	1	4	2.787,611

Man erkennt hier zwar, dass in unserem Beispiel das Ergebnis das gleiche bleibt. Zunächst werden Abteilungen 1 und 2 fusioniert, danach 4 und 5. Die Abteilung 3 wird dann der Gruppe 1+2 zugeordnet und schließlich folgt die Abteilung 4 auch in diese Gruppe. Ein Blick auf die Unähnlichkeits-Koeffizienten macht jedoch die Unterschiede deutlich. In den ersten beiden Schritten bliebt alles gleich, da zunächst nur einzelne Abteilung fusioniert werden. Im Schritt 3 dagegen erfolgt die Fusion der Abteilung 3 mit einer bereits bestehenden Gruppe aus den Abteilungen 1 und 2. Bei der Beurteilung, zu welcher Gruppe die Abteilung 3 zugeordnet wird, muss also zunächst der Centroid des bestehenden Clusters ("Mittelpunkt" der Abteilungen 1 und 2) berechnet werden[6]. Der Abstand dieses fiktiven Punktes wird dann zur Grundlage der weiteren Unähnlichkeitsvergleiche. Bei der Fusion der Abteilung 3 ist der Punkt im Vergleich zum Single-Linkage Verfahren fast identisch. (650 vs. 652). Die Fusion der Abteilung 4 zeigt jedoch einen deutlich höheren Unähnlichkeitskoeffizienten (2787,61 vs. 850). Dies ist ein deutlicher Hinweis darauf, dass die Abteilung 4 nicht in einer Gruppe mit den bereits fusionierten Abteilungen 1, 2, 3 gehört.

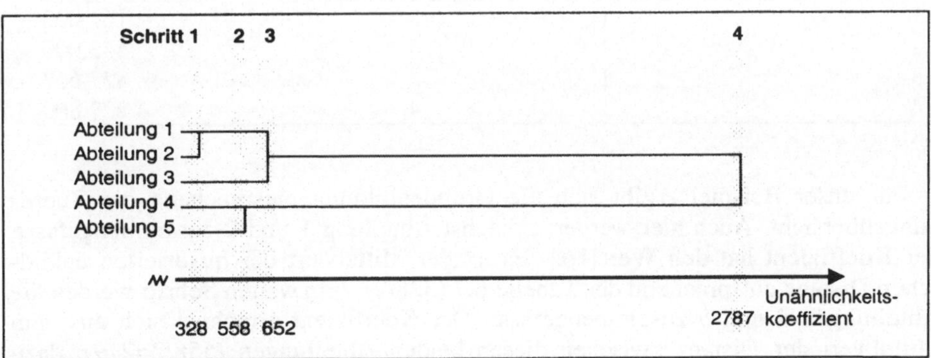

Abbildung 6.4 Dendrogramm für Centroid-Verfahren

[6] Auf die genaue Berechnungsmethode kann hier aus Platzgründen nicht näher eingegangen werden. Ein anschauliches Beispiel gibt Backhaus et.al. (1994): Multivariate Analysemethoden. S. 287.

Betrachten wir nun wiederum das Dendrogramm, so zeigt sich hier wesentlich deutlicher als bei der Single-Linkage-Methode, dass die Fusion der beiden in Schritt 3 gebildeten Gruppen zu einer sehr unähnlichen Gruppe führt. Wie bereits weiter oben beschrieben sehen wir auch, dass der Unterschied zwischen Schritt 2 und 3 marginal ist.

6.3.3.3 Ward

Ein Verfahren, dass genau das Ziel verfolgt, bei der Gruppenbildung möglichst homogene Abteilungen zu finden, ist das Verfahren nach Ward. Das Besondere bei diesem Algorithmus ist, dass hierbei nicht diejenigen Abteilungen zu Gruppen zusammengefasst werden, die die geringste Distanz zueinander aufweisen. Die Abteilungen werden vielmehr so fusioniert, dass die Varianz innerhalb der Gruppe möglichst wenig zunimmt. Damit geht das Verfahren noch einen Schritt weiter als das Centroid Verfahren. Auch bei Ward werden für jedes Cluster neue Clustermittelwerte errechnet und bei der Fusion einer neuen Abteilung mit einer Gruppe ist die quadrierte euklidische Distanz zu diesem Clustermittelpunkt ausschlaggebend. Der Algorithmus summiert dann die Abstände[7] aller Objekte dieses Clusters zu dem Clustermittelpunkt. Dies ist die Fehlerquadratssumme. Eine Abteilung wird mit *der* Clustergruppe fusioniert, bei der der Anstieg der Fehlerquadratsumme am kleinsten ist.

Tabelle 6.7 Zuordnungsübersicht Ward-Methode

	Zusammengeführte Cluster		**Koeffizienten**
Schritt	Cluster 1	Cluster 2	
1	1	2	164,000
2	4	5	443,000
3	1	3	877,667
4	1	4	4.222,800

Für unser Beispiel ergibt sich die Gruppenbildung entsprechend der Zuordnungsübersicht. Auch hier werden zunächst Abteilung 1 und 2 zusammengefasst, der Koeffizient hat den Wert 164. Es ist der Mittelwert der quadrierten euklidschen Distanz entsprechend der Tabelle 6.7 (328/2). Im zweiten Schritt werden die Abteilungen 4 und 5 zusammengefasst. Der Koeffizient errechnet sich aus dem Mittelwert der Distanz zwischen diesen beiden Abteilungen (558/2=279); dazu wird der Wert des Koeffizienten der ersten Fusion (164) addiert (279 + 164 = 443). Bei keiner anderen Zusammenfassung von Abteilungen wäre die Fehlerquadratsumme weniger stark angestiegen. Im dritten Schritt wird die Distanz zwischen der Abteilung 3 zum Mittelwert der bereits gebildeten Gruppe aus den Abteilungen 1 und 2 sowie zur Gruppe 4 und 5 berechnet. Die Fusion erfolgt mit der

[7] Quadrierte euklidische Distanzen

ersten Gruppe, da die Fehlerquadratsumme nur auf 877,667[8] steigt. Im vierten Schritt schließlich steigt die Fehlerquadratsumme stark an; d. h. durch die Vereinigung des Clusters mit den Abteilungen 4 und 5 mit dem Cluster bestehend aus den anderen 3 Abteilungen wird die gesamte Gruppe sehr heterogen.

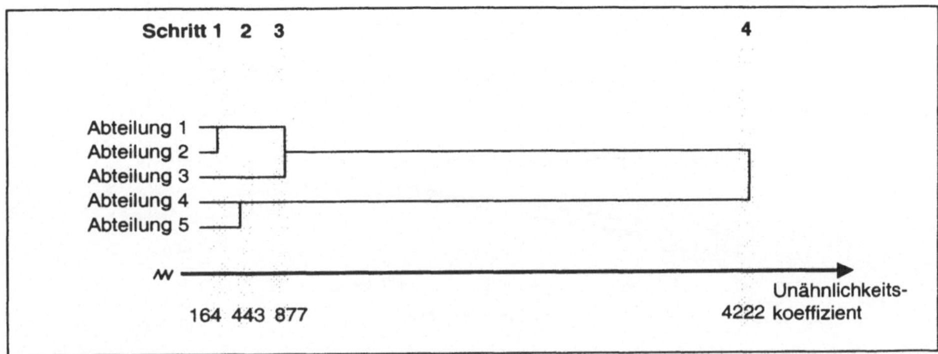

Abbildung 6.5 Dendrogramm für Ward-Verfahren

Auch im Dendrogramm wird die Aufteilung der Abteilungen in zwei Gruppen deutlich sichtbar. Die Abstände des Unähnlichkeitskoeffizienten sind in den ersten drei Schritten relativ gleich. Im Gegensatz zu den beiden vorherigen Verfahren sind die Gruppierungsschritte zwei und drei eindeutiger, da sich der der Unähnlichkeitskoeffizient von Schritt 1 nach Schritt 2 um ca. 60 % und von Schritt 2 nach Schritt 3 um ca. 50 % erhöhen. Die absoluten Unähnlichkeitskoeffizienten der drei Verfahren können nicht verglichen werden, da sie auf unterschiedlichen Algorithmen beruhen, es geht vielmehr darum, eindeutige Sprungstellen zu identifizieren, um auch später die Anzahl der Gruppen eindeutig festlegen zu können. (siehe Kapitel 6.4.3.2).

Ein Vergleich der drei Verfahren führt in unserem Beispiel zum selben Ergebnis: Es werden jeweils zunächst die Abteilungen 1 und 2 zusammengefasst, danach folgt die Fusion der Abteilungen 4 und 5; im dritten Schritt wird die erste Gruppe (1+2) mit der Abteilung 3 erweitert. Die Zusammenfassung aller Abteilungen in eine Gruppe schließlich ist für praktische Zwecke überflüssig - schließlich möchte man Gruppen bilden, die jeweils gut beschreibbare Charakteristika haben - zeigt aber hier, wie stark die unterschiedlichen Verfahren sich doch im Detail unterscheiden.

---

8 Die Berechnung des Koeffizienten unter Einbezug von drei Objekten ist komplexer als bei zwei Objekten im Cluster und kann aus Platzgründen hier nicht dargestellt werden (vgl. Borzt, J. [5]).

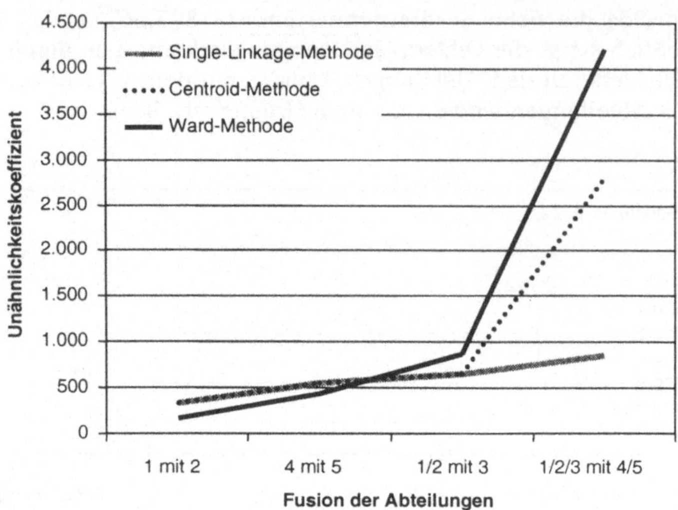

Abbildung 6.6 Fehlerkoeffizienten für die unterschiedlichen Methoden im Vergleich

Insbesondere wird deutlich, dass die Methode nach Ward offensichtliche Unähnlichkeiten zwischen den Abteilungen deutlich besser sichtbar macht. Da es im Zusammenhang mit Betriebsvergleichen darum geht, möglichst klar beschreibbare Gruppen mit eindeutiger Leistungscharakteristik zu erhalten, liefert das Ward-Verfahren die inhaltlich gültigste Lösungen.

6.3.4 Bestimmung der Clusterzahl

Nachdem die Ähnlichkeiten zwischen den Abteilungen berechnet sind und der Gruppierungsprozess einmal durchlaufen wurde stellt sich die Frage, wie viele Clustergruppen angemessen sind. Wie gezeigt errechnet die agglomerative Clusteranalyse alle möglichen Gruppenlösungen: Ausgehend von der Ausgangsdatenmatrix - d. h. es gibt so viele Gruppen wie es Abteilungen gibt, da jede Abteilung zu sich selbst am ähnlichsten ist - werden schrittweise solange Cluster gebildet, bis schließlich nur noch eine einzige große Gruppe übrigbleibt, allerdings um den Preis einer selbstverständlich hohen Unähnlichkeit. Wie findet man nun die "richtige" Zahl an Clustergruppen?

Die Clusteranalyse selbst liefert kein definitives Kriterium, um dieses Problem zu lösen, sondern überlässt es dem Anwender selbst, eine sachlich angemessene Lösung zu finden. Das WIdO hat aus diesem Grunde ein Verfahren entwickelt, welches die Bestimmung der richtigen Clusteranzahl objektiviert[9]. Dazu werden die Fehlerquadratsummen (dies ist der Unählichkeitskoeffizient beim Ward-Verfahren) in einem sog. Scree-Plot abgetragen. An der Stelle, an der die Kurve einen deutlichen Knick aufweißt steigt die Fehlerquadratsumme überproportional

[9] Für wesentliche Anregungen danken wir Herrn Johannes Kandelbinder und Herrn Justus Graumann.

an. Betrachten wir dazu noch einmal in Abbildung 6.6 die Linie für das Ward-Verfahren. Solange noch keine Abteilungen zu Gruppen zusammengefasst sind, ist der Unähnlichkeitskoeffizient gleich Null. Wird die Anzahl der Gruppen von fünf auf vier reduziert, d. h. werden Abteilung 1 und 2 zu einer Gruppe zusammengefasst, so steigt der Unähnlichkeitskoeffizient an. Das Gleiche passiert bei der Fusion von Abteilung 4 und 5 und in Schritt drei bei der Fusion der Abteilung 3 mit der Gruppe 1/2. Bei der letzten Fusion aller Abteilungen zu einer einzigen Gruppe, steigt die Fehlerquadratsumme gewaltig. Dies ergibt den Knick in der Kurve und ist ein eindeutiger Hinweis darauf, dass der letzte Fusionsschritt zu einer sehr inhomogenen Gruppe führen würde. Die optimale Anzahl der Gruppen würde in unserem Beispiel bei zwei liegen. Die Abteilungen 1, 2 und 3 würden einer Gruppe und die Abteilungen 4 und 5 würden einer Gruppe zugeordnet werden.

Da wir in sich homogene Gruppen, d. h. in ihrem Leistungsmix vergleichbare Krankenhausabteilungen suchen, ist dies für uns das Abbruchkriterium. Bei der Darstellung der Ergebnisse an Echtdaten wird dieses Problem detailliert beschrieben.

6.4 Die Anwendung der Methode an einem Echtdatensatz

Die eben beschriebenen idealtypische Überlegungen sollten das Verfahren der Clusteranalyse verständlich machen. Es soll nunmehr gezeigt werden, dass diese Methodik an einem Echtdatensatz zu plausiblen Ergebnissen führt.

6.4.1 Datengrundlage

Grundlage der hier dargestellten Krankenhausbetriebsvergleiche sind ausschließlich Daten, die im Zusammenhang mit der LKA als sog. L4-Statistik geliefert werden. Die Darstellung stützt sich hier auf einen Datenkörper mit plausibilitätsüberprüften L4-Daten des Jahres 1998 aus insgesamt 456 Krankenhäusern mit 2423 Abteilungen. Der Datensatz wurde nicht vorbearbeitet, um ein möglichst realistisches Bild der Probleme zu erhalten. Im Folgenden werden die Daten aus der Abteilung Chirurgie dargestellt. Die Chirurgie eignet sich deshalb besonders gut, weil sie sowohl besonders häufig vertreten ist, zudem bezogen auf das Krankheitsartenmix interessant erscheint und hier Schwerpunktbildungen leicht nachvollziehbar sind.

Insgesamt standen für diese exemplarische Auswertung 502 chirurgische Abteilungen für die Analyse zur Verfügung. Die Verteilung über die Bundesländer zeigt, dass Nordrhein-Westfalen mit den meisten Krankenhäusern vertreten ist (ca. 75 %). Insgesamt streuen die Daten fast über alle Länder mit Ausnahme von Baden-Württemberg und Bremen.

Tabelle 6.8 Daten nach Bundesländern

Bundesland	Häufigkeit	Prozent
Schleswig-Holstein	15	2,99
Hamburg	10	1,99
Niedersachsen	9	1,79
Nordrhein-Westfalen	299	59,56
Hessen	14	2,79
Rheinland-Pfalz	9	1,79
Bayern	14	2,79
Berlin	11	2,19
Brandenburg	41	8,17
Sachsen	25	4,98
Sachsen-Anhalt	45	8,96
Thüringen	10	1,99
Gesamt	502	100,00

In die Auswertung sind nicht nur die Daten der Fachabteilung 1500, sondern alle chirurgischen Fachabteilungen eingeflossen. Ziel der Gruppenbildung ist eine Klassifizierung der Abteilungen nach deren Leistung. Nun kann es durchaus vorkommen, dass in einer chirurgische Abteilung mit der Fachabteilungsnummer 1500 spezielle Krankheitsarten behandelt werden, die nicht durch die Fachabteilungsbezeichnung angegeben werden. Aus diesem Grunde blenden wir die Fachabteilungsnummer aus und lassen alle chirurgischen Abteilungen mit den folgenden Schwerpunktbezeichnungen in die Clusterung eingehen:

Tabelle 6.9 Häufigkeiten nach Fachabteilung

Nr.	Fachabteilungen	Häufigkeit	Prozent
1500	Allgemeine Chirurgie	335	66,73
1513	Allg.Chir. Schwerpunkt Kinderchirurgie	1	0,20
1516	Allg.Chir. Schwerpunkt Unfallchirurgie	4	0,80
1518	Allg.Chir. Schwerpunkt Gefäßchirurgie	1	0,20
1519	Allg.Chir. Schwerpunkt Plast. Chirurgie	1	0,20
1550	Allg.Chir. Schwerpunkt Abdom.-u. Gefäßchir.	1	0,20
1551	Allg.Chir. Schwerpunkt Handchirurgie	3	0,60
1590	Allg.Chir. ohne diff. Schwerpunkt	5	1,00
1600	Unfallchirurgie	62	12,35
1700	Neurochirurgie	24	4,78
1800	Gefäßchirurgie	30	5,98
1900	Plastische Chirurgie	17	3,39

Tabelle 6.9 Häufigkeiten nach Fachabteilung *(Fortsetzung)*

Nr.	Fachabteilungen	Häufigkeit	Prozent
2000	Thoraxchirurgie	4	0,80
2100	Herzchirurgie	12	2,39
2120	Herzchirurgie Schwerpunkt Thoraxchirurgie	2	0,40
	Gesamt	502	100

Wie aus der Häufigkeitstabelle der Fachabteilungsbezeichnungen sichtbar sind, sind überwiegend (67 %) Daten aus der Fachabteilung 1500 eingeflossen. Des weiteren sind die Fachabteilungen Unfallchirurgie (12 %), Gefäßchirurgie (6 %) und Neurochirurgie (5 %) vertreten.

Zur Bildung leistungshomogener Gruppen wird der dreistellige ICD herangezogen, da eine Verarbeitung der vierstelligen ICDs zum einen datentechnisch sehr aufwendig ist, zum anderen eine korrekte Verschlüsselung der vierstelligen ICDs nicht flächendeckend vorausgesetzt werden kann. Wir werden nach der Berechnung der Gruppen auf dreistelliger Ebene exemplarisch die dazugehörigen vierstelligen ICDs betrachten, um eventuelle Abweichungen aufzudecken *(siehe Kapitel 6.4.3.5.3)*.

6.4.2 Verfahrensschritte bei der Clusteranalyse

Zur besseren Übersicht und zum Verständnis soll kurz die Reihenfolge des Vorgehens vorangestellt werden. Die einzelnen Schritte werden dann sukzessive erläutert.

Verfahren der Gruppenbildung im Krankenhausbetriebsvergleich

- Initiale Clusteranalyse nach Ward
- Scree-Plot zur Bestimmung der optimalen Gruppenzahl nach der Differenzverfahren
- Bereinigung der Gruppen mit solitären Abteilungen
- Clusterzentrenanalyse und Homogenitätsverbesserung durch Herausnahme der Ausreißer
- Beschreibung der Cluster

6.4.3 Ergebnisse der Clusterbildung für die Chirurgie

6.4.3.1 Initiale Clusteranalyse

Entsprechend der einzelnen Verfahrensschritte beginnt der Gruppierungsprozeß mit der initialen Clusteranalyse. Entsprechend den vorherigen Überlegungen werden alle 502 chirurgische Abteilungen mit ihrem gesamten Diagnosespektrum berücksichtigt. Damit werden auch Diagnosen berücksichtigt, die nur eher selten anzutreffen sind, aber in einigen Häusern durchaus relevante Größenordnungen abgeben können. Die Berücksichtigung aller Diagnosen verhindert von vorne herein eine nicht gewollte Auswahl.[10]

Das Ergebnis der Clusteranalyse ist eine Distanzmatrix, in der die quadrierten euklidischen Distanzen zwischen allen 502 Abteilungen eingetragen sind. Da diese Tabelle sehr groß ist (502 * 502 Zellen) kann diese hier nicht dargestellt werden.

6.4.3.2 Screeplot

Nach der Berechnung der Unähnlichkeitsmatrix, die die quadrierten euklidischen Distanzen zwischen allen Abteilungen beinhalten und der darauf aufbauenden sukzessiven Zusammenfassung der Abteilungen zu Gruppen, muss nun entschieden werden, wie viele Cluster gebildet werden sollen. Wie wir am Beispieldatensatz oben schon dargestellt haben erfolgt dies anhand eines Srceeplots, bei dem die Fehlerquadratsumme bei der schrittweisen Fusionierung der Abteilungen gegen die Gruppierungsschritte aufgetragen werden. Der sprunghafte Anstieg der Fehlerquadratsumme hilft zu entscheiden, wo die optimale Anzahl der Gruppen liegt. Am Echtdatenbestand ist eine solche Identifikation der Sprungstelle bei insgesamt 501 Clusterstufen nicht immer eindeutig abzulesen.

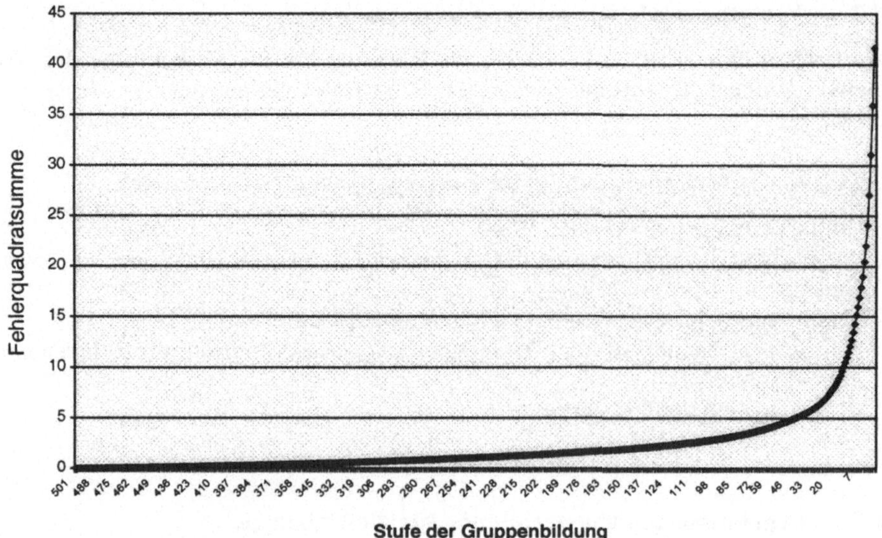

Abbildung 6.7 Screeplot nach Fehlerquadratsumme

[10] Eine Beschränkung auf die häufigsten 80 % der ICDs, die in früheren Studien aus technischen Gründen angewandt wurde, kann bei den heutigen Rechnerleistungen auch bei der rechenintensiven Clusteranalyse entfallen.

Klar erkennbar wird dieser Knick in der Kurve, wenn man die *Differenzen der Fehlerquadratsummen* zwischen den einzelnen Clusterschritten plottet. In Abbildung 6.8 sieht man, dass die optimale Zahl der Gruppen bei 15 liegt. Mit diesem Differenzverfahren kann die angemessene Zahl der Clustergruppen schnell und objektiv festgelegt werden. Eine Clusterung von mehr als 20 verschiedenen Abteilungen (Innere, Chirurgie, Augenheilkunde, Frauenheilkunde, etc.) wäre ohne dieses objektive Kriterium kaum möglich.

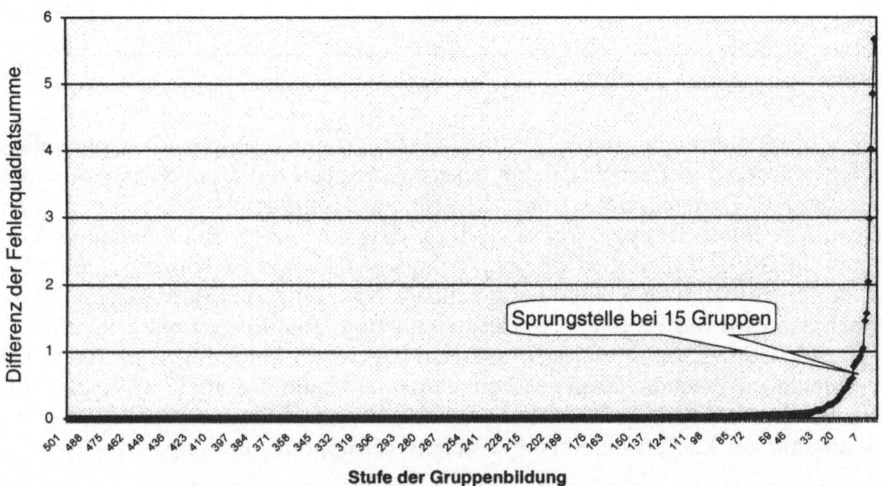

Abbildung 6.8 Screeplot nach Differenz der Fehlerquadratsumme

6.4.3.3 Bereinigung der Solitärgruppen

Nachdem die Anzahl der Cluster mittels Differenzverfahren bestimmt wurde, kann für jede einzelne Abteilung die jeweilige Gruppenzugehörigkeit festgelegt werden. Im vorliegenden Falle verteilen sich die Abteilungen nach folgendem Muster.

Tabelle 6.10 Verteilung der Abteilungen auf die 15 Clustergruppen

Clusternummer	Häufigkeit	Prozent	Verbleibende Clustergruppen nach 1. Bereinigung
1	7	1,39	7
2	306	60,96	306
3	76	15,14	76
4	28	5,58	28
5	7	1,39	7
6	3	0,60	Bereinigt
7	23	4,58	23
8	32	6,37	32
9	13	2,59	13

Tabelle 6.10 Verteilung der Abteilungen auf die 15 Clustergruppen *(Fortsetzung)*

Clusternummer	Häufigkeit	Prozent	Verbleibende Clustergruppen nach 1. Bereinigung
10	1	0,20	Bereinigt
11	1	0,20	Bereinigt
12	2	0,40	Bereinigt
13	1	0,20	Bereinigt
14	1	0,20	Bereinigt
15	1	0,20	Bereinigt
Gesamt	**502**		**492**

Über 60 % aller Abteilungen werden in einer großen Gruppe zusammengefasst, daneben werden 5 weitere relativ gut besetzte Gruppen mit 10 und mehr Abteilungen gefunden. Demgegenüber führt die sehr auf Homogenität bedachte Gruppierung mit 15 Clustergruppen aber auch dazu, dass eine ganze Reihe solitärer Krankenhausabteilungen gefunden werden, die mit sich selbst eine Einzelgruppe bilden bzw. nur eine oder zwei weitere vergleichbare Abteilungen in ihrer Gruppe haben. Wir schlagen für diesen Fall vor, diese singulären Abteilungen nicht im Rahmen der Clusterbildung weiter zu verfolgen, sondern diese Abteilungen in einem Einzelvergleich zu untersuchen. Dies bedeutet zwar einen erhöhten Aufwand, führt aber zu sicheren Ergebnissen. Der Focus der Vergleichgruppenbildung liegt hier eindeutig auf der klar beschreibbaren, sicheren Gruppenzuordnung.

Werden die Solitärabteilungen aus dem weiteren Clusterbildungsprozeß eliminiert, verbleiben 8 Clustergruppen mit insgesamt 492 chirurgischen Abteilungen.

6.4.3.4 *Clusterzentrenanalyse und Ausreißerbereinigung*

Jedes der so ermittelten 8 Cluster lässt sich nunmehr schrittweise weiter beschreiben.

Um in sich möglichst homogene Gruppen zu erhalten wird im folgenden mit jeder Clustergruppe eine Ausreisserbereinigung durchgeführt. Summiert man die Distanzen über alle verbleibenden Cluster auf und teilt diesen Wert durch die Anzahl der Abteilungen, ergibt sich eine mittlere Distanzabweichung von den jeweiligen Clustermittelpunkten über den gesamten Merkmalsraum. Für das große Cluster 2 beträgt die mittlere Abweichung vom Clusterzentrum 0,1151 mit einer Standardabweichung von 0,0457. Als Ausreißer werden nun die Abteilungen definiert, die mehr als drei Standardabweichungen vom Clusterzentrum entfernt sind. Für das Cluster 2 sieht die Verteilung der Abweichungen folgendermaßen aus:

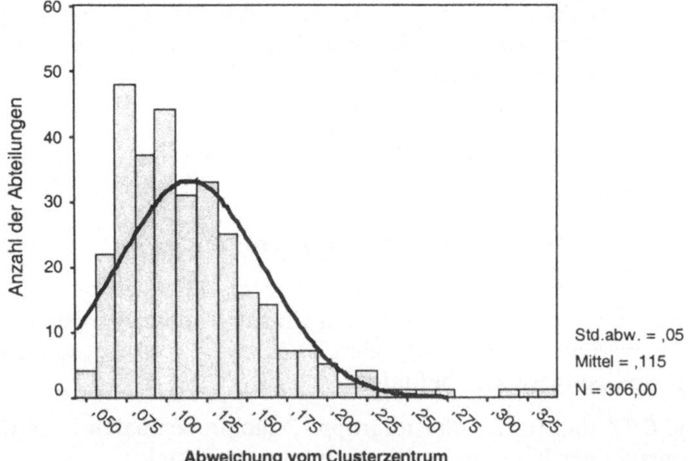

Abbildung 6.9 Ausreißeranalyse für Cluster 2

Zur Veranschaulichung der Grafik wurde eine Normalverteilungskurve über die Verteilung gelegt. Insgesamt haben 6 Abteilungen in Cluster 2 eine Abweichung vom Clusterzentrum, die mehr als drei mal der Standardabweichung entspricht (0,115 + (3 x 0,05) = 0,265). Diese sechs Abteilungen werden aus dem Cluster genommen und einer Restkategorie zugeordnet, um das Cluster in sich möglichst homogen zu halten. Führt man diese Ausreißerbereinigung für alle Cluster durch, werden insgesamt 8 Abteilungen aus den Clustern genommen, so dass 484 gruppierte Abteilungen verbleiben.

Tabelle 6.11 Standardabweichungen innerhalb korrigierter Cluster

			Nach 1. Bereinigung				Nach 2. Bereinigung		
Cluster-nummer	Häufig-keit	Prozent	Verbleibende Clustergruppen	Cluster-mittelwert	Standard-abweichung	Anzahl der Ausreißer	Verbleibende Clustergruppen	Cluster-mittelwert	Standard-abweichung
1	7	1,39	7	0,1581	0,084	0	7	0,1581	0,084
2	306	60,96	306	0,1151	0,046	6	300	0,1116	0,039
3	76	15,14	76	0,1134	0,062	1	75	0,1286	0,045
4	28	5,58	28	0,2982	0,164	0	28	0,2982	0,164
5	7	1,39	7	0,2344	0,108	0	7	0,2344	0,108
6	3	0,60	Bereinigt			-	-		
7	23	4,58	23	0,1618	0,074	1	22	0,1493	0,050
8	32	6,37	32	0,1857	0,076	0	32	0,1857	0,076
9	13	2,59	13	0,1466	0,074	0	13	0,1466	0,074
10	1	0,20	Bereinigt			-	-		
11	1	0,20	Bereinigt			-	-		
12	2	0,40	Bereinigt			-	-		
13	1	0,20	Bereinigt			-	-		
14	1	0,20	Bereinigt			-	-		
15	1	0,20	Bereinigt			-	-		
Gesamt	502		492			8	484		

Nach der Ausreißerbereinigung kann eine erneute Berechung der Clustermittelwerte und der Standardabweichung durchgeführt werden. Wie aus der Tabelle 6.11 ersichtlich, verringern sich die Standardabweichungen innerhalb der korrigierten Cluster, d. h. die Gruppen werden dadurch deutlich homogener.

Mit diesem letzten Schritt ist die Berechnung der Gruppenzugehörigkeit abgeschlossen. Als Ergebnis haben wir für 96,4 % der eingegangenen Fachabteilungen eine Zuordnung zu einer Gruppe erhalten.

6.4.3.5 Beschreibung der Clustergruppen

6.4.3.5.1 Diagnosespektren der Clustergruppen

Im folgenden Kapitel sollen die ermittelten Clustergruppen inhaltlich beschrieben werden. Dazu werfen wir zunächst einen Blick auf die häufigsten 20 ICDs, die sich in den jeweiligen Gruppen befinden.

In Tabelle 6.12 sind für die Clustergruppe 2 die prozentualen Anteile der ICDs an der Gesamtzahl der ICDs in der Clustergruppe dargestellt.

Tabelle 6.12 Diagnoseschwerpunkte Clustergruppe 2

ICD		Anteil in Prozent
574	Cholelithiasis	5,60
550	Leistenbruch	5,40
540	Akute Appendizitis	4,49
850	Commotio Cerebri	3,72
241	Knotenstruma ohne Thyreotoxikose	2,79
717	Innere Kniegelenksschädigung	2,47
813	Fraktur des Radius und der Ulna	2,36
820	Oberschenkelhalsbruch	2,34
682	Phlegmone und Abszeß sont. Sitzes	2,20
153	Bösartige Neubildung des Dickdarmes	2,19
454	Varizen der unteren Extremitäten	2,11
440	Arteriosklerose	2,05
789	Sonstige Symptome, die das Abdomen und Becken betreffen	2,03
824	Knöchelbruch; Malleorlarfraktur	1,97
553	Sonstige Eingeweidebrüche o. Angabe einer Einklemmung	1,85
154	Bösartige Neubildung des Rektums	1,64
560	Darmverschluß o. Angabe eines Eingeweidebruches	1,56
715	Osteoarthrose und entspr. Affektionen	1,53
562	Darmdivertikel	1,31
812	Fraktur des Humerus	1,21
	Gesamt	**50,81**

Insgesamt machen diese 20 häufigsten ICDs etwas mehr als 50 % der Fälle dieser Gruppe aus. Eindeutige Diagnoseschwerpunkte sind nicht zu erkennen. Cholelithiasis, Leistenbruch, aktute Appendizitis und Commotio Cerebri werden relativ häufig behandelt.

In der Clustergruppe 3 zeigt sich eine deutlich andere Verteilung der häufigsten 20 ICDs.

Tabelle 6.13 Diagnoseschwerpunkte Clustergruppe 3

ICD		Anteil in Prozent
715	Osteoarthrose und entspr. Affektionen	9,13
717	Innere Kniegelenksschädigung	7,88
820	Oberschenkelhalsbruch	6,16
813	Fraktur des Radius und der Ulna	5,54
850	Commotio Cerebri	5,29
824	Knöchelbruch; Malleorlarfraktur	4,66
812	Fraktur des Humerus	3,28
823	Fraktur der Tibia und der Fibula	2,83
844	Verstauchung und Zerrung des Knies und des Beines	2,32
805	Fraktur der Wirbelsäule o.Angabe einer Rückenmarksschädigung	1,75
727	Sonstige Affektionen der Synovialis, Sehne und Bursa	1,55
905	Spätfolgen von Verletzungen des Muskel- und Skelettsystems	1,53
726	Periphere Enthesopathien und ähnl. Syndrome	1,49
825	Fraktur eines oder mehrerer Fußwurzel- und Mittelfußknochens	1,44
996	Komplikationen, die best. näher bez.ärztl. Maßnahmen eigentümlich sind	1,44
845	Verstauchung und Zerrung des Fußgelenkes und Fußes	1,41
821	Fraktur sonst. nicht näher bez. Teile des Femurs	1,28
836	Luxation des Knies	1,28
922	Prellung des Rumpfes	1,25
924	Prellung der unteren Extremitäten sowie sonst. u. nicht näher bez. Sitzes	1,24
	Gesamt	**62,77**

Schon die Tatsache, dass die häufigsten 20 ICDs knapp 63 % des Gesamtspektrums der Gruppe ausmacht, weißt auf eine Schwerpunktbildung für diese Gruppe hin. Zu 9 % wird in dieser Gruppe die Osteoarthrose behandelt; weitere häufige Diagnosen sind die Innere Kniegelenksschädigung, Oberschenkelhalsbruch und verschiedene Frakturen. Vergleichen wir nun beide Gruppen, so können deutlichen Unterschiede in den Diagnosen beschrieben werden. Lediglich 7 der häufigsten 20 Diagnosen sind in beiden Gruppen vertreten. Diese sieben Diagnosen machen in Gruppe 1 einen Anteil von 41 %, wohingegen sie in Gruppe 2 nur einen Anteil von 15 % ausmachen.

Nehmen wir nun noch eine Clustergruppe hinzu so wird die Abgrenzung zu den beiden zuerst dargestellt Clustergruppen noch klarer. In dieser Gruppe bilden die häufigsten 20 ICDs schon ein Leistungsspektrum von 85 % ab.

Tabelle 6.14 Diagnoseschwerpunkte Clustergruppe 8

ICD		Anteil in Prozent
440	Arteriosklerose	28,51
454	Varizen der unteren Extremitäten	21,68
433	Verschluß und Stenose der präzerebralen Arterien	13,14
441	Aortenaneuysma	4,70
451	Phlebitis und Thrombophlebitis	3,42
444	Arterielle Embolie und Thrombose	2,95
453	Sonstige venöse Embolien und Thrombosen	2,05
442	Sonstige Aneurysmen	1,21
550	Leistenbruch	1,04
250	Diabetes mellitus	0,86
447	Sonstige Affektionen der Arterien und Arteriolen	0,79
540	Akute Appendizitis	0,75
574	Cholelithiasis	0,73
996	Komplikationen, die best. näher bez.ärztl. Maßnahmen eigentümlich sind	0,72
585	Chronisches Nierenversagen	0,66
998	Sonst. Komplikationen durch ärztliche Maßnahmen, anderweitig nicht klassifiziert	0,65
35	Erysipel	0,50
850	Commotio Cerebri	0,50
682	Phlegmone und Abszeß sont. Sitzes	0,50
820	Oberschenkelhalsbruch	0,48
	Gesamt	**85,85**

Die ersten drei Diagnosen, Arteriosklerose, Krampfadern und Verschluss und Stenose der präzerebralen Arterien deuten auf einen gefäßchirurgischen Schwerpunkt hin. Überschneidungen der 20 häufigsten Diagnosen zwischen Clustergruppe 8 und 3 gibt es nur für 3 ICDs. Diese drei Diagnosen machen in Clustergruppe 3 einen weitaus höheren Anteil (13 %) als in Clustergruppe 8 (1,7 %) aus. Auch zwischen Clustergruppe 8 und Clustergruppe 2 gibt es gleiche ICDs (40 %). Diese hohe Überschneidung mag zunächst verwundern; betrachten wir uns jedoch den Anteil der Fälle, den diese Überschneidung ausmacht, so stellen wir fest, dass in Clustergruppe 2 die gleichen Diagnosen einen Anteil von 28 % und in Clustergruppe 8 einen Anteil von 54 % haben.

Die exemplarische Darstellung der drei am stärksten besetzten Clustergruppen hat gezeigt, dass die oben beschriebenen Methode der Clusteranalyse auch bei einem Echtdatensatz zu inhaltlich sehr plausiblen Ergebnissen führt. Die Clustergruppen unterscheiden sich in Diagnosespektrum klar voneinander und können auch inhaltlich sinnvoll interpretiert werden.

6.4.3.5.2 Fachabteilungsnummern und Clusterzurodnung

Die oben beschriebenen Diagnoseschwerpunkte müssten sich unter der Voraussetzung, dass in den Abteilungen auch der ausgewiesene Schwerpunkt behandelt wird, in den Fachabteilungsbezeichnungen wiederfinden.

Tabelle 6.15 Verteilung der Schwerpunktbezeichnungen auf Clustergruppen

	Clustergruppe									
	1	**2**	**3**	**4**	**5**	**7**	**8**	**9**	**Rest**	**Gesamt**
Allgemeine Chirurgie	5	294	14	6	5	0	5	0	6	335
Allg.Chir. Scherpunkt Kinderchirurgie		1								1
Allg.Chir. Scherpunkt Unfallchirurgie		1	3							4
Allg.Chir. Scherpunkt Gefäßchirurgie		1								1
Allg.Chir. Scherpunkt Plast. Chirurgie				1						1
Allg.Chir. Scherpunkt Abdom.-u. Gefäßchir.							1			1
Allg.Chir. Scherpunkt Handchirurgie				3						3
Allg.Chir. Scherpunkt ohne diff. Schwerpunkt		1	1	1					2	5
Unfallchirurgie	2	1	57		2					62
Neurochirurgie						22			2	24
Gefäßchirurgie				1			26		3	30
Plastische Chirurgie		1		16						17
Thoraxchirurgie									4	4
Herzchirurgie								11	1	12
Herzchirurgie Schwerpunkt Thoraxchirurgie								2		2
Gesamt	7	300	75	28	7	22	32	13	18	502

Um ein repräsentativen Bild zu bekommen betrachten wir zunächst nur die Clustergruppen, in denen mehr als 10 Abteilungen vertreten sind. In die Gruppe 2 fallen 98 % der Allgemeinen Chirurgien (1500), die restlichen zwei Prozent setzen sich aus einem breiten Mix von Fachabteilungsbezeichnungen zusammen. Bei diesen Abteilungen könnte man annehmen, dass nicht der ausgezeichnete Schwerpunkt behandelt wird. Clustergrupe 3 besteht vor allem (76 %) aus der Unfallchirurgie. Hinzu kommen 19 % der allgemeinen Chirurgie und 4 % der allgemeinen Chirurgie mit Schwerpunkt Unfallchirurgie. Dieser unfallchirurgische Schwerpunkt wird auch im Diagnosespektrum der Clustergruppe deutlich. In die Clustergruppe 4 fallen vor allem Abteilungen der Plastischen Chirurgie (57 %), daneben finden sich Allgemeine Chirurgien mit dem Schwerpunkt Handchirurgie (11 %) und zu 21 % allgemeine Chirurgien. Zu Clustergruppe 7 werden nur neurochirurgische Abteilungen zugeordnet. Innerhalb der Clustergruppe 8 finden wir zu 81 % Abteilungen der Gefäßchirurgie und zu 16 % Allgemeine Chirurgien, die im Diagnosemix ebenfalls dieses Spektrum aufweisen, obwohl sie nicht den ausgewiesenen Schwerpunkt behandeln. Clustergruppe 9 besteht nur aus den Abteilungen Herzchirurgie (85 %) und Herzchirurgie mit dem Schwerpunkt Thoraxchirurgie (15 %).

Der Vergleich der Fachabteilungsnummern mit den Clusterzuordnungen zeigt, dass in den meisten Fällen die vergebenen Fachabteilungenummer auch der Clustergruppe mit dem analogen Diagnosespektrum zugeordnet wird. Es finden sich jedoch auch Allgemeine Chirurgien ohne ausgewiesenen Schwerpunkt, die im Diagnosemix jedoch einen Schwerpunkt zeigen. Dies legt den Schluss nahe, dass eine reine Klassifizierung von Fachabteilungen nach deren Nummer beim Betriebsvergleich teilweise zu falschen Zuordnungen führen würde. Eine leistungsgerechte Vergütung ist in solchen Fällen dann zweifelhaft. Demgegenüber ist das Gruppierungsverfahren bezogen auf die Leistungsgerechtigkeit eindeutig überlegen.

6.4.3.5.3 Vergleich dreistelliger und vierstelliger ICD

Häufig wird der Clusterbildung über den dreistelligen ICD entgegengehalten, dass dieser zu ungenau sei und die Leistungen Unterschiede in den Fachabteilungen sich erst auf vierstelliger Ebene zeigen würden. Hierbei sollte auch beachtet werden, dass einige dreistellige ICDs überhaupt nicht vierstellig vorkommen. Eine reine Berechung über den vierstelligen ICD ist demnach nicht möglich.

Im folgenden betrachten wir nun die vierstelligen ICDs für die Clustergruppen, die sich nach dem dreistelligen ICD ergeben. In Tabelle 6.16 finden Sie jeweils für die drei exemplarisch dargestellten Clustergruppen 2, 3 und 8 die häufigsten 20 vierstelligen ICDs und deren Häufigkeit in Prozent in der Clustergruppe. Für einige ICDs gibt es keine entsprechenden Viersteller, diese wurden mit der dreistelligen Nummer und einem „S" an vierter Stelle codiert („S" steht für Single-Dreisteller).

Tabelle 6.16 Die häufigsten 20 ICDs (vierstellig) nach Clustergruppen

Cluster 2		Cluster 3		Cluster 8	
ICD	**Häufigkeit**	**ICD**	**Häufigkeit**	**ICD**	**Häufigkeit**
5509	5,13	850S	4,81	4402	26,72
5409	3,87	7151	4,12	4549	19,43
850S	3,03	8134	3,16	4331	13,19
5741	2,08	7153	2,94	4414	3,80
7890	1,89	8200	2,92	4442	2,49
5742	1,86	8202	2,76	4511	2,41
4402	1,81	7172	2,40	4541	1,70
4549	1,77	8242	2,34	4539	1,14
8134	1,54	8120	1,90	5509	1,02
2411	1,50	8130	1,51	4538	0,81
5621	1,26	8230	1,42	4400	0,77
5740	1,22	8442	1,38	2506	0,77
8200	1,12	8450	1,30	5409	0,72
1541	1,09	7152	1,10	4423	0,71

Tabelle 6.16 Die häufigsten 20 ICDs (vierstellig) nach Clustergruppen *(Fortsetzung)*

Cluster 2		Cluster 3		Cluster 8	
ICD	**Häufigkeit**	**ICD**	**Häufigkeit**	**ICD**	**Häufigkeit**
8202	1,07	7178	1,06	4471	0,60
8242	0,99	9964	1,04	4408	0,54
2419	0,90	8232	1,01	585S	0,54
5532	0,89	8070	0,99	4540	0,48
1533	0,76	7173	0,98	4409	0,46
8120	0,71	8210	0,89	9961	0,46
Gesamt	**34,49**		**40,04**		**78,74**

Auch auf vierstelliger Ebene unterscheiden sich die Clustergruppen sehr stark. Zwischen Cluster 2 und 3 gibt es nur 6 ICDs, die aufgrund der vierstelligen Verschlüsselung übereinstimmen. Betrachtet man die Anteile dieser sechs übereinstimmenden ICDs, so zeigt sich, daß diese in Cluster 2 einen Anteil von 8,5 und in Cluster 3 einen Anteil von 18 % ausmachen. Zwischen Cluster 3 und 8 gibt es keinen vierstelligen ICD unter den häufigsten 20 ICD, welcher in beiden Gruppen vorkommt. Eine Übereinstimmung zwischen Cluster 2 und 8 ist nur bei 4 vierstelligen ICDs gegeben, wobei diese in Cluster 2 einen Anteil von 13 % und in Cluster 8 einen Anteil von 49 % ausmachen. Der Vergleich auf vierstelliger Ebene zeigt, dass auch dort die Clustergruppen klar voneinander abgrenzbar sind. Dies legt den Schluss nahe, dass zur Gruppierung der Abteilungen der dreistellige ICD zunächst vollkommen ausreichend ist. Die klare Trennung der Clustergruppen auf vierstelliger Ebene wird auch deutlich, wenn man die Anteile der ICDs grafisch darstellt.

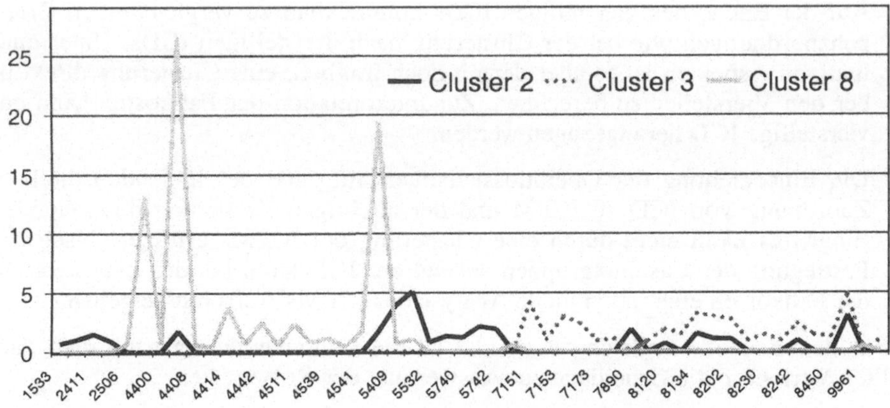

Abbildung 6.10 Anteil der vierstelligen ICDs für die Cluster 2, 3 und 8

Auf der X-Achse sind die vierstelligen ICDs aufsteigend sortiert. Die 20 häufigsten ICDs der drei Clustergruppen wurden zusammengenommen. Die y-Achse gibt den Anteil der vierstelligen ICDs in der Clustergruppe an. Betrachten wir zunächst Clustergruppe 2, so kann man feststellen, dass das Diagnosespektrum breit streut. Es gibt wie oben dargestellt geringe Überschneidungen mit den beiden anderen Gruppen. Clustergruppe 3 beinhaltet ausschließlich ICDs höherer Codierung. Bei Clustergruppe 8 gibt es drei eindeutige Schwerpunkte: 440.2 (Arteriosklerose der Extremitätenarterien), 454.9 (Varizen der unteren Extremitäten ohne Angabe eines Geschwürs oder einer Entzündung) und 433.1 (Verschluss und Stenose der präzerebralen Arterien, Arteria carotis).

Zusammenfassend kann man feststellen, dass sich auf vierstelligem Niveau die gleichen Gruppenzugehörigkeiten ergeben wie auf dreistelligen. Wie auch schon Winkelmann (1999) [6] feststellt, können sich jedoch innerhalb dieser Gruppen unterschiedliche Rangfolgen der Ähnlichkeit von einem ausgewählten Haus zur Vergleichsgruppe ergeben. Da aber beim Betriebsvergleich zu einer festen Vergleichsgruppe die Parameter (Fallkosten, etc.) berechnet werden spielt die Rangfolge der Ähnlichkeit innerhalb einer festen Clustergruppe keine Rolle.

6.5 Fazit

Das vom WIdO verwendete Verfahren zur Klassifizierung leistungsähnlicher wurde zum einen exemplarisch an einem Beispieldatensatz und zum anderen an einem Echtdatensatz durchleuchtet. Es hat sich folgendes gezeigt:

1. Eine Clusteranalyse nach dem Ward-Verfahren unter Verwendung der quadrierten euklidischen Distanz kann eingesetzt werden, um sowohl zu rechnerisch klar abgrenzbaren, als auch zu inhaltlich gut zu interpretierenden Gruppen zu kommen.

2. Auf der Ebene des vierstelligen ICDs kommt man zu vergleichbaren Gruppenzuordnungen wie bei der Clusterung nach dreistelligen ICDs. Unter qualitativen Aspekten ist es aber derzeit noch fraglich, eine Clusterung direkt über den Viersteller zu berechnen. Zur Interpretation der Fallkosten kann der vierstellige ICD herangezogen werden.

3. Die Einbeziehung der Operatiosstatistiken aufgrund der fehlenden direkten Zuordnung von ICD zu ICPM und der alleinigen Kodierung des leitenden Eingriffes kann nicht durch eine Clusterung der ICPMs erfolgen. Nach der Festlegung der Casemixgruppen anhand der ICD kann bei der Interpretation der Fallkosten eine individuelle Analyse des ICPMs Aufschlüsse geben.

Für den Betriebsvergleich des WIdO ist die Gruppenbildung nach dem darstellten Verfahren die Grundlage zur Auswertung der Kostendaten.

6.6 Literaturverzeichnis

[1] Gerste, B. (1996): Bildung von Krankenhausgruppen auf Fallmix-Basis. In: Arnold, M. & Paffraht, D. (Hrsg.) Krankenhaus-Report 1996. Gustav-Fischer-Verlag, Stuttgart.

[2] Tuschen, K. H./Quaas, M. (1998): Bundespflegesatzverordnung. Kommentar mit einer umfassenden Einführung in das Recht der Krankenhausfinanzierung. Kohlhanner, Stuttgart, 4. Aufl., S. 192.

[3] Brosius, G. & Brosius, F. (1995): SPSS-Base System und Professional Statistics. Thomson Publishing, Bonn.

[4] Backhaus, K. (1994): et.al. Multivariate Analysemethoden. Springer, Stuttgart, 6. Aufl. S. 280ff.

[5] Bortz, J. (1989): Statistik. Springer, Stuttgart, 3. Auflage, S. 698

[6] Winkelmann, H.-J. (1999): Betriebsvergleich: Die Krankenhäuser sind bereit. Krankenhaus Umschau, 12/99, S. 976

Kapitel 7

Der Krankhausbetriebsvergleich aus Sicht der Krankenhäuser

HARALD SCHMITZ

7.1 Einleitung

Der Betriebsvergleich von Krankenhäusern besitzt eine lange Tradition und hebt sich von Vergleichen in anderen Branchen insbesondere durch die Besonderheit ab, dass die Vergleichsergebnisse auf gesetzlicher Grundlage in Budget- bzw. Preisverhandlungen zunehmend Berücksichtigung finden.

Im folgenden wird zunächst eine Systematisierung von Betriebsvergleichen vorgenommen, um aufzuzeigen, dass der Betriebsvergleich aus Sicht der Krankenhäuser unterschiedliche Anwendungsmöglichkeiten und Zielsetzungen kennt. Anschließend wird ein kurzer Überblick über die Entwicklung des Krankenhausvergleichs[11] gegeben, die eng mit der Entwicklung des Krankenhausfinanzierungsrechts verbunden ist. Darauf aufbauend wird die derzeitige Methodik der Krankenhausvergleiche im Hinblick auf die Verwendung in Budgetverhandlungen aus Sicht der Krankenhäuser kritisch gewürdigt.

7.2 Grundlagen des Krankenhausbetriebsvergleichs

7.2.1 Begriff und Systematisierung des Betriebsvergleichs

In der betriebswirtschaftlichen Literatur wird der Betriebsvergleich definiert als die zweckgerichtete, systematische und nach bestimmten Methoden durchgeführte Gegenüberstellung der Ergebnisse wirtschaftlicher Tätigkeit von Betrieben mit dem Ziel der Beurteilung wirtschaftlicher Tatbestände bzw. Informationsgewinnung zur Entscheidungsvorbereitung und -kontrolle. Dabei wird der Begriff „Betrieb" in weiter Auslegung als ganzes Unternehmen, aber auch als jeglicher örtlicher, funktionaler, organisatorischer oder sonstiger Teilbereich eines Unternehmens verstanden[12]. Eine besondere Form des Betriebsvergleichs ist das Benchmarking, d. h. das kontinuierliche und systematische Vergleichen mit dem Ziel,

[11] Die Begriffe „Krankenhausbetriebsvergleich" und „Krankenhausvergleich" werden im folgenden synonym verwendet.

[12] In Anlehnung an *Erne* (1971), S. 12 [2]

vom Besten zu lernen, wie die eigenen Prozesse, Methoden und Produkte verbessert werden können.[13]

Zur Systematisierung von Betriebsvergleichen können u. a. folgende Merkmale dienen:[14]

- Adressaten und Zweck des Betriebsvergleichs
- Anonymitäts- und Öffentlichkeitsgrad
- Art, Herkunft und Normierung des Ausgangsmaterials.

Adressaten eines Krankenhausvergleichs können neben dem Krankenhausmanagement auch dem Krankenhaus mehr oder weniger eng verbundene Dritte sein. Hierzu gehören z. B. Krankenkassen, Verbände, Ministerien oder Forschungsinstitute, aber auch Patienten und einweisende Ärzte.

Jeder dieser möglichen Adressaten verfolgt eigene *Zwecke* mit der Nutzung von Vergleichen. Dem Krankenhausmanagement dienen die Ergebnisse als Führungsinstrument, insbesondere zur Erkennung von Optimierungspotentialen, aber ggf. auch zur Argumentation gegenüber Krankenkassen in Pflegesatzverhandlungen oder auch zum Marketing. Krankenkassen nutzen den Betriebsvergleich zunehmend in Pflegesatzverhandlungen. Verbände und Ministerien benötigen entsprechende Datengrundlagen für ihre Arbeit in der Politik. Immer größeres Interesse an Krankenhausvergleichen, welche nicht nur wirtschaftliche Kennzahlen, sondern insbesondere qualitative Merkmale analysieren, entwickeln auch niedergelassene Ärzte und Patienten.[15]

Eng im Zusammenhang mit dem Adressaten steht das Merkmal des *Anonymitätsgrades* und des *Öffentlichkeitsgrades* eines Krankenhausvergleichs. Viele Vergleiche sind anonym aufgebaut und nicht öffentlich. D. h. es ist für den Nutzer meist nicht erkennbar, aus welchen konkreten Krankenhäusern die Vergleichsdaten generiert wurden, und die Ergebnisse sind der Öffentlichkeit nicht zugänglich.

Die Qualität von Betriebsvergleichen hängt vor allem auch von der *Art, Herkunft und Normierung des Ausgangsmaterials* ab. Um aussagefähige Ergebnisse zu erhalten, ist es wichtig, dass die genutzten Daten nach einheitlichen Kriterien abgegrenzt und erfasst werden.

Auch wenn der auf die Budgetermittlung ausgerichtete Krankenhausvergleich zur Zeit im Mittelpunkt der Fachdiskussion steht und dabei aus Sicht der Krankenhäuser eher kritisch betrachtet wird, gibt es eine Vielzahl weiterer Betriebsvergleichsansätze mit anderen Zielsetzungen, die für das Krankenhausmanagement wertvolle Informationsquellen darstellen[16]. Im weiteren wird jedoch nicht der

---

[13] Vgl. *Greißinger/Schmitz* (1998), S. 402ff. [7]

[14] Eine Aufzählung zu möglichen Merkmalen zur Typologisierung von Betriebsvergleichen zeigt *Tietz* (1974), Sp. 396 [20]

[15] Vgl. Focus (1998), Heft 42, S. 176ff. [3]

[16] Vgl. *Nierhoff/Schmitz* (1997) [15], S. 188 ff., *Schmitz* (1996), S. 214 ff. [16], (1997), S. 381 ff. [17], *Siepermann* (1998), S. 206 f. [19]

Krankenhausbetriebsvergleich insgesamt behandelt, sondern ausschließlich der Krankenhausvergleich im Rahmen von Budgetverhandlungen der Krankenhäuser.

7.2.2 Entwicklung des Krankenhausbetriebsvergleichs

Die Geschichte des Krankenhausbetriebsvergleichs ist eng mit der Entwicklung der Krankenhausfinanzierung verbunden. Zentrales Problem der Vergleiche war und ist es, für die Entscheidungsträger in der Politik, in den Krankenkassen, aber auch in den Krankenhäusern einen Maßstab für die Budgetbemessung der Krankenhäuser zu finden. Bereits 1926 wurde von einem Ausschuss von Krankenhausfachleuten erstmals die Notwendigkeit gesehen, einen Betriebsvergleich für Krankenhäuser einzuführen, um einerseits die Ergebnisse der Krankenhäuser zu vergleichen und andererseits eine Grundlage für die einheitliche Ermittlung der Selbstkosten zu schaffen.[17]

Mit der Einführung des Krankenhausfinanzierungsgesetzes 1972 bekam der Krankenhausbetriebsvergleich eine neue Qualität. In der Bundespflegesatzverordnung von 1973 wurden Form und Inhalt des Selbstkostenblattes festgelegt. Das Selbstkostenblatt, in das die Krankenhäuser die Kosten und Erlöse des abgelaufenen Kalenderjahres einzutragen hatten, war die Hauptgrundlage für die Ermittlung und Festlegung der Pflegesätze. Von 1974 bis 1986 führten die Spitzenverbände der gesetzlichen Krankenkassen unter Federführung des Bundesverbandes der Ortskrankenkassen regelmäßig auf freiwilliger Basis bundesweite Auswertungen der Selbstkostenblätter in Form eines Krankenhausbetriebsvergleichs durch.[18]

Durch das Krankenhaus-Neuordnungsgesetz 1985 und die daraufhin novellierte Bundespflegesatzverordnung wurde das Krankenhausfinanzierungsrecht wiederum weitgehend geändert. Bereits nach der damaligen BPflV waren bei der Bemessung der Pflegesätze auch die Kosten und Leistungen vergleichbarer Krankenhäuser angemessen zu berücksichtigen gewesen. Der Krankenhausbetriebsvergleich musste völlig neu konzipiert werden.[19] Datengrundlage des neuen Betriebsvergleichs war der durch die damalige BPflV vorgegebene Kosten- und Leistungsnachweis (KLN), den die Krankenhäuser den Krankenkassen jährlich einzureichen hatten. Sowohl seitens der Krankenkassen, federführend durch den AOK-Bundesverband, als auch seitens der Deutschen Krankenhausgesellschaft wurden Vergleichskonzepte auf dieser Basis entwickelt.

Die Diskussion über die Vergleichbarkeit von Krankenhäusern verstärkte sich und führte zu ersten wissenschaftlichen Arbeiten. Im Rahmen einer gutachterlichen Analyse der Krankenhausbetriebsvergleiche der Spitzenverbände der Krankenkassen und der Deutschen Krankenhausgesellschaft wurden 1985 folgende Anforderungen an Krankenhausbetriebsvergleiche definiert[20]:

---

[17] Vgl. Zeitschrift für das gesamte Krankenhaus, 1926, S. 301, zitiert nach *Tuschen/Quaas* (1998), S. 3 [21]

[18] Vgl. *Lenzen* (1986), S. 100 [12]; *Gerdelmann* (1976), S. 649 [6].

[19] Vgl. Kehr (1985), S. 26ff., *Kehr* (1995), S. 74 [10]

[20] Vgl. GEBERA (1985), S. 28ff. [4]

Methodische Anforderungen:

- Validität
- Gleichartige Erfassung und Messung des Basismaterials
- Vergleichbarkeit
- Repräsentativität
- Homogenität

Anforderungen der praktischen Durchführung:

- Verfügbarkeit der Daten
- Aktualität
- Wirtschaftlichkeit

In einem weiteren Gutachten im Auftrag des Bundesministeriums für Arbeit und Sozialordnung wurden Maßstäbe und Grundsätze für die Vergleichbarkeit von Krankenhäusern entwickelt.[21] Nachteil aller bis dahin konzipierten Betriebsvergleiche war jedoch, dass die Ermittlung der Vergleichbarkeit auf der Ebene des gesamten Krankenhauses durchgeführt wurde und eine Betrachtung von differenzierten Kosten- und Leistungsgrößen auf der Ebene von Teilbereichen, wie bspw. den Fachabteilungen, aufgrund des mangelnden vergleichbaren Datenmaterials nicht möglich waren.

Eine wesentliche Weiterentwicklung des Krankenhausentgeltsystems und damit auch des Betriebsvergleichs erfolgte mit der neuen Bundespflegesatzverordnung 1995. Darin wurde der Krankenhausvergleich als gesonderter § 5 institutionalisiert:

„Zur Unterstützung der Vertragsparteien bei der Ermittlung vergleichbarer Krankenhäuser und der Bemessung von medizinisch leistungsgerechten Budgets und tagesgleichen Pflegesätzen erstellen die Deutsche Krankenhausgesellschaft oder die Bundesverbände der Krankenhausträger gemeinsam und die Spitzenverbände der Krankenkassen gemeinsam eine Krankenhausvergleich.“[22]

Der Vergleich war einer der umstrittensten Punkte der neuen Verordnung.[23] Nach der amtlichen Begründung des Regierungsbeschlusses wird dem Krankenhausvergleich größte Bedeutung beigemessen. Danach ist der Leistungsvergleich wesentliche Voraussetzung für die Bemessung medizinisch leistungsgerechter Pflegesätze.[24]

Durch die differenzierte Darstellung der Kalkulationsdaten in der Leistungs- und Kalkulationsaufstellung nach der BPflV 1995 (LKA) sind nun auch Vergleiche auf der Ebene von Teilbereichen des Krankenhauses, d. h. der Fachabteilungen möglich. Um die Anforderung an den Vergleich zu erfüllen, die Leistungen

---

[21] Vgl. GEBERA (1988), S. 39ff. [5]

[22] § 5 Abs. 1 Satz 1 BPflV 1995

[23] Vgl. *Dietz/Bofinger* (1998), BPflV, S. 73 [1], und *Tuschen/Quaas* (1998), S. 188 [21]

[24] Vgl. Amtliche Begründung zu § 5 BPflV 1998, abgedruckt z. B. in *Tuschen/Quaas* (1998), S. 188 [21]

der Krankenhäuser zu berücksichtigen, können zur Interpretation der Kosten je Fachabteilung die entsprechenden Diagnosen- und Operationsstatistiken der LKA zur Messung der Vergleichbarkeit eingesetzt werden.

Solange keine Vergleichsdaten aus dem Krankenhausvergleich nach § 5 BPflV 1995 vorliegen, sind die Orientierungsdaten angemessen zu berücksichtigen, die sich aus den Krankenhausvergleichen ergeben, die von den Verbänden oder Arbeitsgemeinschaften der Krankenkassen und Krankenhäuser erstellt werden.[25]

Die Verhandlungen zur Vereinbarung nach § 5 BPflV sind mittlerweile weit fortgeschritten.[26] Der Vereinbarungstext in der Fassung der ersten Fortschreibung[27] regelt bereits, welche Daten in den Vergleich einbezogen werden, welche Auswahlverfahren, Maßstäbe und Formeln und welche Vergleichslisten verwendet werden sollen und in welchem Format und welcher Form die Datenübermittlung stattfinden soll. Ferner sind Fehler- und Korrekturverfahren vereinbart worden.

7.3 Kritische Analyse der derzeitigen Vergleichskonzepte

Der Einsatz des Betriebsvergleichs im Rahmen von Budgetverhandlungen in den einzelnen Bundesländern und in den durch die Krankenkassenorganisation gebildeten Bezirken innerhalb der Bundesländer ist derzeit noch nicht einheitlich. Dies trifft sowohl auf die Methodik als auch auf die Anwendung zu. Nicht zuletzt ist die Anwendung auch von den handelnden Personen vor Ort maßgeblich geprägt.

Im folgenden wird auf die Methodik eingegangen, die derzeit vielfach in der Praxis durch die Krankenkassen Anwendung findet. Die Ermittlung der Vergleichbarkeit geht dabei auf die Methodik von Kehr[28] zurück. Diese Methodik ist darüber hinaus auch im Rahmen der Vereinbarung zu § 5 BPflV übernommen worden.

7.3.1 Auswahl der Vergleichskrankenhäuser bzw. Fachabteilungen

Zur Beurteilung der Aussagefähigkeit und Repräsentativität der Vergleichsdaten ist zunächst die Frage zu stellen, aus welcher Grundgesamtheit, mit welcher Methode und Zielsetzung die in den Vergleich einbezogenen Krankenhäuser bzw. Fachabteilungen ausgewählt wurden.

Wird dem zu beurteilenden Wert im Rahmen eines Individualvergleichs nur der Wert einer weiteren Fachabteilung bzw. eines Krankenhauses, in der Regel der „Bestwert", gegenübergestellt, kann mangels statistischer Aussage nicht beurteilt werden, wie repräsentativ der aufgeführte Vergleichswert ist. So ist nicht auszuschließen, dass der dargestellte Bestwert ein sogenannter „Ausreißer" ist, der aus

---

[25] Vgl. § 5 Abs. 4 BPflV 1995.
[26] Vgl. *Möcks/Lüngen* (1999), S. 78ff. [14]
[27] Stand: 20. Juli 1999.
[28] Vgl. *Kehr* (1995), S. 74ff.[10]

verschiedensten Gründen trotz einer über die Diagnosestatistik abgeleiteten Vergleichbarkeit für den zugrunde liegenden Vergleichszweck nicht akzeptabel ist.

Bei der Durchführung eines Gruppenvergleichs, wobei dem zu beurteilenden Wert ein Durchschnittswert oder ein Quartilswert, der sich aus einer bestimmten Stichprobe ergibt, gegenübergestellt wird, kann die Aussagekraft der Vergleichswerte durch statistische Streuungsmaße wie Standardabweichung und Varianz und durch die Darstellung von Minima und Maxima besser beurteilt werden, soweit diese statistischen Werte zur Verfügung stehen. Dennoch kann nicht geprüft werden, ob die Stichprobe aus der zugrundeliegenden Grundgesamtheit repräsentativ ist und keine Vorselektion stattgefunden hat.

Durch das diesbezügliche Informationsmonopol der Krankenkassen, welches auf dem unbeschränkten Zugriff auf alle LKA-Daten der bundesdeutschen Krankenhäuser beruht, ist es für die mit dem Vergleich konfrontierten Krankenhäuser nicht möglich, die Auswahl der in den Vergleich einbezogenen Daten aus der Gesamtheit zu prüfen.

7.3.2 Ermittlung der Vergleichbarkeit

Die von Kehr entwickelte Abstandsmessung zur Ermittlung der Vergleichbarkeit von Krankenhäusern mittels einer Analyse der Diagnosespektren ist auf die Ebenen der Fachabteilungen übertragen worden.

Die Ermittlung des Vergleichbarkeitsmaßes zweier Fachabteilungen wird in der folgenden Tabelle beispielhaft dargestellt:

Tabelle 7.1 Ermittlung der Vergleichbarkeit in ausgewählten Betriebsvergleichen der Krankenkassen

	Fachabteilung		**Vergleichsabteilung**			
Diagnose (-gruppe)	Patienten-zahl	relative Häufigkeit in %	Patienten-zahl	relative Häufigkeit in %	**Abweichung in %**	**Hälfte der Abweichung in %**
1	35	25,9	35	17,3	8,6	4,3
2	25	18,5	40	19,8	1,3	0,6
3	30	22,2	50	24,8	2,5	1,3
4	35	25,9	42	20,8	5,1	2,6
5	10	7,4	35	17,3	9,9	5,0
	1,35	100,0	202	100,0	27,5	13,7

Vergleichbarkeitsmaß: 100 - 13,7 = 86,3

Derzeit wird die Vergleichbarkeit zumeist auf der Ebene der dreistelligen ICD-Codierung ermittelt. Zunächst wird der relative Anteil der einzelnen Diagnosegruppen am Gesamtbehandlungsspektrum der Fachabteilung durch Division der Behandlungsfälle der einzelnen Diagnosegruppen durch die Anzahl der Gesamtbehandlungsfälle ermittelt. In einem zweiten Schritt wird die absolute Differenz der relativen Häufigkeiten je Diagnosegruppe zwischen zwei Fachabteilungen errechnet. Bei vollständiger Übereinstimmung der Diagnosespektren der Fachabteilungen ergibt die Summe über alle errechneten absoluten Abweichungen den Wert NULL. Würde keine der behandelten Diagnosen in den beiden Fachabteilungen übereinstimmen, ergäbe sich ein Wert von 200.

Die sich ergebende Summe der absoluten Differenzen wird durch die Zahl 2 dividiert und somit die Bandbreite des Vergleichbarkeitsmaßes auf den Bereich NULL bis 100 reduziert. Der sich so ergebende Wert wird von der Zahl 100 abgezogen. Ergibt sich durch diese Berechnung ein Wert von NULL, so gibt es keinerlei Übereinstimmung in den betrachteten Diagnosespektren. Ergibt sich ein Wert von 100, so ist das aus der Diagnosestatistik abgeleitete Behandlungsspektrum auf der betrachteten Ebene vollkommen identisch.

Mithilfe dieses Vergleichbarkeitsmaßes werden diejenigen Fachabteilungen zum Vergleich herangezogen, die einen möglichst hohen Vergleichbarkeitswert ausweisen. In der Praxis wird dabei eine hohe Vergleichbarkeit ab einem Vergleichbarkeitswert von 70 bis 80 unterstellt.

Die derzeit in der Praxis durchgeführte Vergleichbarkeitsmessung auf Basis von ICD-Gruppen auf dreistelliger Ebene führt zu einer Zusammenfassung von Diagnosen, die in ihrer Kostenverursachung sehr unterschiedlich sein können.

Tabelle 7.2 Abhängigkeit der „Vergleichbarkeit" von der ICD-Auswertungsebene[29]

		"Vergleichbarkeit" mit betrachteter Fachabteilung				
Auswertungsebene	**Anzahl**	Abteilung I	Abteilung II	Abteilung III	Abteilung IV	Mittelwert
Kapitel	19	85,8	72,6	80,6	86,8	81,4
Diagnosegruppe	**120**	**75,7**	**57,1**	**73,9**	**75,4**	**70,5**
Dreistellige ICD	990	64,6	50,1	59,7	63,6	59,5
Vierstellige ICD	5172	51,1	34,2	41,9	45,0	43,0

Beispielhaft an vier Abteilungen der Fachrichtung Allgemeine Chirurgie wurde eine Berechnung der Vergleichbarkeit bezüglich der Entlassungsdiagnose nach der dargestellten Methodik vorgenommen. Aus der Tabelle ist deutlich zu erkennen, dass die Vergleichbarkeit sehr stark vom Differenzierungsgrad der Gruppenbildung abhängig ist. Das Vergleichbarkeitsmaß schwankt im Beispiel der dargestellten Abteilung IV zwischen 86,8 auf der Ebene der Kapitel bis zu 45 auf der Ebene des vierstelligen ICD, d. h. eine Abweichung von fast 100 %.

Je nachdem, welche konkreten Diagnosen nach der vierstelligen ICD-Ebene behandelt werden - ggf. auch mit unterschiedlichen Verfahren -, kann es zu deutlichen Abweichungen in den für die Behandlung notwendigen Kosten kommen. Diese Abweichungen werden durch die Aggregation auf der dreistelligen ICD-

[29] eigene Darstellung

Ebene bei der Vergleichbarkeitsmessung oft nicht ausreichend berücksichtigt. Durch die Vernachlässigung weiterer über die Diagnose herausgehender Kosten-Einflussgrößen in der Gruppierung entstehen Vergleichsstörungen. Die Diagnose alleine verursacht keine bzw. zunächst nur geringfügige Kosten. Die Gesamtkosten der Krankenhausbehandlung werden durch die anschließende Therapie und weiterführende Diagnostik begründet. Neben der Hauptdiagnose können viele andere Faktoren maßgeblich für die Höhe der für die Behandlung notwendigen Kosten sein.

Insbesondere findet der Schweregrad der Erkrankung, welcher zwischen den Krankenhäusern in unterschiedlichen Versorgungsstufen, aber auch innerhalb der einzelnen Versorgungsstufen stark von einander abweichen kann, keine Berücksichtigung. Dabei können z. B. Alter und Komorbidität erheblichen Einfluss auf die Kosten der Krankenhausbehandlung haben. Ferner werden Kosten-Einflussgrößen im Basisbereich des Krankenhauses, wie beispielsweise das Alter, der Zustand und die Struktur der Gebäude, nicht berücksichtigt.

Die Kritikpunkte an der mangelnden Gewichtung der Diagnosegruppen hinsichtlich ihrer Kosten soll folgendes Beispiel verdeutlichen:

Tabelle 7.3 Auswirkungen der Behandlungskosten je Fall bei unterschiedlichem Diagnosespektrum

	relative Häufigkeit				**Gesamtkosten (bei 1.000 Fällen)**	
Diagnose (-gruppe)	Fachabteilung in %	Vergleichsabteilung in %	**Abweichung in %**	**Kosten je Fall in DM**	Fachabteilung	Vergleichsabteilung
1	60	40	20	10.000	6.000.000	4.000.000
2	40	60	20	4.000	1.600.000	2.400.000
	100	100	40		7.600.000	6.400.000

Das dargestellte Beispiel zeigt zwei Fachabteilungen, die mit einem Vergleichbarkeitsmaß von 80 zunächst als „vergleichbar" eingestuft werden könnten[30]. Geht man zur Vereinfachung von nur zwei Diagnosegruppen aus, deren Behandlung in beiden Krankenhäusern gleichermaßen durchschnittlich 10.000 DM bzw. 4.000 DM kostet, errechnen sich bei 1000 behandelten Patienten die Kosten der beiden Abteilungen in Höhe von 6,4 bzw. 7,6 Mio. DM. Das bedeutet, dass sich nach diesem Verfahren für zwei in der Kostenstruktur identische und damit gleich wirtschaftliche Fachabteilungen, die nach der Systematik als vergleichbar eingestuft werden, ein nicht durch die Krankenhäuser zu verantwortender Unterschiedsbetrag im Budget von 1,2 Mio. DM ergibt. Würde man der Fachabteilung mit den unvermeidlich höheren Kosten das vermeintlich niedrigere Budget der

[30] Nach dem dargestellten Verfahren errechnet sich die Vergleichbarkeit nach folgender Formel: 100 - (40/2) = 80

Vergleichsabteilung nur zur Verfügung stellen, käme das einer ungerechtfertigten Budgetkürzung von rd. 17 % gleich.

Das Beispiel zeigt, dass selbst bei einer hohen gemessenen Vergleichbarkeit unabhängig vom Aggregationsgrad der ICD-Auswertung erhebliche Unterschiede in den Fallkosten begründet sein können. Diese sind jedoch ohne Gewichtung der Diagnosegruppen mit deren Kosten nicht zu erkennen.

Eine weitere Schwäche der Methodik tritt insbesondere dann auf, und dies ist in der Praxis die Regel, wenn nur fachabteilungsbezogen isolierte Vergleiche angestellt werden, ohne den Blick darüber hinaus auf den Gesamtvergleich der einbezogenen Krankenhäuser auszuweiten. Nur so könnten Kostenverschiebungen, die sich aufgrund einer unterschiedlichen LKA-Politik ergeben haben, ansatzweise erkannt werden. So ist beispielsweise die Einbeziehung einer nach den Fallkosten sehr günstigen Fachabteilung in den Vergleich insbesondere dann in Frage zu stellen, wenn die Mehrzahl der übrigen Fachabteilungen des Krankenhauses überdurchschnittliche Fallkosten aufweisen.

Die Gegenüberstellung isolierter Vergleichswerte je Fachabteilung kann vor diesem Hintergrund zu einer Art des „Rosinenpickens“ führen. Den einzelnen Fachabteilungen werden die vermeintlich günstigen Werte anderer gegenübergestellt, ohne dabei zu beachten, dass die Krankenhäuser, die hinter den vermeintlich günstigen Fachabteilungen stehen, unter Umständen bei Gesamtbetrachtung als nicht wirtschaftlicher einzustufen sind, und dass nur durch eine LKA-Politik vereinzelte Fachabteilungen günstige Fallkosten ausweisen.

7.3.3 Validität des Ausgangsmaterials

Für die mit dem Vergleich konfrontierten Krankenhäuser stellen sich insbesondere zwei Fragen im Zusammenhang mit der Validität des Ausgangsmaterials.

Eine für den Betriebsvergleich auf Basis von LKA-Daten grundsätzliche Fragestellung ergibt sich aus der Tatsache, dass es sich bei den aus der LKA abgeleiteten „Kosten“-Werte nicht um Kosten, sondern um aus einer Vereinbarung entstandene Werte handelt.

Grundsätzlich sollte der Erstellung der LKA eine sachgerechte Kosten- und Leistungsrechnung zugrunde liegen, d. h., dass die ordnungsgemäß erfassten und geplanten Kostenarten auf die betreffenden Kostenstellen (insbesondere Fachabteilungen) sachgerecht verrechnet werden. Es kann jedoch aus zwei Gründen nicht immer davon ausgegangen werden, dass die in der LKA dargestellten Werte den sachgerecht geplanten Kosten in den einzelnen Bereichen und auch insgesamt entsprechen.

Als erster Grund ist die zumeist hierfür nicht ausreichend ausgebaute Kostenrechnung in den Krankenhäusern zu nennen. Sowohl bei der Zurechnung von Personal- als auch von Sachkosten auf die einzelnen Kostenstellen ergeben sich bereits in der Ist-Kostenrechnung der Krankenhäuser vielfältige Unzulänglichkeiten. Insbesondere aber in der internen Leistungsverrechnung sind in der Praxis sehr unterschiedliche Verfahren und Ergebnisse anzutreffen. Nicht selten fehlt eine interne Leistungsverrechnung gänzlich. Da diese Mängel in der Ist-Kostenrechnung bereits häufig zu mangelhaften Ergebnissen führen, muss davon ausgegangen werden, dass die Ergebnisse der Plankostenrechnung für die LKA-Erstellung ebenfalls mit erheblichen Fehlern behaftet sein müssen.

Als zweiter Grund für Zweifel an der Validität des Ausgangsmaterials auf der Basis der LKA erstellter Vergleiche ist die mangelnde Normierung und Abgrenzung der Spielräume im Rahmen der LKA-Erstellung zu nennen. Im Gegensatz beispielsweise zur Bilanzpolitik, deren Grenzen durch die sogenannten Ansatz- und Bewertungswahlrechte definiert sind, gibt es für die sogenannte „LKA-Politik" keine fixierten Grenzen.

Daraus ergibt sich die Möglichkeit für das Krankenhausmanagement, im Rahmen der Verhandlungstaktik die LKA so zu erstellen, dass angesichts der gesetzlich zulässigen Budgetsteigerungen das beste Ergebnis erzielt werden kann. So ist es in der Praxis nicht selten anzutreffen, dass Budgets einzelner Fachabteilungen aus taktischen Gründen besonders niedrig, d. h. teilweise unter dem sich aus den Ist-Kosten ergebenden Budget angesetzt werden und die verbleibenden Kosten auf die übrigen Fachabteilungen aufgeteilt werden.

Beispielhaft für die Spielräume, die bei der LKA-Erstellung eingeräumt werden, ist auch § 5 Abs. 3 BPflV zu nennen. Dort wird festgelegt, dass die wesentlichen Verhandlungsergebnisse von den Krankenhäusern selbständig und sachgerecht in der LKA einzuarbeiten sind. Ergibt sich das vereinbarte Gesamtbudget des Krankenhauses durch einen prozentualen Abschlag aus dem geforderten Budget, ist dieser pauschal ermittelte Abzugsbetrag sachgerecht auf die verschiedenen Kostenarten und Kostenstellen der LKA zu verteilen. Alleine bei dieser Umsetzung ergeben sich in der Praxis sehr unterschiedliche Vorgehensweisen, die sich in der Regel mehr nach der Zielsetzung ausrichten, eine optimale Verhandlungsposition für die kommenden Budgetverhandlungen zu erreichen, als eine nach der wirklichen Kostenstruktur ausgerichtete Verteilung des Betrages zu erreichen. Die sachgerechte Untergliederung der Ergebnisse nach § 5 Abs. 3 ist nicht näher definiert.

Durch diese grundsätzliche Kritik an der Validität des Ausgangsmaterials muss die Frage gestellt werden, inwieweit die LKA überhaupt für Vergleiche in der oben dargestellten Form geeignet ist. In Verbindung mit der dargestellten mangelnden Transparenz im Rahmen der Auswahl der Vergleichskrankenhäuser bzw. Fachabteilungen muss die Aussagekraft der Vergleiche für Budget-Verhandlungen eingeschränkt werden. Zumindest sind weitere tiefergehende Analysen im Einzelfall notwendig.

7.3.4 Kennzahlen

Die maßgebliche Kennzahl im Rahmen der Betriebsvergleiche in Budget-Verhandlungen ist die Kennzahl „Kosten/Fall". Bezüglich der Interpretation der Kennzahl kann es zu Vergleichsstörungen kommen, indem bei der Erfassung der Größe im Nenner und/oder im Zähler unterschiedlich vorgegangen wird.

Im vorherigen Kapitel wurde bereits auf die Vergleichbarkeit der aus der LKA abgeleiteten „Kosten" eingegangen. Darüber hinaus kann es aber auch im Nenner der Kennzahl bei der Berechnung der Behandlungsfälle zu Vergleichsproblemen kommen.

Die Berechnung der Behandlungsfälle erfolgt in der Regel durch Addition der Behandlungstage im Budgetbereich und der Belegungstage im Fallpauschalenbereich. Insbesondere bei der Zusammensetzung der vollstationären Fälle im Budgetbereich[31] können sich erhebliche strukturelle Unterschiede ergeben, die eine unterschiedliche Interpretation der Zahl verlangen. Bereits die Differenzierung der vollstationären Fälle im Budgetbereich im Formular L3 in[32]

- davon Kurzlieger: bis einschließlich 3 Berechnungstage
- davon mit vorstationärer Behandlung
- davon mit nachstationärer Behandlung
- davon mit teilstationärer Behandlung

zeigt, dass zur Interpretation der Gesamtzahl der Fälle im Budgetbereich mindestens vier weitere Kennzahlen benötigt werden. Diese gehen jedoch in der Regel nicht in die Beurteilung der Gesamtfallzahl ein.

Je nach der Kosten-/Erlösrelation der in der Aufzählung genannten Patientengruppen und deren Anteil an der Gesamtfallzahl ergeben sich bei Nichtberücksichtigung dieser Struktur unter Umständen erhebliche Fehlinterpretationen der Kennzahl „Kosten je Fall".

So können beispielsweise Kurzlieger zum einen dadurch entstehen, dass am zweiten oder dritten Tag des Krankenhausaufenthaltes festgestellt wird, dass eine stationäre Behandlung nicht notwendig oder eine Behandlung in einer anderen Einrichtung angezeigt ist. Oder sie entstehen durch eine hochintensive ggf. hochtechnisierte Behandlung in kürzester Zeit. Im ersten Fall können vergleichsweise geringe, im zweiten Fall vergleichsweise sehr hohe Kosten entstehen.

Vor diesem Hintergrund ist festzuhalten, dass nur bei einer klar definierten und von allen Teilnehmern eingehaltenen Vorgabe zur Erfassung der in die Berechnung einbezogenen Daten und nur bei entsprechend differenzierter Interpretation der Zusammensetzung und Struktur einzelner Kennzahlen, insbesondere der Fallzahl, verwertbare Ergebnisse abgeleitet werden können.

7.4 Zusammenfassung und Ausblick

Seit vielen Jahren ist der Krankenhausbetriebsvergleich in seinen vielfältigen Ausprägungen in der fachlichen Diskussion. Durch den § 5 BPflV 1995 steht der Betriebsvergleich als Instrument in den Budgetverhandlungen zwischen Krankenhäusern und Krankenkassen im Mittelpunkt des Interesses.

---

[31] laufende Nr. 13 des Formulars L3 der LKA

[32] vgl. laufende Nr. 14 bis 17 des Formulars L3 der LKA

Die weiterentwickelten Methoden zur Ermittlung der Vergleichbarkeit können mittlerweile auf der Ebene der Fachabteilungen ansetzen und ermöglichen einen differenzierten Vergleich. Dennoch besitzen auch die derzeit in der Praxis eingesetzten fortschrittlichsten Methoden noch Schwächen, die einen vorsichtigen Einsatz der Vergleichsergebnisse in den Budgetverhandlungen erfordern. Zumeist ist eine intensive Analyse des Vergleichsmaterials notwendig, um valide Aussagen und Interpretationen ableiten zu können.

Vor diesem Hintergrund ist zu hoffen, dass in der Zukunft die gemeinschaftliche Arbeit an einem Krankenhausvergleich durch die Krankenkassen und die Krankenhäuser fortschreitet und beide Seiten dann mit den gleichen Informationen ausgestattet in Verhandlungen treten können.

Fraglich ist jedoch, wie die Zukunft des Betriebsvergleichs im Rahmen von Budgetverhandlungen bei Umsetzung der Vorhaben der GKV-Gesundheitsreform 2000 aussieht. Bei Einführung eines vollpauschalierten Entgeltsystems entfällt die Grundlage des § 5 BPflV als wesentliches Element der Budgetbemessung. Diesbezügliche Vergleiche werden sicherlich an Bedeutung verlieren [33].

Statt dessen ist jedoch zu erwarten, dass andere Vergleichskonzepte mit anderen Adressaten und Zielsetzungen, insbesondere zur Managementunterstützung im Krankenhaus, an Bedeutung gewinnen werden [34].

7.5 Literaturverzeichnis

[1] Dietz, O./Bofinger W. (1998): Krankenhausfinanzierungsgesetz Bundespflegesatzverordnung und Folgerecht, Kommentare, Loseblattsammlung, Stand: August 1998.

[2] Erne, P.J. (1971): Der Betriebsvergleich als Führungsinstrument, Bern 1971, zugl. Diss. Zürich.

[3] Focus (1998): Der große Klinikvergleich, Heft 42, S. 176 ff.

[4] GEBERA – Gesellschaft für Betriebswirtschaftliche Beratung (1985): Kritische Analyse bestehender Krankenhausbetriebsvergleiche (Spitzenverbände der gesetzlichen Krankenkassen, Deutsche Krankenhausgesellschaft) und Entwicklung eines aussagefähigen Ansatzes zum überregionalen Vergleich der sparsamen Wirtschaftsführung und Leistungsfähigkeit, Köln.

[5] GEBERA – Gesellschaft für Betriebswirtschaftliche Beratung (1988): Entwicklung von Maßstäben und Grundsätzen für die Vergleichbarkeit von Krankenhäusern, Forschungsbericht, hrsg. vom Bundesministerium für Arbeit und Sozialordnung.

[6] Gerdelmann, W. (1976): Krankenhausbetriebsvergleich-Projekt der Spitzenverbände der Gesetzlichen Krankenkassen, in: Die Ortskrankenkasse, 58. Jg., S. 649-653.

[7] Greißinger, P. / Nierhoff, G. (1999): Der f&w-Krankenhaus-Kompaß setzt Benchmarks, in: f&w, Heft 3/99, 16. Jg, S. 206 - 209.

[33] Schmitz (1999), S. 473f. [18]

[34] Vgl. z. B. Greißinger/Nierhoff (1999), S. 206f. , Nierhoff/Schmitz (1997), S. 188f. sowie Meurer (1995), S. 339ff.

[8] Greißinger, P./ Schmitz, H. (1998): Benchmarking im Krankenhaus, Sonderdruck aus Betriebswirtschaftliche Forschung und Praxis, Heft 4, S. 401-420.

[9] Kehr, H. (1987): Krankenkassen vergleichen Krankenhäuser - Der neue EDV-Betriebsvergleich der Krankenkassen, in: f&w, 4. Jg., S. 2-6.

[10] Kehr, H. (1995): Leistungsorientierter Krankenhausbetriebsvergleich – Entwicklung eines Informations- und Kontrollsystems zur Vergleichbarkeit der Krankenhäuser hinsichtlich ihrer Wirtschaftlichkeit, München-Mering.

[11] Kehr, H. (1998): Der Krankenhausbetriebsvergleich, in: f&w, 15 Jg., Heft 3, S. 194-197

[12] Lenzen, H. (1986): Kriterien für die Beurteilung der Wirtschaftlichkeit von Krankenhäusern - Eine kritische Analyse derzeitiger Prüfungsverfahren und Entwicklung eines krankenhausspezifischen Kennzahlensystems, Frankfurt.

[13] Meurer, U. (1995): f&w-Krankenhaus-Kompaß, in f&w, Heft 5/95, 12. Jg., S. 339 - 341.

[14] Möcks, G./ Lüngen, M. (1999): Vereinbarung nach § 5 BPflV zum Krankenhausvergleich, in: Das Krankenhaus, Heft 2, S. 8-81.

[15] Nierhoff, G./Schmitz, H. (1997): Erstmaliger Vergleich geforderter und vereinbarter Werte - f&w-Krankenhaus-Kompaß, in: f&w, Heft 3/97, 14. Jg., S. 188-191.

[16] Schmitz, H. (1996): f&w Krankenhaus-Kompaß, in: f&w, Heft 3/96, 13. Jg., S. 214-216.

[17] Schmitz, H. (1997): f&w-Krankenhaus-Kompaß, in: f&w, Heft 5/97, 14. Jg., S. 381-382.

[18] Schmitz, H. (1999): Der Krankenhausbetriebsvergleich - Geschichte und Perspektiven, in: Betriebswirtschaftliche Forschung und Praxis, Heft 5, S. 465 - 476.

[19] Siepermann, W. (1998): Der f&w-Kompaß ist ein hervorragendes internes Steuerungsinstrument, in: f&w, Heft 3/98, 15. Jg., S. 206-207.

[20] Tietz, B. (1974): Betriebsvergleich im Handel, in: Handwörterbuch der Absatzwirtschaft, Stuttgart, Sp. 394 - 405.

[21] Tuschen, K.H./Quaas, M. (1998): Bundespflegesatzverordnung, Kommentar mit einer umfassenden Einführung in das Recht der Krankenhausfinanzierung, 4. Auflage, Stuttgart Köln.

Kapitel 8

Erfahrungen mit Krankenhausvergleichen im Verhandlungsgeschäft aus Sicht der Krankenkassen: Mehr Wirtschaftlichkeit durch das untere Quartil?

WOLFGANG VON DEN BUSCH, DIETER PAFFRATH

8.1 Überblick

Seit Jahren steigen auch in Westfalen-Lippe die Ausgaben der gesetzlichen Krankenversicherung für die stationäre Behandlung – trotz diverser Kostendämpfungsgesetze – überproportional.[35]

Dieses hat die Krankenkassen in Westfalen-Lippe veranlasst, sich neben anderen Krankenhausthemen, wie z. B. der Krankenhausplanung, intensiv mit der Weiterentwicklung von Krankenhausvergleichen auseinanderzusetzen. Im folgenden werden sowohl Erkenntnisse und Erfahrungen aus der Weiterentwicklungsphase als auch Reaktionen und Argumentationen aus der Umsetzungsphase dargestellt. Die aus den Erfahrungen mit Betriebsvergleichen abgeleiteten Verhandlungsziele werden erläutert. Aber auch Probleme der Datenlogistik sowie der Datenqualität müssen thematisiert werden. Von besonderem Interesse dürften die spezielle Methode der Gruppenbildung sowie die Diskussion angemessener Orientierungsgrößen für Krankenhausvergleiche sein.

8.2 Verhandlungssituation in Westfalen-Lippe

Die historische Entwicklung der beiden Landesteile Nordrhein-Westfalens (NRW) hat zu organisatorischen Lösungen geführt, die sich von anderen Bundesländern unterscheiden. So gibt es in NRW zwei Kassenärztliche Vereinigungen und zwei Ärztekammern, aber auch zwei AOKs. Andererseits vertritt die Krankenhausgesellschaft (KGNW) Krankenhäuser aus ganz NRW.

---

[35] Siehe Ulrich Neumann "10 Jahre Krankenhausbudgets - Erfahrungen aus dem Ruhrbezirk (Westfalen-Lippe)" in: DOK 79. Jg. (1997), Heft 6-7, S. 219-225

Das Rheinland umfasst die Regierungsbezirke Düsseldorf und Köln, Westfalen-Lippe die Regierungsbezirke Arnsberg, Detmold und Münster. Im Rheinland wohnten im Jahre 1997 53 % der knapp 18 Mio. Menschen umfassenden Wohnbevölkerung Nordrhein-Westfalens, in Westfalen-Lippe 47 %. Von den 468 Krankenhäusern (inkl. psychiatrische und neurologische Fachkrankenhäuser) befinden sich 225 im Rheinland und 243 in Westfalen-Lippe. Von den knapp 142.000 Planbetten Nordrhein-Westfalens entfallen 51,2 % auf das Rheinland und 48,8 % auf Westfalen-Lippe. Die - oberflächlich betrachtet - gering erscheinende Differenz zwischen den jeweiligen Bevölkerungs- und Planbettenanteilen der beiden Landesteile reicht aus, um zu einer deutlich unterschiedlichen Bettendichte zu führen. So hat das Rheinland 76,5 Planbetten je 10.000 Einwohner und Westfalen-Lippe 81,9.

Westfalen-Lippe ist in vier Verhandlungsbezirke gegliedert, in denen i.d.R. die Budgetverhandlungen zwischen den Arbeitsgemeinschaften der Sozialleistungsträger (AGS) und den Zweckverbänden der Krankenhäuser geführt werden: Münsterland, Ostwestfalen, Ruhrbezirk und Südwestfalen. Einige Krankenhäuser verhandeln ihre Budgets selbständig mit der jeweiligen Arbeitsgemeinschaft.

Die Versorgungssituation unterscheidet sich innerhalb Westfalen-Lippes zwischen den genannten Verhandlungsbezirken nicht unerheblich. Die Abbildung 8.1 zeigt dies:[36]

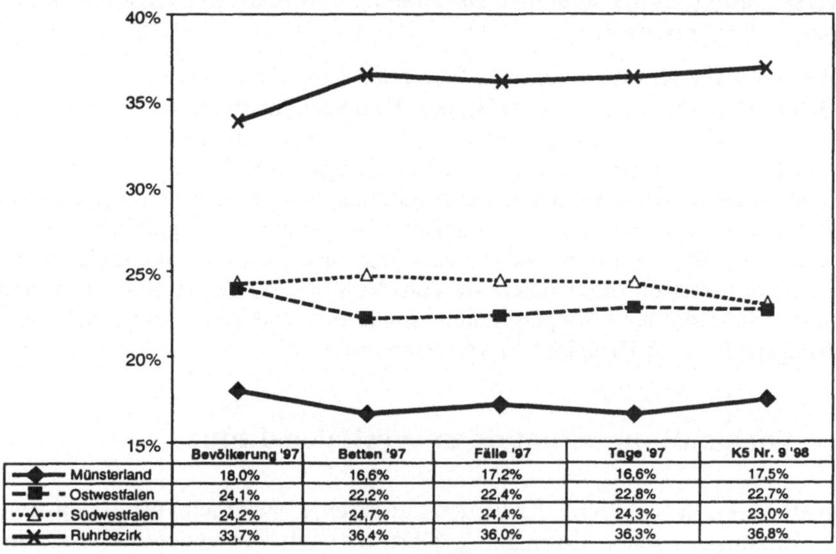

	Bevölkerung '97	Betten '97	Fälle '97	Tage '97	KS Nr. 9 '98
Münsterland	18,0%	16,6%	17,2%	16,6%	17,5%
Ostwestfalen	24,1%	22,2%	22,4%	22,8%	22,7%
Südwestfalen	24,2%	24,7%	24,4%	24,3%	23,0%
Ruhrbezirk	33,7%	36,4%	36,0%	36,3%	36,8%

Abbildung 8.1 Situation der vier Verhandlungsbezirke

36 Quellen: Landesamt für Datenverarbeitung und Statistik Nordrhein-Westfalen, Statistisches Jahrbuch Nordrhein-Westfalen 1998; Krankenhäuser, Vorsorge- und Rehabilitationseinrichtungen in NRW (Stat. Bericht A IV 2) – verschiedene Jahrgänge und eigene Berechnungen.

Wir sehen, dass die Planbettenzahlen in zwei Bezirken (Münsterland und Ostwestfalen) unterproportional zu deren Anteil an der Bevölkerung liegen (vgl. Spalten Bevölkerung 97 vs. Betten 97); wohingegen Südwestfalen einen *leicht* überproportionalen und Ruhrbezirk einen *stark* überproportionalen Bettenanteil aufweisen. Die Anteile an den Krankenhausfällen folgen der gleichen Tendenz wie die Bettenanteile. So stellt sich der Fallzahlanteil im Münsterland und in Ostwestfalen unterproportional, in Südwestfalen leicht und im Ruhrgebiet stark überproportional zur Bevölkerung dar. Das gleiche gilt für die Anteile an den Krankenhaustagen. Die Anteilsdifferenzen zwischen den Tagen und den Fällen erklären die unterschiedlichen durchschnittlichen Verweildauern. Dass z. B. in Ostwestfalen ein Anteil von 22,4 % der Fälle, aber 22,8 % der Tage anfällt, ist erklärlich durch eine überdurchschnittliche Verweildauer in Ostwestfalen.

Die Summe aller pflegesatzfähigen Kosten[37] der hier betrachteten Regionen beträgt etwas mehr als 10 Mrd. DM. Da auf den Ruhrbezirk von dieser Summe nochmals ein größerer Anteil entfällt als schon bei den Planbetten, verteilen sich die Anteile der drei anderen Bezirke am gesamten Budgetvolumen unterproportional im Vergleich zu ihren Bevölkerungsanteilen.

Man erkennt leicht, wie sich die überhöhte Bettendichte des Ruhrbezirks in einem überhöhten Anteil am Budgetvolumen niederschlägt. Immerhin übersteigt die Bettendichte des Ruhrbezirks sogar ohne Sonderkrankenhäuser mit 80,2 Betten je 10.000 Einwohner die Bettendichte mit Sonderkrankenhäusern des „Spitzenreiters“ auf Länderebene, Berlin, mit 76,8 Betten je 10.000 Einwohner.

8.3 Bedeutung der Krankenhausvergleiche für die Krankenkassen in Westfalen-Lippe

Die Absicht des Gesetzgebers, die Vertragsparteien bei der Bemessung leistungsgerechter Budgets flächendeckend und einheitlich durch geeignete analytische Instrumente zu unterstützen, konnte wegen des Fehlens eines gemeinsamen Betriebsvergleiches bekanntlich bislang nicht umgesetzt werden. Vor diesem Hintergrund standen die Krankenkasse in Westfalen-Lippe vor der Frage, wie der in § 3 Absatz 1 BPflV aufgestellte Grundsatz der Vereinbarung eines „medizinisch leistungsgerechten Budgets“ in Budgetverhandlungen berücksichtigt werden konnte, zumal eine eindeutige Definition, was „medizinisch leistungsgerecht“ bedeutet, fehlt.

Bei den Vorüberlegungen der zu entwickelnden Instrumentarien für den Versuch, sich der Umsetzung eines „medizinisch leistungsgerechten Budgets“ anzunähern, waren Aspekte der medizinischen Qualität, der Versorgungssicherheit, aber auch der Gerechtigkeit Gegenstand der Überlegungen. Dass auch Wirtschaftlichkeitsüberlegungen eine wesentliche Rolle spielen (müssen), ist nicht nur Wille

37 Gemäß dem Formblatt K 5 (Budget für den Pflegesatzzeitraum) lfd. Nr. 9 (pflegesatzfähige Kosten) der Leistungs- und Kalkulationsaufstellung (LKA) – das ist die Summe der vereinbarten Krankenhauserlöse incl. Fallpauschalen und Sonderentgelte ohne Ausgleiche und Berichtigungen.

des Gesetzgebers, sondern vor dem Hintergrund der Diskussion der Lohnnebenkosten und der damit erforderlichen Beitragsstabilität nachvollziehbar. Es kam den Krankenkassen also darauf an, für die Budgetverhandlungen aus eigener Kraft ein Instrumentarium zu entwickeln, das diese Gesichtspunkte berücksichtigte.

Das Fehlen eines gemeinsamen Krankenhausvergleiches nach § 5 BPflV bedeutet nicht, dass Krankenhausvergleiche einer Partei nicht entwickelt und genutzt werden dürfen. Sie sind als „Hilfsinstrument" einer Partei zu betrachten, um ein „medizinisch leistungsgerechtes" Budget zu vereinbaren. Gleichzeitig wird die Transparenz im Krankenhausbereich durch einen Betriebsvergleich wesentlich verbessert.

Wichtig für die Akzeptanz und Aussagekraft eines Vergleiches sind das Grundkonzept sowie die Qualität der Daten und Methoden. Dabei sind die Bestimmungen des Datenschutzes zu berücksichtigen.

Ein Krankenhausvergleich, der in seiner Ausgestaltung die medizinischen Leistungen von Krankenhäusern berücksichtigt, ist die geeignetste Methode, um sich dem vom Gesetzgeber definierten Ziel eines „medizinisch leistungsgerechten Budgets" zumindest anzunähern. Dabei ist „medizinisch leistungsgerecht" dahingehend zu interpretieren, dass unter Wirtschaftlichkeitsgesichtspunkten nach dem Grundsatz „gleiches Geld für gleiche Leistung" verfahren wird. Der Vergleich eines gesamten Krankenhauses mit einem anderen Krankenhaus über einen Gesamtfallwert dürfte diesem Anspruch kaum gerecht werden. Krankenhäuser zu finden, deren Abteilungsstruktur, Abteilungsgröße und Leistungsspektrum vergleichbar sind, dürfte unrealistisch sein. Der Mangel an faktischer Übereinstimmung von Krankenhausgröße sowie von Krankenhaus- und Leistungsstruktur schränkt die Aussagefähigkeit eines krankenhausbezogenen Gesamtfallwertes deutlich ein.

Ein diagnosebezogener Vergleich der medizinischen Leistungsstruktur auf Abteilungsebene ist am geeignetsten, die Kriterien „Vergleichbarkeit" und „medizinisch leistungsgerecht" gleichermaßen zu berücksichtigen. Ausgehend von vergleichbaren medizinischen Leistungsstrukturen gleich bezeichneter Abteilungen mehrerer Krankenhäuser werden über die jeweiligen im Vorjahr vereinbarten Abteilungsbudgets entsprechend K 7 Nr. 21 Fallwerte ermittelt.[38] Fallpauschalen und Sonderentgelte nach § 11 BPflV werden in dem abteilungsbezogenen Fallwert zunächst nicht berücksichtigt. Im zweiten Schritt werden die abteilungsbezogenen Gesamtfallwerte inklusive der Fallpauschalen und Sonderentgelte, jedoch ohne Basiskosten ermittelt.

Die Erfahrungen zeigen, dass es einen reziproken Zusammenhang zwischen dem Fallwert im flexiblen Budget und einem hohen Fallpauschalen- und Sonderentgeltanteil gibt.

[38] Sind in den Abteilungsbudgets gemäß K 7 Nr. 21 teilstationäre Erlöse enthalten (K 7 Nr. 23), wird das Abteilungsbudget um diese Erlöse bereinigt. Somit werden für den voll- und teilstationären Bereich eigene Fallwerte ermittelt.

Eine Orientierungsgröße aus dem flexiblen Budget für sich allein zu betrachten, wäre nicht sachgerecht. Eine Bewertung ist im Gesamtzusammenhang mit Fallpauschalen- und Sonderentgeltanteilen vorzunehmen. Auch die Einzelbetrachtung des Gesamtfallwertes als Orientierungsgröße kann zu Fehleinschätzungen führen. Für eine im Einzelfall sachgerechte Einschätzung sind somit alle Parameter (Fallwert flexibles Budget, Gesamtfallwert, Fallpauschalen- und Sonderentgeltanteil, Aufnahme- und Verlegungspraxis) in die Bewertung einzubeziehen.

Einen Zusammenhang zwischen der medizinischen Leistung eines Krankenhauses und dem Basispflegesatz hat der Gesetzgeber nicht gesehen. So heißt es in der amtlichen Begründung zu § 13 Abs. 3 BPflV, dass für „nicht-medizinische" Leistungen und Kosten des Krankenhauses und für die Vorhaltung der allgemeinen Leistungsbereitschaft ein für das ganze Krankenhaus einheitlicher Basispflegesatz zu vereinbaren ist. Somit scheidet eine vergleichende Betrachtung des Basispflegesatzes unter medizinischen Aspekten aus. Die Kassen nehmen daher den Vergleich der Basiskosten entsprechend der Bettenzahl der Krankenhäuser vor.

8.4 Clusteranalyse präferiert

Seit die Krankenkassen mit den Krankenhäusern Pflegesätze bzw. Budgets verhandeln, bemühen sie sich, ihre argumentative Position durch die Aufbereitung der vorhandenen Fakten zu stützen. Solange das Selbstkostendeckungsprinzip galt, wurden verschiedene Kostenpositionen vergleichend auf den Prüfstand gestellt. Im Zeitalter von Selbstkostenblatt und Kosten- und Leistungsnachweis (KLN) wurde insbesondere verglichen, wie die Kosten der einzelnen Krankenhäuser von Vergleichswerten der Krankenhausgruppe, zu der sie gehörten, abwichen.

Seit 1995 gilt, dass Kostenvergleiche nicht mehr interessieren. Vielmehr geht es darum, Entgelte für Leistungen zu vereinbaren. Während die Leistungen bei den Fallpauschalen und Sonderentgelten definiert und bewertet sind, gilt dies nicht für diejenigen Leistungen, die über das Restbudget entgolten werden. Für diesen Bereich sind auf der Grundlage vergleichbarer Leistungen Abteilungspflegesätze zu vereinbaren. Die Gesetzes- bzw. Verordnungsnormen sind diesbezüglich wenig operational. Bei hinreichender Einigungsfähigkeit der Verhandlungspartner wäre dieses nicht schädlich, hätten sie doch Entscheidungsspielräume, die sie selbst ausfüllen könnten. Auch in Westfalen-Lippe kam ein gemeinsamer Betriebsvergleich nicht zustande. Der im folgenden dargestellte Ansatz ist daher als „Partei-en-Standpunkt" zu betrachten.

Bei der Wahl des geeigneten Ansatzes für einen Krankenhausvergleich hat sich die AOK Westfalen-Lippe von Untersuchungen inspirieren lassen, die das Wissenschaftliche Institut der AOK (WIdO) publiziert hat.[39]

---

[39] Siehe Bettina Gerste, "Bildung von Krankenhausgruppen auf Fallmix-Basis", Michael Arnold, Dieter Paffrath (Hrsg.), Krankenhaus-Report 1996, S. 115-126

Der AOK war klar, dass Verhandlungen über „medizinisch leistungsgerechte" Budgets das Diagnosespektrum der Krankenhäuser bzw. deren Fachabteilungen zu berücksichtigen hätten. Hierfür waren zwei Ansätze in der Diskussion:

1. der Ansatz der nächst-vergleichbaren Fachabteilungen gemäß absoluten Prozentabständen bei den Häufigkeiten der Diagnosen bzw. gemäß „euklidischen Distanzen",
2. der Ansatz der Clusteranalyse.

Der Ansatz der nächst-vergleichbaren („ICD-ähnlichsten") Fachabteilungen[40] findet (wie die Clusteranalyse) bezogen auf die zu verhandelnde Fachabteilung eine Liste von Krankenhäusern, in denen die Abteilungen ähnlich sind. Im Prinzip kann für jedes betrachtete Krankenhaus eine individuelle Zusammenstellung von Vergleichshäusern mit ähnlichen Fachabteilungen entstehen. Ungünstig wäre allerdings, nur die ICD-ähnlichste Fachabteilung für den Vergleich auszuwählen. Die Nennung eines einzelnen Vergleichskrankenhauses - z. B. im Rahmen eines Schiedsstellenverfahrens - würde voraussichtlich dazu führen, dass von der Seite der Kontrahenten eine Fülle von Einzelinformationen zusammengetragen würde mit dem Ziel, die Nichtvergleichbarkeit zu beweisen.[41]

Die Mehrheit der Krankenkassen in Westfalen-Lippe verwendet zur Vorbereitung der Verhandlungen den Ansatz der Clusteranalyse. Bei der Clusteranalyse[42] entsteht im Idealfall bereits vor Beginn einer Verhandlungsrunde eine sich ab diesem Zeitpunkt nicht mehr verändernde Gruppierung aller Krankenhausabteilungen. Unter Nutzung der Case-Mix-Informationen werden mit dem Verfahren der Clusteranalyse medizinisch ähnliche Abteilungs-Cluster gebildet. Für diese Cluster können die üblichen statistischen Parameter bestimmt werden, die sich nicht auf eine einzelne Abteilung beziehen, sondern auf die Gruppe insgesamt.[43]

Das Ergebnis der Clusteranalyse wird so gespeichert, dass es möglich ist, später bei der Vorbereitung der Budgetverhandlungen auf Lage- und Streuungsparameter der Gruppen zurückzugreifen. Hinsichtlich der Kommunikation der Ergebnisse der Clusteranalyse sind selbstverständlich Restriktionen zu beachten. Es wird als wettbewerbsrechtlich nicht zulässig angesehen, einem Krankenhaus die Vergleichswerte eines anderen Krankenhauses ohne dessen Einverständnis zu nennen.

---

[40] Dieser Ansatz geht zurück auf eine Idee von Prof. Dr. Helmut Kehr, der sich sehr systematisch mit Krankenhausvergleichen auseinandergesetzt hat. Siehe: Helmut Kehr, "Ein leistungsorientierter Maßstab zur Budget- und Pflegesatzbemessung", in: Führen und Wirtschaften im Krankenhaus (f&w), 15. Jg. (1998), Heft 3, S. 194-197.

[41] Die in Anhang 2 der Vereinbarung der Spitzenverbände der Krankenkassen und der Deutschen Krankenhausgesellschaft dargestellte Methodik des gemeinsamen Krankenhausvergleiches folgt dem hier skizzierten Ansatz. Allerdings scheint dieses Papier mehr vom Gedanken eines Verbändekompromisses geleitet zu sein als von methodischer Validität und Stringenz. Insofern ist die weiseste Formulierung in der Vereinbarung vermutlich die Öffnungsklausel, die eine Evaluation und Weiterentwicklung des Konzepts vorsieht.

[42] Siehe Bettina Gerste, "Bildung von Krankenhausgruppen auf Fallmix-Basis", Michael Arnold, Dieter Paffrath (Hrsg.), Krankenhaus-Report '96, S. 115-126.

[43] Zur Darstellung des Verfahrens, das in Westfalen-Lippe angewendet wird, siehe den Beitrag von Litsch/Sahlmüller in diesem Buch.

Daher sind die Ergebnisse der Clusteranalyse ganz allgemein den Krankenhäusern nicht zugänglich.

Andererseits ist es ein berechtigtes Anliegen, dass die Nachvollziehbarkeit der Berechnungen sichergestellt sein muss. Daher sind die Arbeitsgemeinschaften bereit, ihre Vorgehensweise und Ergebnisse durch die Vorsitzenden der Schiedsstellen auch durch Einsichtnahme überprüfen zu lassen. Im übrigen tun die Arbeitsgemeinschaften alles, um die angewendete Methode für die verschiedenen Beteiligten transparent zu machen.

8.5 Datensituation

Eine am empirischen Case Mix der Krankenhäuser orientierte Methodik der Erstellung von Krankenhausvergleichen benötigt zutreffende und verlässliche Daten der Formblätter L4 und L5 der Leistungs- und Kalkulationsaufstellung (LKA) auf Datenträgern. Diese in anderen Wirtschaftsbereichen vielleicht selbstverständliche Aussage ist im Bereich des Datenaustausches zwischen Krankenhäusern und Krankenkassen noch eine Herausforderung. Der nordrhein-westfälische Landespflegesatzausschuss hat drei Formate des Datenaustauschs festgelegt: [44]

1. LDS-Format (ohne PLZ und Ort): Dieses ist das Format, in dem die Krankenhäuser das Landesamt für Datenverarbeitung und Statistik NRW beliefern.
2. EDIFACT-Format: Dieses ist das Format des Datenträgeraustauschs nach § 301 SGB V, nicht sehr einfach, aber herrschende Norm.
3. Jedes andere exakt definierte Format, das allerdings detailliert beschrieben werden muss.

Insbesondere der dritte Teil der Vereinbarung führt jedweden Datenträgeraustausch tendenziell in eine Katastrophe. Denn er macht aus jeder Datenlieferung ein EDV-technisches Gesellenstück sowohl für den Datensender als auch für den Datenempfänger. Die beiden anderen Formate unterscheiden sich durch Vorhandensein (LDS) oder Fehlen (EDIFACT) des Fallbezugs bzw. durch unterschiedliche Handhabung interner Verlegungen.

Inzwischen ist die Datenlieferung Bestandteil der Budgetvereinbarung mit den einzelnen Krankenhäusern und erfolgt überwiegend in Standardformaten. Die derzeitige Verteilung der Anteile bei den L4/L5-Daten für 1998 sieht wie folgt aus:

LDS:	4,0 %
EDIFACT:	54,3 %
andere:	41,7 %

[44] Beschluss Landespflegesatzausschuss nach § 25 Bundespflegesatzverordnung (BPflV) am 26.11.1997.

Mehr als ein Drittel der Datenlieferungen erfolgen, wie man sieht, in exotischen Datenformaten. Diese zu entschlüsseln, ist kein prinzipielles Problem, verursacht aber vermeidbaren Aufwand und unnötige Verzögerungen. Trotzdem ist es für die Verhandlungsrunde für den Pflegesatzzeitraum 1999 gelungen, mehr als 90 % aller Krankenhausabteilungen auf Grund von Diagnoseprofilen Clustern zuzuordnen.

8.6 Argumentationen pro und kontra Krankenhausvergleiche

8.6.1 Krankenhäuser: Ablehnung einseitig erstellter Krankenhausvergleiche

Die Berücksichtigung einseitig erstellter Vergleiche wird von den Krankenhäusern in Westfalen-Lippe prinzipiell abgelehnt. Dabei wird auf der formalen Ebene im Wesentlichen auf den noch nicht zustande gekommenen Krankenhausvergleich nach § 5 BPflV verwiesen. Die Akzeptanz eines „einseitig erstellten" Vergleiches würde eine Schwächung der Position der Krankenhäuser bei der Entwicklung des Krankenhausvergleichs nach § 5 BPflV bedeuten, verbunden mit der Gefahr eines Präjudizes. Die Vergleichskriterien sind nach Auffassung der Krankenhäuser nicht differenziert genug, um eine sachgerechte, an den Besonderheiten des einzelnen Hauses orientierte Bewertung vornehmen zu können. Dabei sei man nicht generell gegen Krankenhausvergleiche, aber die Qualität müsse gewährleistet sein und die sei nur durch einen gemeinsamen Krankenhausvergleich sichergestellt.

Inhaltlich wird die Datenqualität der L4/L5-Statistiken bezweifelt, da die Erfahrungen mit diesem vom Krankenhaus zu vertretenen Problem gezeigt hätten, dass einige Krankenhäuser mit erheblichen Schwierigkeiten bei der Verschlüsselung kämpfen. Ein auf der Grundlage auch solcher Daten vorgenommener Krankenhausvergleich müsse Ungereimtheiten enthalten.

8.6.2 Kassen: Krankenhausvergleiche entsprechen dem Willen des Gesetzgebers

Die Krankenkasse sind der Auffassung, dass Krankenhausvergleiche neben den faktischen Erfordernissen auch eine rechtliche Grundlage im § 5 Abs. 4 BPflV haben. Dieser sieht für den Fall des nicht vorhandenen gemeinsamen Betriebsvergleiches vor, „diejenigen Orientierungsdaten angemessen zu berücksichtigen, die sich aus den Vergleichen der Krankenhäuser ergeben, die jeweils von den Verbänden der Arbeitsgemeinschaften der Krankenkassen und Krankenhäuser erstellt werden".

§ 17 Abs. 1 Satz 4 KHG weist darauf hin, dass bei der Ermittlung medizinisch leistungsgerechter Pflegesätze „die Pflegesätze und Leistungen vergleichbarer Krankenhäuser angemessen zu berücksichtigen" sind. Daraus ergibt sich nach herrschender Meinung, dass auf Grund des § 17 Abs. 1 Satz 4 KHG die Krankenkassen jetzt schon gesetzlich verpflichtet seien, zur Beurteilung des einzelnen Krankenhauses die Daten vergleichbarer Krankenhäuser heranzuziehen.[45]

Darüber hinaus soll vor dem Hintergrund begrenzter volkswirtschaftlicher Ressourcen durch einen Krankenhausvergleich eine gerechtere Verteilung der für den Krankenhausbereich verfügbaren Finanzmittel ermöglicht werden. Die Absenkung eines - unter Vergleichsgesichtspunkten - unwirtschaftlichen Krankenhausbudgets ist im Einzelfall zu realisieren.[46]

8.7 Orientierungsgröße notwendig

8.7.1 Der Wirtschaftlichkeitsgedanke in den rechtlichen Rahmenbedingungen

In Westfalen-Lippe tendieren die Krankenhäuser in Diskussionen mit den Krankenkassen dazu, Wirtschaftlichkeitsnormen allein aus dem Krankenhausrecht abzuleiten. Für die Krankenkasse ist dies zu kurz gegriffen. Aus ihrer Sicht verdeutlichen sowohl allgemeine als auch die für andere Leistungsbereiche geltenden sonstigen Sozialrechtsnormen die Intentionen des Gesetzgebers, Wirtschaftlichkeitsaspekte zu berücksichtigen.

Der Wirtschaftlichkeitsgedanke wird in den für die gesetzliche Krankenversicherung geltenden rechtlichen Rahmenbedingungen mehrfach erwähnt. Die Beziehungen zu den Leistungserbringern werden in § 70 SGB V geregelt. Nach Absatz 1 dieser Vorschrift „haben die Krankenkassen und die Leistungserbringer eine bedarfsgerechte und gleichmäßige, dem allgemein anerkannten Stand der medizinischen Erkenntnisse entsprechende Versorgung der Versicherten zu gewährleisten. Die Versorgung der Versicherten muss ausreichend und zweckmäßig sein, darf das Maß des Notwendigen nicht überschreiten und muss wirtschaftlich erbracht werden." Der Hinweis auf eine wirtschaftliche Leistungserbringung findet sich auch im § 12 Abs. 1 SGB V, wo es u. a. heißt, dass „Leistungen, die nicht notwendig oder unwirtschaftlich sind, die Leistungserbringer nicht bewirken dürfen". Auch der im § 141 Abs. 2 SGB V beschriebene Grundsatz der Beitragssatzstabilität, der sich sowohl im KHG[47] als auch in der BPflV[48] wiederfindet, ist ein Indiz für den Willen des Gesetzgebers, das Kriterium der Wirtschaftlichkeit in den rechtlichen Rahmenbedingungen zu verankern. In den Regelungen zum Haushaltswesen wird in § 69 SGB IV festgelegt, dass „der Versicherungsträger bei der Aufstellung und Ausführung des Haushaltsplanes sicherzustellen hat, dass er die ihm obliegenden Aufgaben unter Berücksichtigung der Grundsätze der Wirt-

---

[45] Karl-Heinz Tuschen, Michael Quaas, Bundespflegesatzverordnung. Kommentar mit einer umfassenden Einführung in das Recht der Krankenhausfinanzierung, 4. Auflage (Stuttgart, Berlin, Köln, 1998), S. 198.

[46] a.a.O., S. 190.

[47] Siehe § 17 Abs. 1 KHG.

[48] Siehe § 3 Abs. 1 BPflV.

schaftlichkeit und Sparsamkeit erfüllen kann". Die Verpflichtung zur Wirtschaftlichkeit hat der Gesetzgeber auch bei Entgelten, die durch landesrechtliche oder kommunalrechtliche Bestimmungen festgelegt werden, bestimmt. So ist die Krankenkasse nach § 133 Abs. 2 SGB V bei der Inanspruchnahme von Leistungen des Rettungsdienstes berechtigt, die Kostenübernahme für diese Leistungen auf die Höhe vergleichbarer wirtschaftlich erbrachter Leistungen zu beschränken. Dieser Grundsatz ist in seiner Ausgestaltung zwar abhängig von der Berücksichtigung verschiedener Sachverhalte, macht aber die „Philosophie" des Gesetzgebers deutlich, den Wirtschaftlichkeitsgedanken zu verankern.[49]

8.7.2 Die Suche nach der adäquaten Orientierungsgröße

Dass Betriebsvergleiche notwendig und hilfreich sein können, wird inzwischen von kaum jemandem bestritten. Unklar ist der exakte Verwendungszusammenhang. § 5 Abs. 4 BPflV[50] unterscheidet zwischen dem Krankenhausvergleich und Orientierungsdaten, die sich auf Grund des Vergleichs ergeben. Die Zusammenstellung vergleichbarer Krankenhäuser wird ja nicht um ihrer selbst willen betrieben, sondern dient dazu, Orientierungsdaten zur Beurteilung der einzelnen betrachteten Krankenhäuser zu gewinnen.

Es ist vornehmlich an solche Orientierungsdaten zu denken, die sich durch die Anwendung statistischer Methoden als quantitative Parameter ermitteln lassen. Ein Orientierungsdatum ist kein „mathematischer Selbstläufer", sondern ein Vergleichswert, der es erlaubt, sich unter Berücksichtigung aller zur Verfügung stehenden Informationen dem Anspruch, ein „medizinisch-leistungsgerechtes Budget" zu entwickeln, zu nähern. So ist die Bewertung des einzelnen Krankenhauses im Rahmen eines Vergleichs im Einzelfall natürlich auch abhängig von der individuellen Situation vorzunehmen.

Die Krankenhäuser lehnen eine Orientierungsgröße generell als fragwürdig und dem Individualanspruch des einzelnen Hauses widersprechend ab; es könnte - wenn überhaupt - ausschließlich der Mittelwert als Orientierungsgröße herangezogen werden.

Der Verordnungsgeber hat einige Fragen im Zusammenhang mit Krankenhausvergleichen hinreichend geregelt, aber eine der entscheidenden Fragen offen gelassen. Es fehlen nämlich Hinweise, welche der verschiedenen, denkbaren Orientierungsdaten dem Willen des Verordnungsgebers entsprechen.

Im folgenden wollen wir einige denkbare Alternativen erörtern.

---

[49] Bezogen auf den Krankenhaus-Bereich schreibt § 3 Abs. 1 Satz 3 BPflV analog hierzu vor: "Das Budget und die Pflegesätze nach § 10 müssen medizinisch leistungsgerecht sein und einem Krankenhaus bei wirtschaftlicher Betriebsführung ermöglichen, den Versorgungsauftrag zu erfüllen."

[50] Hier der exakte Wortlaut: "Bis zum Vorliegen der Orientierungsdaten auf Grund des gemeinsamen Krankenhausvergleichs sind diejenigen Orientierungsdaten angemessen zu berücksichtigen, die sich aus den Vergleichen der Krankenhäuser ergeben, die jeweils von den Verbänden oder Arbeitsgemeinschaften der Krankenkassen und Krankenhäuser erstellt werden."

8.7.2.1 Maximaler Fallwert

Nicht nur um die Spanne der theoretischen Möglichkeiten zu bezeichnen, beginnen wir bei dem Maximum der Fallwerte der vergleichbaren Fachabteilungen. Eine solche Art der Anwendung der „Meistbegünstigungsklausel" bei Budgetverhandlungen ist tatsächlich in einem Urteil des Bundesverwaltungsgerichts aus dem Jahre 1986[51] zu finden. Dabei wurde davon ausgegangen, dass bei Vergleichbarkeit mehrerer Krankenhäuser für den Vergütungsanspruch des klagenden Krankenhauses dasjenige mit dem höchsten Pflegesatz maßgeblich sei. Dieses Urteil bezieht sich allerdings auf ein nicht gefördertes Haus und erging unter heute nicht mehr geltenden rechtlichen Rahmenbedingungen.[52]

So unrealistisch und so wenig vereinbar mit dem Wirtschaftlichkeitsgebot eine solche Forderung wäre: Es ist nicht von der Hand zu weisen, dass das Zulassen sehr hoher Fallwerte (etwa bei Unikliniken) den Verhandlungspartnern auf der Krankenhausseite Referenzgrößen an die Hand gibt, bei denen eine präjudizierende Wirkung nicht auszuschließen ist.

8.7.2.2 Mittelwert plus 40 %

Verhandlungspartner oder Schiedsstellen könnten geneigt sein, mangels einer Vorgabe des Krankenhaus-Verordnungsgebers sich Orientierungswerte aus anderen Bereichen des Sozialrechts „auszuleihen". So kennen wir auch bei der kassenärztlichen Versorgung Leistungserbringervergleiche. Regelmäßig wird eine Wirtschaftlichkeitsprüfung vorgenommen, wenn ein niedergelassener Vertragsarzt den mittleren Fallwert seiner Gruppe um mehr als 40 % überschreitet; dann nämlich wird nach höchstrichterlicher Rechtsprechung Unwirtschaftlichkeit vermutet. Das kann allerdings widerlegt werden. Unwirtschaftlichkeit kann selbstverständlich auch schon bei geringerem Überschreitungsgrad vorliegen. Diese Grenze (Mittelwert + 40 %) ist ein quantitatives Aufgreifkriterium, bei deren Überschreiten der Arzt beweispflichtig dafür ist, dass er gleichwohl wirtschaftlich gehandelt hat. Sie bedeutet aber nicht, dass bis zu diesem Überschreitungsgrad keine Zweifel an der Wirtschaftlichkeit erhoben werden dürften.

Hintergrund dieser Grenze ist auch das Bestreben der Gesamtheit der niedergelassenen Vertragsärzte, „Vielgeschäftigkeit" (Polypragmasie) des einzelnen Kollegen gegenzusteuern. Denn der Arzt soll ja einen Großteil der abzurechnenden Leistungen (überwiegend) selbst erbringen. Überschreitet er dabei gewisse quantitative Grenzen, besteht die Gefahr, dass er diese Mengen nicht oder nicht selbst oder nicht mit der erforderlichen Sorgfalt erbracht hat. Er kann dadurch die Versorgungsqualität gefährden, aber auch seine Kolleginnen und Kollegen wirt-

---

51 BVerwG v. 06.11.1986, BVerwGE 75, 127 ff.

52 Daher wird die Anwendbarkeit des maximalen Fallwertes in führenden Kommentierungen verneint. Siehe Karl-Heinz Tuschen, Michael Quaas, Bundespflegesatzverordnung. Kommentar mit einer umfassenden Einführung in das Recht der Krankenhausfinanzierung, 4. Auflage (Stuttgart, Berlin, Köln, 1998), S. 179.

schaftlich schädigen, indem er sich angesichts limitierter Budgets ein zu großes Stück des Budgetkuchens verschafft. Mit diesem Instrument versuchen die vertragsärztlichen Körperschaften, die einzelne Kollegin, den einzelnen Kollegen von der Leistungsmenge her im Geleitzug aller zu halten.

Es geht nicht nur darum, dass ein Aufgreifkriterium für Unwirtschaftlichkeiten schlecht als Orientierungsgröße für die Angemessenheit des Krankenhausbudgets geeignet ist, sondern auch darum, dass dieses Aufgreifkriterium auch die Leistungsmenge betrifft, also ein Instrument der Mengensteuerung ist. Auch als solches kann es natürlich nicht als Orientierungswert für eine Preisgröße herangezogen werden.

Abgesehen davon würde die Anwendung dieser wie aller anderen Orientierungsgrößen oberhalb des arithmetischen Mittels dazu führen, eines der wichtigsten Ziele der legislativen Tätigkeit der letzten Jahre: die Erhaltung der Beitragssatzstabilität, zu gefährden.

Diese Überlegungen haben im Vertragsrecht folgenden Niederschlag gefunden: Die Überprüfung wirtschaftlichen Handelns ist für die vertragsärztliche Versorgung (§ 106 SGB V) sowie für die Krankenhausbehandlung (§ 113 SGB V, § 17 Abs. 6 Satz 3 BPflV) vorgesehen. Während Wirtschaftlichkeitsprüfungen für Krankenhausbehandlung auf Grund unterschiedlicher Vorstellungen der Vertragsparteien nur selten durchgeführt wurden, ist die Wirtschaftlichkeitsprüfung in der vertragsärztlichen Versorgung etabliert. Diese Prüfungen betrachten die Vergangenheit unter Wirtschaftlichkeitsbedingungen. Es geht hier nicht darum, allgemeingültige Normen oder Anhaltspunkte für Wirtschaftlichkeit zu entwickeln, sondern um die Untersuchung von Unwirtschaftlichkeit im Einzelfall. Insofern wäre die Übertragung der Ergebnisse dieser Prüfungen auf eine zu definierende Orientierungsgröße für Betriebsvergleiche im Krankenhausbereich zur Budgetfindung problematisch. Dies gilt insbesondere für die in der vertragsärztlichen Versorgung durch Rechtsprechung festgelegte Toleranzgrenze (Überschreitung z. B. des Durchschnittsfallwertes von 40 %), von der an Unwirtschaftlichkeit vermutet wird. Demgegenüber handelt es sich bei dem unter Wirtschaftlichkeitsgesichtspunkten zu betrachtenden Vergleichswert um eine auf die Zukunft wirkende, an Kostendämpfungsgesichtspunkten ausgerichtete Orientierungsgröße. Die Ausgabensituation der Kassen wird durch die Wirtschaftlichkeits- und Abrechnungsprüfungen nach § 106 SGB jedoch nicht unmittelbar verändert, da nach § 85 SGB V i. V. mit § 83 SGB V die Kassen für die vertragsärztliche Versorgung mit befreiender Wirkung eine Gesamtvergütung an die Kassenärztliche Vereinigung entrichten. Das bedeutet, dass Wirtschaftlichkeitsprüfungen keine unmittelbaren Veränderungen des Budgets bewirken.

Wir kommen also zu dem Ergebnis, dass die bei der Wirtschaftlichkeitsprüfung gebräuchliche Toleranzgrenze als Orientierungsgröße bei Krankenhausvergleichen ungeeignet ist.

8.7.2.3 Median/arithmetisches Mittel

Vielfach werden Median oder arithmetisches Mittel als adäquate Orientierungsgrößen angesehen. Als Median wird der Wert bezeichnet, bei dem 50 % der nach Größe sortierten Merkmalsträger über und die anderen 50 % unter dem Wert liegen. Beim arithmetischen Mittel hingegen liegen jeweils 50 % der Summe der Merkmalsausprägungen über bzw. unter diesem Wert. Der Unterschied ist bei nicht-symmetrischen Häufigkeitsverteilungen relevant. Bei Krankenhausvergleichen haben wir häufig mit solchen „schiefen" Verteilungen zu tun. Weil der Wertebereich nach unten spätestens beim Wert Null limitiert ist, wohingegen er zumindest prinzipiell nach oben offen ist, findet man nicht selten den Fall der „rechtsschiefen" Verteilung, für die gilt, dass der Median kleiner ist als das arithmetische Mittel.

Wesentliche Eigenschaften des Medians (wie aller Quartile) im Vergleich zum arithmetischen Mittel sind seine Stabilität und seine Unempfindlichkeit gegenüber „Ausreißern". Finden die Verhandlungspartner z. B. auch nur bei wenigen über dem arithmetischen Mittel der Fallwerte liegenden Abteilungen niedrigere Vereinbarungen, so wird das arithmetische Mittel dadurch unmittelbar nach unten gezogen, der Median nicht. Ein Ausreißer, z. B. durch eine nicht erkannte Fehleingabe um den Faktor 100, verfälscht das arithmetische Mittel sofort, nicht jedoch den Median.

Wegen dieser Eigenschaften geben wir - im Vergleich mit dem arithmetischen Mittel - dem Median prinzipiell den Vorzug. Allerdings: Ziel des Gesetzgebers ist die Kostendämpfung. Dieses Ziel ist weder mit dem Median noch dem arithmetischen Mittel der Fallwerte als Orientierungsgröße für einen Krankenhausvergleich zu erreichen. Bei Orientierung am Mittelwert würde sich lediglich die Varianz der Fallwerte verringern. Der Mittelwert wird ferner aus der Berücksichtigung wirtschaftlicher und unwirtschaftlicher Häuser ermittelt. Aber auch die aus dem Median entwickelten Fallwerte enthalten Wirtschaftlichkeitspotentiale. Die Krankenkasse können aber keine Orientierungsgröße akzeptieren, in die bestehende Unwirtschaftlichkeiten einfließen.

8.7.2.4 Unteres Quartil

Ein Betriebsvergleich erlaubt es, das zu tun, was auch der Konsument mehr oder weniger erfolgreich versucht, nämlich die Preise vergleichbarer Leistungen nebeneinander zu stellen, das günstigste Preis-Leistungsverhältnis zu ermitteln und das entsprechende Produkt auszuwählen.

Aber auch das Verhalten der Anbieter-Seite wird durch einen Betriebsvergleich unterstützt. Denn diese verschafft sich ja ebenfalls einen Überblick über die Preise der Mitbewerber, so dass auch Anbieter mit überdurchschnittlich hohen Preisen in gleichsam „vorauseilendem Gehorsam" gegenüber den erwarteten Reaktionen der Konsumenten versuchen, geeignete Preisanpassungen vorzunehmen.

Es verwundert niemanden, wenn mit Einführung des Wettbewerbs in zuvor stark regulierten oder monopolisierten Märkten wie etwa dem Markt für Dienstleistungen der Telekommunikation eine allgemeine Preisbewegung nach unten einsetzt.[53]

Diesen Deregulierungseffekt zu simulieren, dient der Orientierungswert „unteres Quartil". Er vermeidet den Fehler des arithmetischen Mittels, unwirtschaftliche Krankenhäuser in die Ermittlung des Orientierungswerts einzubeziehen. Denn die Fallwerte oberhalb des Medians werden gedanklich abgeschnitten, um dann den Median der „besseren Hälfte" (nichts anderes ist ja das untere Quartil) zur Orientierung heranzuziehen.

Dieser Ansatz wird auch von Wissenschaftlern befürwortet. [54]

Man hört häufig von Seiten der Krankenhäuser, auf Grund eines sogenannten „Kellertreppeneffektes", den das untere Quartil auslöse, würden die Budgets der Krankenhäuser von Jahr zur Jahr geringer ausfallen und schließlich auf Null gehen.

Diese Annahme ist irrig. Lageparameter wie Median, Quartile und Perzentile sind sehr unempfindlich gegen Extremwerte („Ausreißer") und Veränderungen der Verteilungsfunktionen. Wenn z. B. ein extrem hoher Fallwert oder alle Fallwerte oberhalb des arithmetischen Mittels auf eben dieses Mittel gekappt würden, so würde das das arithmetische Mittel selbst sehr stark verändern (hier wäre also ein „Kellertreppeneffekt" denkbar), das untere Quartil hingegen würde sich nicht bewegen!

Viele stellen sich das untere Quartil als eine unrealistische Größenordnung vor. Die Abbildung 8.2 zeigt die Häufigkeitsverteilung der Abteilungsfallkosten ohne Fallpauschalen und Sonderentgelte (durchschnittlicher Anteil 1,3 %) innerhalb des Clusters Nr. 1 im Bereich der Abteilungen für Innere Medizin der westfälisch-lippischen Krankenhäuser. Das arithmetische Mittel liegt bei 3.280 DM, der Median bei 3.236 DM. Die in Abbildung 8.2 dargestellte Häufigkeitsverteilung ist „rechtsschief" (oder auch „linkssteil"), also nach rechts flach auslaufend. Man erkennt hier die Gesetzmäßigkeit für rechtsschiefe Verteilungen, dass der Median unter dem arithmetischen Mittel liegt. Wer jetzt vermutet, das untere Quartil sei die Hälfte des arithmetischen Mittels oder des Medians – also 1.640,- DM bzw. 1.618,- DM – der verschätzt sich extrem! Tatsächlich liegt das untere Quartil bei 2.985,- DM und damit nur 250,- DM unter dem Median.

---

[53] So teilte das Statistische Bundesamt im Juli 1999 mit, der Verbraucherpreisindex für Telefondienstleistungen liege im Juli 1999 um 12,5 % niedriger als ein Jahr zuvor. (Pressemitteilung v. 30. Juli 1999). Dieses hatte bedeutenden Einfluss auf den Preisindex für die Lebenshaltung, der im Juni 1999 nur um 0,4 % stieg (Pressemitteilung des Statistischen Bundesamtes v. 12. Juli 1999).

[54] Helmut Kehr schreibt in f&w, es könnten "als Sollkosten ... dabei theoretisch die Minimalkostenkombination der ermittelten vergleichbaren Krankenhäuser oder Durchschnittskosten Verwendung finden. Eine praktische Bedeutung haben hierbei die Durchschnittswerte des unteren Quartils erlangt." Siehe: Helmut Kehr, "Ein leistungsorientierter Maßstab zur Budget- und Pflegesatzbemessung", in: Führen und Wirtschaften im Krankenhaus (f&w), 15. Jg. (1998), Heft 3, S. 194-197, hier: S. 196.

Man muss sich vor Augen halten, dass es sich bei dem unteren Quartil um einen Wert handelt, der immerhin von 25 % aller bzw. 50 % der als wirtschaftlich zu bezeichnenden Einheiten (hier also Fachabteilungen) unterschritten wird.

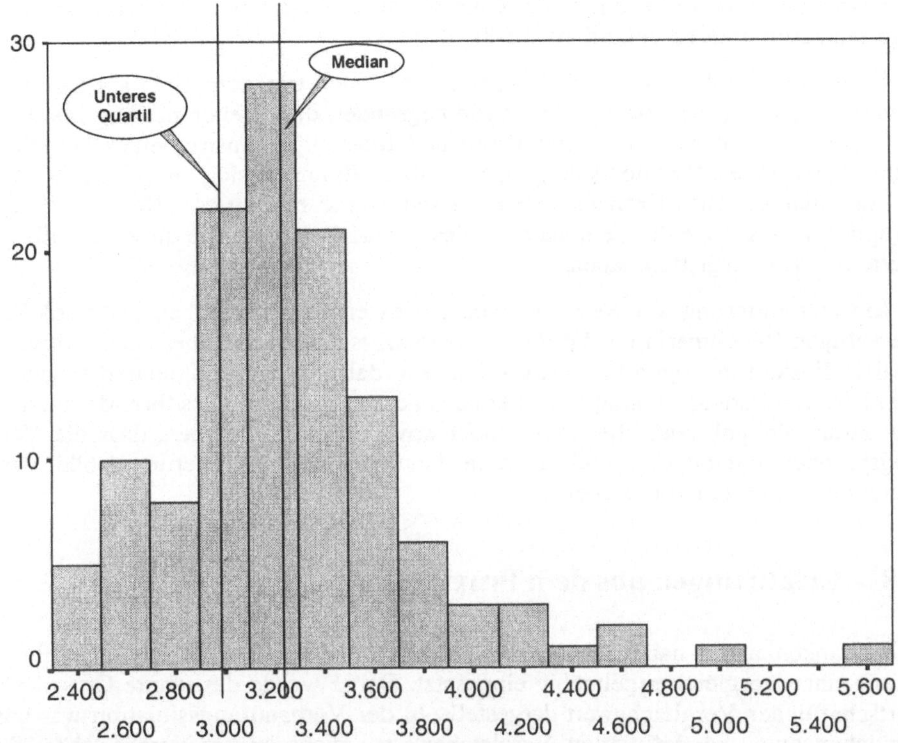

Abbildung 8.2 Abteilungsfallkosten (Ohne FP/SE)

Dieses untere Quartil wird in der Verhandlungspraxis als Orientierungsgröße bei den Fachabteilungen, die zu diesem Cluster gehören (es handelt sich um ein überwiegend allgemein inneres Spektrum mit einem kardiologischen Focus), angesteuert.

8.7.2.5 Bestwert

Greift man auf die gängigen Definitionen von „Benchmarking“ zurück,[55] so geht es dort meist um den „Vergleich von Leistungen und Kosten mit den besten Wettbewerbern“.[56] Man könnte in der Tat fragen, warum das untere Quartil als bevor-

[55] Siehe hierzu: Nicolaus Henke, Dieter Paffrath, Jürgen Wettke, "Benchmarking im Krankenhausmarkt", in: Michael Arnold, Dieter Paffrath (Hrsg.), Krankenhaus-Report '95, S. 191-210.

[56] Ibid., S. 191.

zugte Orientierungsgröße gewählt wurde und nicht der Bestwert. Dafür spricht, dass der Bestwert im ersten Schritt ja lediglich eine Verhandlungsbasis und nicht das Verhandlungsergebnis wäre. Auch muss der Bestwert nicht jenseits aller vorstellbaren Größenordnungen liegen. So liegt das Minimum der in Abbildung 8.2 gezeigten Häufigkeitsverteilung des Clusters Nr. 1 bei einem Wert von 2.450 DM (Abstand zum unteren Quartil etwa 500 DM).

Wenn die Krankenkassen in Westfalen-Lippe sich trotzdem nicht am Bestwert orientieren, so ist das insbesondere darin begründet, dass Benchmarking meistens in Form eines internen, eigeninitiativen und freiwilligen Instrumentes betrieben wird. Unter diesen Rahmenbedingungen ist es zielführend, sich am jeweils Besten zu orientieren. Die Krankenkassen wissen, dass es diverse Benchmarking-Gruppen von Krankenhäusern auch in Westfalen-Lippe gibt, die diese begrüßenswerte Initiative ergriffen haben.

Eine Orientierung am Bestwert auch bei externen Vergleichen hätte solchen freiwilligen Benchmarkings die Potentiale in wirtschaftlicher, aber auch motivationaler Hinsicht entzogen und wäre schon von daher nicht argumentierbar gewesen. Die Krankenkassen sind sich aber auch dessen bewusst, dass ihre Meßmethoden zwar sehr gut sind, aber immer noch soviel „Schlupf“ haben, dass die Vertragsparteien gut beraten sind, auch in der Wahl der Orientierungsgröße Verhandlungsspielraum vorzusehen.

8.8 Erfahrungen aus dem Praxiseinsatz

Die Krankenkassen haben in den Budgetverhandlungen der letzten Jahre ihren Krankenhausvergleich regelmäßig eingesetzt. Dabei wurde das untere Quartil als wirtschaftlicher Vergleichswert dargestellt. In der Verhandlungssituation war das Erreichen eines so definierten Vergleichswertes nicht immer durchsetzbar. So wurde dieser Wert in den Verhandlungen von den Krankenkassen als eine Orientierungsgröße definiert, die hausindividuell anzupassen ist. Damit war es möglich, für einige Häuser eine rückläufige Budgetentwicklung durchzusetzen. Ausschlaggebend hierfür war die auf Grund der Krankenhausvergleiche entstandene hohe Transparenz der mit den Leistungen verbundenen Fallerlöse. Da diese detaillierten Informationen auf Krankenhausseite in dieser Qualität nicht verfügbar waren, versuchten die Krankenhäuser, einzelne, besondere Leistungsaspekte herauszustellen und damit eine höhere Forderung zu rechtfertigen. Soweit dies von den Krankenkassen nachvollzogen werden konnte, wurde dies bei der Entwicklung des Angebotsbudgets berücksichtigt.

Die Krankenhausseite hat den abteilungsbezogenen Fallwert auch unter dem Gesichtspunkt der Aufteilung eines fortgeschriebenen Budgets problematisiert. Dabei wurde darauf hingewiesen, dass eine Aufteilung des Gesamtbudgets auf die jeweiligen Abteilungen nicht immer sachgerecht erfolgt sei. Die Krankenkassenvertraten hierzu die Auffassung, dass die Aufteilung des Gesamtbudgets wahrscheinlich nicht „ausgewürfelt“ worden sei, sondern vielmehr nach sachlichen

Kriterien erfolgte. Gleichwohl wurde im Einzelfall die Argumentation des Krankenhauses geprüft und ggf. berücksichtigt.

Bei der Bewertung des hausindividuellen Fallwertes einer Abteilung ist zu beachten, dass die abteilungsbezogenen Fallwerte auf den L3-Fällen des flexiblen Budgets beruhen. Das bedeutet, dass mittelbar die ggf. unterschiedliche Fallzahlentwicklung eine Rolle bei der Fallbewertung spielt. So könnte z. B. eine Abteilung über eine hohe interne Verlegungsquote und damit einer entsprechend höheren Fallzahl einen - bezogen auf die Abteilungskosten im flexiblen Budget - höheren Divisor erreichen. Dies könnte z. B. auch durch eine hohe Wiedereinweisungspraxis erreicht werden. Auch diese Aspekte werden im Vorfeld eines Angebotes durch Auswertungen der Krankenkassen beleuchtet. Darüber hinaus werden bei der Entwicklung eines Angebotes auch die Fallpauschalen- und Sonderentgeltanteile sowie der Gesamtfallwert berücksichtigt.

Die Betrachtung hausindividueller, abteilungsbezogener Fallwerte bewirkte bei einigen Häusern, mit denen noch keine medizinisch-leistungsgerechten Verhandlungen geführt worden waren, dass Budgetforderungen eher nachvollzogen werden konnten. Insbesondere war dies dann der Fall, wenn Forderungen - unter Berücksichtigung des Krankenhausvergleiches und weiterer Parameter - als wirtschaftlich zu betrachten waren. Dies hatte nicht zur Folge, dass die jeweiligen Forderungen immer akzeptiert wurden. Die Einigungs- und Kompromissbereitschaft auf Kassenseite wurde hierdurch aber gefördert.

8.9 Quantitative Beispiele

Gesichtspunkte, die sich aus der Anwendung verschiedener Orientierungsgrößen ergeben, sollen nun anhand eines anonymisierten Krankenhauses dargestellt werden. Dabei wird wegen der besseren Darstellungsmöglichkeit nur das flexible Budget beschrieben. Die Fallzahlen entsprechen den Fallzahlen nach L3 Nr. 13.

Tabelle 8.1 Simulation 1: Budget bei Verwendung des unteren Quartils

	flexibles Budget VB1997			flexibles Budget Fallzahl VB 1997 Fallwert unteres Quartil 1998			Veränderung 98/97 in %
Abteilung	**Fälle**	**Fallwert o. SE**	**Budget**	**Fälle**	**Fallwert o. SE**	**Budget**	
1	1.900	3.553,37	6.751.400	1.900	3.084,52	5.860.588	-13,19
2	1.831	2.944,01	5.390.486	1.831	2.909,39	5.327.085	-1,18
3	874	1.138,57	995.109	874	956,95	836.378	-15,95
4	573	1.113,50	638.033	573	370,33	212.197	-66,74
	5.178		13.775.028	5.178		12.236.248	-11,17

In Tabelle 8.1 wird für die Ermittlung des Budgets für 1998 auf das für jede Fachabteilung - ohne Basisbudget - geltende untere Quartil zurückgegriffen. Das Ergebnis wird mit dem für 1997 vereinbarten flexiblen Budget verglichen.

Der Vergleich ergibt - bei unveränderter Fallzahl - rechnerisch eine Budgetabsenkung von 11,17 %. Auffällig sind die starken Schwankungen zwischen den Fachabteilungen des Krankenhauses. Die deutliche Abweichung des Fallwertes in der Abteilung 4 erklärt sich durch einen vergleichsweise geringen Ansatz von Fallpauschalen- und Sonderentgelterlösen.

Tabelle 8.2 Simulation 2: Budget bei Verwendung des arithmetischen Mittels

	flexibles Budget VB 1997			flexibles Budget Fallzahl VB 1997/ Fallwert arithmetisches Mittel 1998			Veränderung 98/97 in %
Abteilung	Fälle	Fallwert o. SE	**Budget**	Fälle	Fallwert o. SE	Budget	
1	1.900	3.553,37	6.751.400	1.900	3.384,02	6.429.629	-4,77
2	1.831	2.944,01	5.390.486	1.831	3.394,92	6.216.104	15,32
3	874	1.138,57	995.109	874	1.124,66	982.949	-1,22
4	573	1.113,50	638.033	573	604,61	346.439	-45,70
	5.178		13.775.028	5.178		13.975.121	1,45

In Tabelle 8.2 wird für die Ermittlung des Budgets 1998 das für jede Fachabteilung geltende arithmetische Mittel verwendet. Das Ergebnis wird wiederum mit dem für 1997 vereinbarten flexiblen Budget verglichen. Dieser Budgetvergleich macht deutlich, dass eine Orientierungsgröße „arithmetisches Mittel" in diesem Fall die Gefahr einer Budgetausweitung in sich bergen würde. Das Krankenhaus würde voraussichtlich versuchen, den Mittelwert als Basisgröße einzuführen und darauf aufbauend besondere medizinische Leistungen mit dem Ziel weiterer Budgeterhöhungen herauszustellen.

Tabelle 8.3 Simulation 3: Budget bei Verwendung des vereinbarten Fallwertes bei unveränderter Fallzahl

	flexibles Budget VB 1997			flexibles Budget Fallzahl VB 1997 Fallwert VB 1998			
Abteilung	Fälle	Fallwert o. SE	**Budget**	Fälle	Fallwert o. SE	**Budget**	**Veränderung 98/97 in %**
1	1.900	3.553,37	6.751.400	1.900	3.336,72	6.339.762	-6,10
2	1.831	2.944,01	5.390.486	1.831	2.807,44	5.140.416	-4,64
3	874	1.138,57	995.109	874	1.124,66	982.949	-1,22
4	573	1.113,50	638.033	573	757,50	434.048	-31,97
	5.178		13.775.028	5.178		12.897.175	-6,37

In Tabelle 8.3 wird der auf Basis des vereinbarten flexiblen Abteilungsbudgets 1998 rechnerisch ermittelte Fallwert, aber angewendet auf gegenüber dem Vorjahr unveränderten Fallzahlen, verwendet. Das Ergebnis wird mit dem für 1997 vereinbarten flexiblen Budget verglichen.

Unter den genannten Prämissen würde sich das Budget nunmehr um 6,37 % mindern. Im Vergleich mit dem unteren Quartil als Orientierungsgröße (siehe Tabelle 8.1) wird deutlich, dass das untere Quartil nicht in allen Abteilungen konsequent durchgesetzt wurde bzw. werden konnte. Der Fallwert der Abteilung 2 konnte geringfügig unterhalb des unteren Quartils vereinbart werden. Da die Fallzahl gegenüber dem Vorjahr hier als unverändert angenommen wird, kann man auch von einer Minderung des durchschnittlichen Fallwertes gegenüber dem Vorjahr um 6,37 % sprechen.

Tabelle 8.4 Vergleich der Vereinbarungen 1997 und 1998(nur flexibles Budget)

	flexibles Budget VB 1997			flexibles Budget VB 1998			
Abteilung	Fälle	Fallwert o. SE	Budget	Fälle	Fallwert o. SE	Budget	Veränderung 98/97 in %
1	1.900	3.553,37	6.751.400	1.978	3.336,72	6.600.026	-2,24
2	1.831	2.944,01	5.390.486	1.749	2.807,44	4.910.206	-8,91
3	874	1.138,57	995.109	848	1.124,66	953.708	-4,16
4	573	1.113,50	638.033	573	757,50	434.048	-31,97
	5.178		13.775.028	5.148		12.897.988	-6,37

Tabelle 8.4 zeigt das tatsächliche Verhandlungsergebnis im Bereich des flexiblen Budgets.

Die Absenkung des flexiblen Budgets im Jahr 1998 gegenüber dem Vorjahr um 6,37 % resultiert zum einen aus der Anpassung der Fallwerte und einer geringfügig verringerten Fallzahl im Bereich des flexiblen Budgets (-0,58 %). Das Budget nach K 5 Nr. 9 wurde gegenüber dem Vorjahr um 2,95 % abgesenkt bei einer Verringerung der Gesamtfallzahl um 0,75 %.

Dieses Beispiel zeigt, dass die Krankenkassen ihre Argumentation mit Vergleichen und einer Orientierungsgröße unterhalb des arithmetischen Mittels haben durchsetzen können. Weitere Beispiele ließen sich zeigen. Es erübrigt sich, darauf hinzuweisen, dass dieses dann Beispiele wären, die eher zugunsten der Argumentation der Krankenkassen ausgegangen sind, dass es aber auch die entgegengesetzte Situation gibt.

8.10 Fazit

Die Erfahrungen in Westfalen-Lippe aus den Budgetverhandlungen 1997 bis 1999 haben gezeigt, dass in zahlreichen Budgetverhandlungen die „objektivierende Funktion" des Krankenhausvergleiches hilfreich war. Die in Westfalen-Lippe mehrjährig erprobte Clusteranalyse, die nach unserer Auffassung dem Anspruch gerecht wird, medizinische Leistungsstrukturen vergleichbar zu machen, hat wesentlich dazu beigetragen. Die von den meisten Krankenkassen in Westfalen-Lippe gemeinsam getragene Orientierungsgröße für Krankenhausvergleiche - das untere Quartil - konnte positioniert, wenn auch noch nicht endgültig etabliert werden.

Für die Zukunft wäre es hilfreich, wenn die mehrfach bekundete politische Absicht des Gesetzgebers – mehr Wirtschaftlichkeit im Krankenhausbereich – durch eindeutigere Definitionen unterstützt würde. Damit wäre es auch möglich, eine größere Verteilungsgerechtigkeit der für die stationären Leistungen zur Verfügung stehenden Ressourcen insofern zu erzielen, als leistungsfähigere Krankenhäuser einen vergleichsweise höheren Anteil erhielten als weniger leistungsfähige Krankenhäuser.

Der im Gesetzentwurf zur GKV-Gesundheitsreform 2000 dargestellte Ansatz der Einführung eines Gesamtbetrages auf Landesebene für stationäre Leistungen ist positiv zu werten. Es bedarf allerdings noch ergänzender Regelungen, die die Einhaltung des Gesamtbetrages auf Landesebene auch sicherstellen. Es dürfte im gesamtgesellschaftlichen Interesse liegen, wenn unter den Bedingungen eines zu vereinbarenden Gesamtbetrages auf Landesebene eine Vergleichs- bzw. Orientierungsgröße eindeutig definiert würde, um eine hohe medizinische Versorgungsqualität zu sichern.

Kapitel 9

Der Krankenhausbetriebsvergleich in Budgetverhandlungen – Möglichkeiten und Grenzen der derzeitigen Methodik

H. MARKUS LÜNGEN

9.1 Einführung

Während in Industriebetrieben eine Kalkulation der Preise über die Kostenkalkulation mit nachfolgender Bewährung auf dem freien Markt durchgeführt werden kann, existiert diese Möglichkeit im Gesundheitswesen nicht. Zum einen liegen die für die Kalkulation von Pflegesätzen erforderlichen Daten in den Krankenhäusern häufig nicht in einem Detaillierungsgrad vor, wie es für eine Kalkulation wünschenswert wäre[57], zum anderen fehlt der freie Markt, um die Preisbildung eventuell zu korrigieren.

Krankenhausvergleiche stellen einen Ansatz dar, um diese Preisbildung vorzunehmen. Die Orientierung an anderen Krankenhäusern als Vergleichsmaßstab ist ein Kompromiß zwischen Durchführbarkeit in der Praxis und dem gewünschtem Anreiz zu effizienter Leistungserstellung. Konkret haben Betriebsvergleiche in Budgetverhandlungen nach § 18 KHG damit das Ziel, die Ermittlung der krankenhausindividuell festzulegenden Höhe der Pflegesätze zu unterstützen. Krankenhausvergleiche dienen insofern nicht dazu, die angemessene Menge der Fallpauschalen und Sonderentgelte zu bestimmen, welche neben Pflegesätzen abgerechnet werden.

9.2 Der Rahmen für Krankenhausvergleiche

9.2.1 Einteilung der Krankenhausvergleiche

Die durchgeführten Betriebsvergleiche sollen hier in zwei Klassen unterteilt werden. Der ersten Klasse gehören Vergleiche an, die sich aus der Vereinbarung zwi-

[57] Zur Kalkulation der Pflegesätze werden in der BPflV detaillierte Vorgaben gemacht, die auf die ungenügend ausgebauten Kostenrechnungssysteme in Krankenhäusern Rücksicht nehmen.

schen der Deutschen Krankenhausgesellschaft und den Spitzenverbänden der Krankenkassen nach § 5 Abs. 1 BPflV ergeben. Dieser Vergleich soll *gemeinsamer Krankenhausvergleich* genannt werden. In der zweiten Klasse sollen die Vergleiche zusammengefaßt werden, die sich aus § 5 Abs. 4 BPflV ergeben. Diese Verordnungsvorschrift bietet den Verhandlungspartnern in den Pflegesatzverhandlungen die Möglichkeit, eigene Krankenhausvergleiche vorzulegen, die bei der Festlegung der Pflegesätze Unterstützung bieten sollen. Da diese zweite Klasse von Vergleichen nicht im Vorfeld zwischen den Verhandlungspartnern abgestimmt werden und daher auch methodisch kaum offen liegen, sind sie eher angreifbar und in der Argumentationsstärke weniger belastbar. Diese zweite Gruppe soll zur klaren Abgrenzung *nicht-gemeinsame Krankenhausvergleiche* genannt werden.

Tabelle 9.1 Krankenhausvergleich nach § 5 der BPflV

Gesetzliche Grundlage	Gemeinsame Krankenhausvergleiche	Nicht-gemeinsame Krankenhausvergleiche
Anwendungszeitraum	§ 5 Abs. 1 - 3 BPflV	§ 5 Abs. 4 BPflV
Stärke in der Argumentation	Nach Abschluß der Vereinbarung auf Bundesebene	Bis Abschluß der Vereinbarung auf Bundesebene
Methodik	Hoher Einfluß insbesondere bei Schiedsstellenentscheiden	Eher geringer Einfluß
	Kombination aus Struktur- und Diagnosenvergleich	Jede Methodik möglich

Diese Differenzierung der Krankenhausvergleiche setzt sich über die Pflegesatzverhandlungen hinaus bis zu Schiedsstellenentscheidungen fort.[58] Obwohl sich die Schiedsstelle vom Grundgedanken her bei der Festsetzung der Pflegesätze sehr gut auf Krankenhausvergleiche stützen könnte, ist dies in der Praxis zur Zeit sehr selten der Fall. Grund dafür ist der bereits erwähnte Umstand, daß die von den Verhandlungsparteien vorgelegten Vergleiche methodisch und inhaltlich nicht öffentlich zugänglich und damit nachvollziehbar sind und damit keiner Qualitätskontrolle unterliegen. Die Schiedsstellen beschränken sich daher darauf, die nicht-gemeinsamen Vergleiche als Tendenzaussagen zu werten.

Eine Wende in der Berücksichtigung der Krankenhausvergleiche durch die Schiedsstelle ist zu erwarten, sobald der gemeinsame Vergleich nach § 5 Abs. 1 BPflV umgesetzt wurde und damit ein methodisch offengelegtes und abgestimmtes Verfahren praktiziert wird. Mit einem Beginn der Umsetzung des gemeinsamen Vergleichs ist in naher Zukunft zu rechnen.[59]

---

[58] Die Schiedsstelle wird nach § 19 BPflV angerufen, falls die Vertragsparteien in den Pflegesatzverhandlungen keine Einigung erzielen können.

[59] Der Wortlaut der gemeinsamen Vereinbarung kann gelesen werden unter http://www.dkgev.de/1_khv.htm

9.2.2 Vorgaben aus § 5 BPflV

Der Verordnungstext aus § 5 BPflV ist die zentrale Stelle, um die Intention des Gesetzgebers und damit den Rahmen für die Möglichkeiten und Grenzen für alle Krankenhausbetriebsvergleiche in Pflegesatzverhandlungen zu erkennen. § 5 Abs. 1 – 3 BPflV kann als Anleitung für die Deutsche Krankenhausgesellschaft und die Spitzenverbände der Krankenkassen gelesen werden, die den formalen Rahmen für eine Vereinbarung auf Bundesebene über die Erstellung gemeinsamer Krankenhausvergleiche vorgibt. Da sich der Verordnungsgeber in § 5 BPflV mit Details zur Ausgestaltung der Vergleiche zurückhält, werden wenig Angaben zur konkreten Methodik und Umsetzung des Vergleichs und gar keine Vorgaben zur später nötigen Interpretation des Vergleichs gemacht. Auch die Zielgröße der Pflegesatzverhandlungen, das medizinisch leistungsgerechte Budget des Krankenhauses, wird nicht definiert oder in seiner rechnerischen Ableitung spezifiziert.

Im einzelnen beziehen sich die Vorgaben des § 5 BPflV im wesentlichen auf die Inhalte der Vereinbarung auf Bundesebene. Es sollen „Maßstäbe und Grundsätze für den Vergleich sowie die organisatorische Einrichtung, Durchführung und Finanzierung“ vereinbart werden. Es folgt ein allgemeiner Hinweis auf den Datenkranz, der „insbesondere die Leistungen, die der letzten Budgetvereinbarung zugrunde liegenden Beträge und die Pflegesätze“ umfassen soll. Dieser Datenkranz für den gemeinsamen Vergleich wird damit im wesentlichen durch die Vereinbarungs-LKA[60] eines Krankenhauses gebildet. Die Formulierung „insbesondere“ läßt dabei Raum für weitere Daten, auf die sich die Vertragsparteien einigen können, soweit sie nicht im Widerspruch zu anderen Verordnungs- oder Gesetzestexten stehen. Die Vorgaben verdeutlichen darüber hinaus die Absicht des Gesetzgebers, nicht einseitig eine Diskussion über die Kostenseite eines Krankenhauses zu führen, sondern diese ins Verhältnis zu den Leistungen zu setzen.

Der Gesetzgeber sieht lediglich eine „angemessene“ Berücksichtigung der Ergebnisse des gesetzlichen Betriebsvergleichs vor. Die konkrete Umsetzung dieser angemessenen Berücksichtigung bleibt den Pflegesatzparteien vor Ort bzw. der Schiedsstelle vorbehalten.

9.3 Strategien in Pflegesatzverhandlungen

In den Pflegesatzverhandlungen können die Verhandlungsparteien im wesentlichen zwei Strategien verfolgen, um Krankenhausvergleiche in ihrem Sinne möglichst optimal einzubringen. Die erste Strategie zielt auf die *rechtlichen Rahmenbedingungen*, also darauf, welche Bedingungen vorliegen müssen, damit Krankenhausvergleiche überhaupt als Argumentationsmittel vorgelegt werden dürfen

---

[60] Die LKA (Leistungs- und Kalkulationsaufstellung) eines Krankenhauses ist gemäß § 17 Abs. 4 BPflV die Aufstellung, welche zur Vorbereitung der Pflegesatzverhandlungen vom Krankenhausträger erstellt wird und zunächst die Forderungen für den nächsten Pflegesatzzeitraum enthält. Nach Abschluß der Verhandlungen wird die Forderungs-LKA durch die vereinbarten Werte zur Vereinbarungs-LKA ergänzt. Inhalte und Aufbau der LKA ergeben sich aus dem Muster in Anlage 3 BPflV.

und welche Konsequenzen aus dem Vergleich gezogen werden dürfen. Ziel der Strategie ist es damit, die Vergleiche gar nicht erst als Argumentationsmittel zuzulassen. Weitaus höhere Bedeutung wird in Zukunft die zweite Strategie haben, die den Vergleich nicht insgesamt verhindern möchte, sondern sich zum Ziel setzt, die *methodische Seite* der vorgelegten Vergleiche zu betrachten und daraus Argumente abzuleiten.

Während die rechtliche Strategie sich nur auf Vergleiche der zweiten Klasse (also auf die nicht-gemeinsamen Vergleiche nach § 5 Abs. 4 BPflV) anwenden läßt, kann die zweite Strategie für alle Vergleiche Anwendung finden.

9.3.1 Die rechtliche Strategie

§ 5 BPflV trat auf Betreiben des Bundesrates erst zum 1.1.1998 in Kraft, also 3 Jahre später als die BPflV 1995. Dadurch wurden die Verhandlungen zum gemeinsamen Vergleich, zwischen der Deutschen Krankenhausgesellschaft und den Spitzenverbänden der Krankenkassen auf Bundesebene, wenig intensiv vorangetrieben. Befürchtet wurde sogar ein Verhandlungsstillstand über den gemeinsamen Vergleich, was eine Blockade der Berücksichtigung von Krankenhausvergleichen bedeutet hätte. Um dem Vorzubeugen hat der Gesetzgeber in § 5 Abs. 4 erlaubt, daß bis zum Vorliegen des gemeinsamen Vergleichs die Krankenhausvergleiche der jeweiligen Verhandlungsparteien in den Pflegesatzverhandlungen berücksichtigt werden dürfen, also die nicht-gemeinsamen Vergleiche.

Die Argumentation der Krankenhausseite bis zum Pflegesatzzeitraum 1998 lautete, daß die nicht-gemeinsamen Vergleich dennoch keine Anwendung finden dürften, da der § 5 BPflV insgesamt noch nicht in Kraft getreten ist, also auch der Abs. 4 noch keine Anwendung findet. In den Pflegesatzverhandlungen dürften damit gar keine Vergleiche, auch nicht die nicht-gemeinsamen Vergleiche der Verhandlungsparteien, Berücksichtigung finden.

Diese Argumentation konnte jedoch auch bereits vor dem Pflegesatzzeitraum nur bedingt aufrechterhalten werden, da der übergeordnete Gesetzestext in § 17 Abs. 1 Satz 3 KHG ebenfalls eine Berücksichtigung der Pflegesätze und Leistungen vergleichbarer Krankenhäuser erlaubt. Diese Vorschrift ist zwar weniger detailliert ausgestaltet als der daraus abgeleitete § 5 BPflV, dennoch ist damit die Berücksichtigung von Krankenhausvergleichen zur Orientierung über die Ermittlung des leistungsgerechten Budgets und der Pflegesätze in Pflegesatzverhandlungen zulässig.

Mit Inkrafttreten des § 5 BPflV ab dem 1.1.1998 ergab sich ein anderes Bild. Die nicht-gemeinsamen Vergleiche nach § 5 Abs. 4 BPflV sind unstrittig voll einsetzbar, bis der gemeinsame Vergleich erstellt wird. Die rechtliche Strategie hat damit endgültig keine Grundlage mehr.

9.3.2 Die Methoden - Strategie

Eine sehr viel differenziertere und zukünftig noch stärker einzusetzende Strategie setzt bei den Methoden der vorgelegten Krankenhausvergleiche (sowohl der gemeinsamen als auch der nicht-gemeinsamen) an. Wie bereits angedeutet, legen die Vorschriften in § 5 BPflV lediglich den groben Rahmen fest, innerhalb dessen Krankenhausvergleiche für Pflegesatzverhandlungen durchgeführt werden sollen. Auch die Vereinbarung auf Bundesebene, die sich aus § 5 BPflV ableitet und den gemeinsamen Vergleich regelt, gibt lediglich die Instrumente und Methoden vor, jedoch keine Entscheidungs- oder Interpretationshilfe der Vergleiche. Daher verbleibt die anspruchsvolle Aufgabe des Auswertens und Interpretierens der Krankenhausvergleiche weiterhin bei den Beteiligten in den Pflegesatzverhandlungen.

Eine tiefere wissenschaftliche Auseinandersetzung mit dem Krankenhausvergleich nach § 5 BPflV hinsichtlich seiner Methodik und Stabilität hat bisher noch nicht stattgefunden, da der erforderliche Datenbestand bisher nicht aufgebaut wurde. Die nachfolgenden Gesichtspunkte gehen daher vor allem auf qualitative Aspekte ein.

9.3.2.1 Modell der Gruppenbildung

Die Gruppenbildung bestimmt darüber, welche Krankenhäuser als vergleichbar eingestuft werden können[61]. Daher kommt dem Modell der Gruppenbildung bei der Durchführung und damit auch in der Argumentation und Anwendung in den Pflegesatzverhandlungen überragende Bedeutung zu.

Jeder Krankenhausvergleich sollte explizit das Modell vorstellen, welches zugrunde gelegt wurde. Das Modell muß darlegen, welche Stammdaten und Bewegungsdaten eines Krankenhauses als Parameter in die Gruppenbildung einbezogen wurden. Ziel der Modellbildung ist es nach *Vertrees* [13], das Kostenpotential eines Krankenhauses abzubilden. Das Kostenpotential soll aufzeigen, welche Effizienzreserven unter optimalen Bedingungen in einem Krankenhaus mobilisiert werden können. Falls Ineffizienzen angenommen werden, liegt das Kostenpotential unter den tatsächlichen Kosten.

Um die Höhe des Kostenpotentials zu bestimmen, orientiert man sich an anderen, vergleichbaren Krankenhäusern. Vergleichbare Krankenhäuser werden anhand von Variablen erkannt, die für jedes Krankenhaus kostenverursachende Merkmale ausweisen. Dabei sollen die Variablen so gewählt werden, daß diese außerhalb des Einflußbereiches des Krankenhauses liegen, da ansonsten ein Krankenhaus seine Vergleichsgruppenzugehörigkeit selbst beeinflussen könnte. Die Abbildung des Krankenhauses über Variablen zum Zwecke eines Krankenhaus-

---

[61] Trotz der Bezeichnung *Krankenhausvergleich* werden die meisten Vergleiche über die Vergleichseinheit *medizinische Fachabteilung* aufgebaut, da die Bestimmung der Abteilungspflegesätze das Ziel ist. Es handelt sich somit um Fachabteilungsvergleiche. Lediglich für den Basispflegesatz sind Vergleiche auf Krankenhausebene sinnvoll. Hier soll aus Vereinfachungsgründen der Begriff Krankenhausvergleich beibehalten werden.

vergleichs soll somit möglichst alle Merkmale umfassen, die dem Krankenhaus Kosten verursachen und gleichzeitig von außen vorgegeben werden, so daß im Idealfall lediglich die Effizienz als Restgröße die Varianz innerhalb der Vergleichsgruppe erklärt.

Nicht in die Gruppierung geht üblicherweise die Qualität der Leistungserbringung, also die Struktur-, Prozeß- und Ergebnisqualität, ein. In den meisten Modellen wird unterstellt, daß die Qualität in allen Krankenhäusern gleich hoch sei oder ein akzeptables Niveau nicht unterschreite, so daß es sich im Modell um eine externe Konstante handelt.[62]

Gruppierungsparameter können auf Patienten-, Fachabteilungs- und Krankenhausebene benannt werden, wobei diese Reihenfolge in etwa auch die Größe des Einflusses auf die Kostenvariabilität und damit die Wichtigkeit widerspiegelt. *Watts et al.* haben bereits 1980 in einer Studie über 315 amerikanische Krankenhäuser herausgestellt, daß die stärkste Erklärung der Fallkostenvarianz über den Case-Mix, d. h. die Zusammensetzung des Diagnosenspektrums eines Krankenhauses auf Patientenebene, erklärt wird. Jedoch auch bei zusätzlicher Berücksichtigung von Krankenhausvariablen wie der Bettenzahl konnte höchstens 70 % der Kostenvarianz erklärt werden. Geht man davon aus, daß keine maßgeblichen Variablen in dem Modell übersehen wurden, würden 30 % der Kostenvarianz als Ineffizienzen verbleiben.

In einer weiteren Studie untersuchte *Frick* [4] den Einfluß der Variable „Lehrkrankenhaus ja/nein“ auf die Krankenhauskosten in den USA. Sie stellten fest, daß die neun häufigsten Diagnosengruppen jeweils 78 % bzw. 81 % der Fälle ausmachten, was auf eine hohe Übereinstimmung schließen läßt. Dennoch wiesen die Lehrkrankenhäuser um 53 % höhere Fallkosten auf, wobei die Patienten mit Grenzverweildauerüberschreitung bereits herausgerechnet wurden. Nicht abschließend geklärt werden konnte jedoch auch hier, ob die höheren Kosten auf Effizienzunterschiede zurückzuführen sind.

Die in die Modelle einbezogenen Variablen richten sich stark nach den Möglichkeiten der Operationalisierung und Erhebbarkeit sowie politischen Überlegungen [8]. Übliche Parameter auf Patientenebene sind die Diagnose, festgestellte Multimorbiditäten und die weniger spezifischen Angaben Alter und Verweildauer. Auf Fachabteilungsebene werden häufig das Merkmal Haupt- oder Belegabteilung, die Anzahl belegter Betten und/oder die Fallzahl eingesetzt. Auf Krankenhausebene werden die Parameter Bauform, Vorhandensein einer eigenständigen Intensivabteilung, Lehrtätigkeit des Krankenhauses und Lage im städtischen oder ländlichen Gebiet hinzugezogen.

[62] Eine interessante Untersuchung existiert hierzu von *Silber* et al., 1997 [12], in der die Korrelation zwischen Mortalität, Komplikationsrate und fehlgeschlagener Rettung vor dem Tod in 142 Krankenhäusern untersucht wird. Demnach besteht kein Zusammenhang zwischen der Komplikationsrate eines Krankenhauses und der Mortalität und den Todesraten durch fehlgeschlagene Rettungsversuche. Eine Qualitätsadjustierung von Krankenhäusern wird durch diese Schwächung der Indikatoren weiter erschwert.

Eine systematische Übersicht, ob diese Variablen sinnvoll sind oder nicht, existiert noch nicht. Grund hierfür ist zum einen die mangelhafte Datenlage und zum anderen die sich rasch ändernden Rahmenbedingungen für Krankenhäuser im Zuge der Gesetzgebung und des medizinischen Fortschritts, die erhebliche Auswirkungen auf die Kostensituation haben und Vergleiche daher schnell veralten lassen.

Methodisch befriedigend wäre es, einen Algorithmus zu entwickeln, der objektiv die mittels der Parameter beschriebenen Krankenhäuser zu Gruppen zusammenfaßt, und somit eine parteiische Einflußnahme gleich welcher Seite auf Krankenhausvergleiche ausschließt. Hierfür existieren seit den 70er Jahren verschiedenen Ideen:

- Die einfachste Methode besteht darin, diskrete Gruppen zu bilden, innerhalb derer wiederum Unterteilungen vorgenommen werden. Dieses Vorgehen wurde beispielsweise bei der Berechnung der Patientenklassifikation im Rahmen der amerikanischen Medicare Krankenversicherung zur Vergütung stationärer Krankenhausaufenthalte eingesetzt (sog. DRG-System). Es wurde die Unterteilung in sieben Bettenanzahlintervalle und das Kennzeichen ländlicher/städtischer Raum eingesetzt. Der Nachteil ist, daß bereits durch die einfache Vermehrung oder Verminderung der Gruppen das Ergebnis des Vergleichs beeinflußt werden kann [13].
- Aufwendiger ist die Anwendung der Clusteranalyse. Ähnliche Vorgehensweisen finden sich, wenn der Case-Mix, d. h. die Verteilung der Diagnosen eines Krankenhauses über das gesamte Spektrum, als eine Variable zur Gruppenbildung eingesetzt wird. Nachteil dieser Vorgehensweise ist, daß sie empfindlich gegenüber Änderungen an den Vorgaben reagiert, so daß die Vergleichsergebnisse auch hier beeinflußbar werden [8].
- Bei der Data Envelopment Analysis (DEA)[63] werden anhand der festzulegenden Parameter diejenigen Mengenkombinationen ermittelt, die zu höchstem Output (bzw. Produktionsmöglichkeiten) führen. Vorteil der Vorgehensweise ist, daß kein Ranking von Krankenhäusern gebildet wird, bei dem ein einzelnes Krankenhaus mit der höchsten Effizienz ausgezeichnet wird. Vielmehr ergibt sich aus der Produktionsmöglichkeitenkurve, daß unterschiedliche Faktorkombinationen gleich gute Ergebnisse liefern können. Die DEA ist bisher nur in der wissenschaftlichen Diskussion und weniger in der breiten Praxis oder in Pflegesatzverhandlungen eingesetzt worden. Dies mag an dem mathematischen Aufwand und der mangelnden Transparenz der Ergebnisermittlung liegen.

Insgesamt gibt es keine Gruppierungstechnik, die eine objektive Gruppenbildung erlaubt. Im gemeinsamen Krankenhausvergleich nach § 5 BPflV hat man sich auf eine abgestuftes Verfahren geeinigt, welches zunächst eine Gruppierung nach Strukturmerkmalen wie Fachabteilungsbezeichnung, Haupt/-Belegabteilung, vorhandenen Intensivbetten und Fallzahl vorsieht. Die Fachabteilungen, welche

[63] Eine Einführung wird bei Meyer et al., 1985 [10] gegeben.

diese vorgegebenen Grenzwerte einhalten, werden mittels einer Case-Mix-Analyse hinsichtlich der Vergleichbarkeit ihres Diagnosen- und Operationsspektrums abgeglichen. Es handelt sich somit um eine Kombination aus Struktur- und Clustervergleich,[64] der sich pragmatisch an den vorhandenen Daten orientiert und weniger im Sinne einer unvoreingenommenen wissenschaftlichen Evaluation entwickelt wurde.

9.3.2.2 Datenqualität

Die Betrachtung der Datenqualität bietet einen weiteren Ansatzpunkt, um eine Bewertung von Krankenhausvergleichen durchzuführen. Insbesondere die Codierqualität bei der Erhebung von patientenbezogenen Daten ist bisher bei der Bewertung von Krankenhausvergleichen nur selten einbezogen worden. *Bosing-Schwenkglenks* et al. [2] haben bei der Diagnosencodierung zwischen 2 % und 37 % Fehlcodierungen festgestellt, stark abhängig davon, ob manuell oder EDV-gestützt verschlüsselt wurde.

Mehrere Studien wurden in den USA im Zusammenhang mit der diagnoseorientierten Fallvergütung durchgeführt. *Corn* [3] stellte dabei eine Fehlcodierung von 18 % für die Hauptdiagnose, von 26 % für die Nebendiagnose und 17 % für die medizinische Prozedur fest (2.774 Fälle untersucht). In einer Studie über 2.680 zufällig ausgewählte Fälle stellte *Hsia* [5] fest, daß in 14 % der Fälle Fehler bei der Codierung auftraten (Dies umfaßt fehlerhafte Umsetzung der beschreibenden Diagnose in einen Code sowie die Verwendung gar nicht vorhandener Codes). Immerhin wurde eine erhebliche Verbesserung gegenüber einer ähnlichen Erhebung drei Jahre zuvor festgestellt.

Angesichts dieser schwankenden Datenqualität bereits in der Diagnosencodierung kann die Aussagekraft des Krankenhausvergleichs insgesamt angezweifelt werden, insbesondere wenn keine gleichmäßige Verteilung der Fehler über alle Krankenhäuser angenommen werden kann. Es ist jedoch davon auszugehen, daß mit der verstärkten Einführung von EDV-Systemen zur Patientencodierung (sog. Groupern) die Codierqualität zukünftig stark ansteigt.

9.3.2.3 Systematische Fehler in den Daten

Systematische Fehler liegen dann vor, wenn die Abweichungen von einem Mittelwert nicht zufallsbedingt schwanken, sondern eine Verzerrung aufgrund nicht beachteter Parameter darstellen. So ist zum Beispiel möglich, daß solche Krankenhäuser, die eine moderne Organisation und damit tendenziell niedrigere Kosten aufweisen, eher geneigt sind, ihre Daten für den gemeinsamen Vergleich einzureichen. Da keinerlei direkte Sanktionen bei Nichtlieferung vorgesehen sind, ist dieser Bias durchaus möglich.

---

[64] Der Vorschlag dieser kombinierten Vorgehensweise findet sich erstmals bei *Williams* et al., 1984 [15].

Weitere systematische Fehler können dadurch entstehen, daß von Krankenhäusern mehrjährige oder unterjährige Pflegesatzzeiträume verhandelt wurden, die nur unzureichend in einer jährlichen LKA abgebildet werden können. Ähnlich verhält es sich mit Chefarztwechseln (und nachfolgenden Diagnosespektrumverschiebungen), linear fortgeschriebenen Budgets mit willkürlichen Kürzungen in LKA-Positionen und unterschiedlichen Anteilen der Krankenhäuser an Sonderentgelten, was Auswirkungen auf das Restbudget hat. Weitere Argumentationslinien setzen bei der Lückenlosigkeit und Aufdeckungsrate der Plausibilitätsprüfungen bei den gelieferten Daten an. Auch hier können sich unbeabsichtigte systematische Fehler einschleichen.

Die Summe der Auswirkungen dieser möglichen Verzerrungen ist unbekannt. Eine erhebliche Auswirkung kann weder unterstellt noch ausgeschlossen werden.

9.3.2.4 Statistische Signifikanz

In der BPflV wird keine Angabe über eine Mindestanzahl von Krankenhäusern gemacht, die an Vergleichen teilnehmen müssen. Diese Mindestanzahl kann jedoch leicht über die statistische Signifikanz abgeklärt werden, die den üblichen Kriterien genügen sollte und auch explizit dokumentiert werden sollte. In der medizinischen Forschung ist ein 95 %iges Konfidenzintervall für den Erwartungswert üblich. Je mehr Parameter bei der Gruppenbildung Berücksichtigung finden und je weniger Krankenhäuser ihre Daten geliefert haben, desto eher besteht die Wahrscheinlichkeit, daß die statistische Aussagekraft leidet. Dann können Zufallsschwankungen zu starken Einfluß auf die erhaltenen Ergebnisse haben.

9.3.2.5 Interpretierbarkeit der Auswertungslisten

Bei der Gestaltung der Auswertungslisten stellt sich das Problem, daß einerseits die Aussagekraft durch möglichst detaillierte Angaben erhöht werden soll, andererseits die Lesbarkeit und das Recht der Krankenhäuser auf Anonymisierung dem entgegenstehen. Werden lediglich zusammenfassende statistische Kennzahlen wie Mittelwert, Varianz, Minimum/ Maximum und Perzentile ausgegeben, ist oftmals eine genügende Interpretationsmöglichkeit nicht gegeben. Werden Einzelwerte aufgeführt, kann es je nach Detaillierungsgrad der Auswertungen zu einer von § 5 BPflV nicht gedeckten Kenntlichmachung von Krankenhäusern und damit einer Offenlegung gegenüber potentiellen Wettbewerbern kommen.

Der gemeinsame Vergleich tendiert dahin, daß die Namen der Krankenhäuser in Klarschrift ausgegeben werden, die Daten der Häuser jedoch nur in Form von zusammenfassenden statistischen Größen. Es werden also keinerlei Einzelwerte zur Verfügung gestellt.

Unabhängig von der Frage der Anonymisierung sollten jene Größen, die gemäß dem gewählten Modell als Kostentreiber erkannt wurden, für jedes Krankenhaus ausgegeben werden (soweit sie nicht bereits bei der Gruppenbildung Eingang gefunden haben und deshalb innerhalb der Gruppe homogen sind).

9.4 Auswirkungen des Krankenhausvergleichs

Die Krankenhausvergleiche werden zur Zeit von der *Krankenkassenseite* eingesetzt, um die Budgets der Krankenhäuser abzusenken oder zumindest eine Begrenzung der Budgetsteigerung zu erreichen. Die *Krankenhausseite* nimmt eine eher defensive Haltung ein und versucht, die Budgetabsenkung zu vermeiden, da eine Budgetanhebung aufgrund eines günstigen Abschneidens nicht durchsetzbar ist. Aufgrund dieser Konstellation hat die Krankenkassenseite derzeit einen stärkeren Anreiz bei der Erstellung und Vorlage von Krankenhausvergleichen.

Die Ausführungen haben deutlich gemacht, daß die Modellbildung und deren routinemäßige empirische Überprüfung zumindest in Deutschland noch in den Anfängen steckt. Daraus resultiert derzeit noch eine gewisse Beliebigkeit bei der Erstellung der nicht – gemeinsamen Krankenhausvergleiche, die dazu beitrug, daß die Stringenz, die der Idee des Krankenhausvergleichs in den Pflegesatzverhandlung theoretisch zufallen könnte, in der Praxis nur teilweise umgesetzt werden konnte.

Eine neue Stufe beim Einsatz der Krankenhausvergleiche in Pflegesatzverhandlungen wird erreicht werden, sobald der gemeinsame Vergleich nach § 5 Abs. 1 – 3 BPflV anläuft und jährlich Auswertungen vorzeigen kann. Da die Verhandlungsparteien über die Methodik dieses Vergleichs bereits im Vorfeld Übereinkunft erzielt haben, besteht eine verminderte Möglichkeit zur nachträglichen Anwendung der oben geschilderten Strategien. Die Schiedsstellen werden diesem gemeinsamen Vergleichen daher erheblich stärkeres Gewicht beimessen, als dies bisher bei den nicht-gemeinsamen Vergleichen der Fall war.

Jedoch wird auch durch den gemeinsamen Vergleich nicht gelöst, auf welche Art die in § 5 BPflV geforderte „angemessene Berücksichtigung" ausgestaltet werden soll. Zentraler Punkt ist, daß der Weg von den in den Auswertungslisten ausgewiesenen Größen der Vergleichskrankenhäuser auf das medizinisch leistungsgerechte Budget des zu verhandelnden Hauses, unbekannt bleibt. Die Zielgröße *medizinisch leistungsgerechtes Budget* wird zwar in § 17 Abs. 1 KHG und auch in § 5 BPflV erwähnt, die Definition oder rechnerische Herleitung bleibt jedoch aus.

Als Ausgangswert, um auf diese Zielgröße zu schließen, hat sich dabei immer stärker die Höhe der Fallkosten etabliert. Es bietet sich scheinbar an, über eine Multiplikation der Fallkosten des günstigsten bzw. effizientesten Vergleichskrankenhauses[65] mit der Fallzahl des verhandelnden Krankenhauses das medizinisch leistungsgerechte Budget zu ermitteln. Voraussetzung wäre ein Krankenhausvergleich, der von seiner Methodik und Datenqualität nicht angreifbar ist. Da dies in der Praxis mit vertretbarem Aufwand nicht umzusetzen ist, hat der Gesetzgeber seine Intention wohl bewußt interpretationsfähig gelassen und die Rückschlüsse

[65] In der Praxis werden nicht die günstigsten Fallkosten, sondern diejenigen des 25-Perzentil Krankenhauses herangezogen, um ein Toleranz gegenüber methodischen Mängeln und und Datenqualitätsproblemen einzuräumen.

aus dem Krankenhausvergleich nicht auf ein Rechenmodell reduziert, sondern lediglich als Orientierungsgröße verstanden. Daher wird auch zukünftig bei der Festsetzung des Budgets eine Orientierung an den Werten des Vorjahres erfolgen. Die völlige Neukalkulation anhand des Krankenhausvergleichs (sog. Zero-Budgeting) wird nicht stattfinden.

Es ist dennoch damit zu rechnen, daß die erste Runde der Pflegesatzverhandlungen unter Einbeziehung des gemeinsamen Vergleichs erhebliche Konfliktpotentiale freilegen wird. Betrachtet man die jährlichen Pflegesatzverhandlungen als iteratives Wiederkehren einer Situation im Sinne der Spieltheorie, ist es nicht unwahrscheinlich, daß sich relativ schnell ein neues Gleichgewicht einstellen wird. Dieses Gleichgewicht könnte erreicht werden, indem die Krankenhäuser ihre innerbetriebliche Leistungsverrechnung flexibel nutzen und diese in den späteren Spielrunden zur Umschichtung von günstig abschneidenden Fachabteilungen hin zu weniger günstig abschneidenden Fachabteilungen einsetzen. Tendenziell würde damit eine zunehmende Nivellierung der Pflegesätze mit wachsender Anzahl von Spielrunden erreicht, ohne daß damit unbedingt reale Auswirkungen in den Krankenhäusern verbunden sein müssen. Inwieweit die Gegenstrategie der Krankenkassen, die Forderung nach einer Offenlegung der innerbetrieblichen Leistungsverrechnung Wirkung zeigt, bleibt abzuwarten.

Zusätzlich werden die zunehmenden Substitutionseffekte der ambulanten Versorgung in den Krankenhäusern, die mögliche Ausdehnung des Fallpauschalsystems mit folgender Verkleinerung des Restbudgets und die weiterhin raschen Änderungen der Rahmenbedingungen durch die Gesundheitsgesetzgebung eine Überlagerung der Effekte bewirken.

9.5 Diskussion

Es wurde deutlich, daß Krankenhausvergleiche, insbesondere die sich aus § 5 Abs. 1-3 BPflV abgeleiteten gemeinsamen Vergleiche, eine interessante Möglichkeit darstellen, um einen Ersatz für die fehlende Marktpreisfindung für Pflegesätze zu generieren. Die Probleme dieser Methode dürfen jedoch nicht übersehen werden.

Falls der Forderung zugestimmt wird, daß dem Krankenhausvergleich zukünftig eine größere Argumentationsstärke zukommen soll, so ist es unerläßlich, die Methodik auf eine stabile wissenschaftliche Grundlage zu stellen. Zudem müssen die Anwender des Krankenhausvergleichs vor Ort Anleitungen erhalten, welche Aussagen durch den Krankenhausvergleich gesichert sind und welche nicht.

Die Schritte zur Erreichung dieses Ziels sind:

- Es muß ein Datenpool aufgebaut werden, mit dessen Hilfe die verschiedenen Modelle durchgespielt und im Hinblick auf ihre Stärken und Schwächen durchleuchtet werden können. Idealerweise würde der Datenpool der wissenschaftlichen Diskussion zur Verfügung gestellt, um alternative Ansätze und die Offenheit des Verfahrens zu fördern.[66]
- Es muß ein Kranz von Modellen diskutiert und auf seine Umsetzbarkeit, methodische Stabilität und Aussagekraft hin untersucht werden.
- Durch Zusammenführung der Modelle und des Datenpools ergeben sich Szenarien, die in einer Analyse beweisen müssen, wo die Ursachen unterschiedlicher Ergebnisse einzelner Krankenhäuser liegen. Gleichzeitig liefern die Szenarien qualitative und quantitative Angaben darüber, welche Parameter überhaupt so großen Einfluß auf das Kostenpotential eines Krankenhauses haben, daß sich ihre Einbeziehung in einen Krankenhausvergleich lohnt. Derzeit gibt es bspw. keine Abschätzung darüber, ob und wieviel höher ein Pflegesatz einer Chirurgie liegen darf, wenn sich das Krankenhaus in einer ländlichen Umgebung statt inmitten eines Stadtzentrums befindet.

Nicht übersehen werden dürfen die Restriktionen bei der Anwendung von Krankenhausvergleichen, die auch bei einer intensiveren Diskussion der Methoden bestehen bleiben. So sind die aus den Krankenhäusern lieferbaren Parameter aus ökonomischen Gründen nicht beliebig erweiterbar. Angaben über die Fallschwere und Komorbiditäten sind sicherlich sehr gut geeignet, um Differenzierung in den Fallkosten zu erklären, derzeit in Deutschland jedoch nicht auf breiter Basis verfügbar.

Da die weitere Evaluation und Durchführung der Krankenhausvergleiche hohen Ressourcenverbrauch bedeuten wird, sollte kritisch hinterfragt werden, ob dieser Aufwand in einem akzeptablen Verhältnis zum Ertrag stehen wird. Krankenhausvergleiche bleiben auch in einem anspruchsvollen methodischen Umfeld angreifbar und daher in ihren Wirkungen begrenzt. Die logische Weiterentwicklung besteht darin, die Anreize zur Effizienz gar nicht in einem Krankenhausvergleich zu suchen, sondern unmittelbar in das Vergütungssystem einzubauen. Dies kann durch eine Ausweitung des derzeitigen Fallpauschalsystems oder die Einführung anderer bereits erprobter Patientenklassifizierungssysteme wie bspw. des amerikanischen DRG-Systems[67] geschehen. Diese Systeme rechnen alle Patienten über Pauschalen ab, deren Höhe sich hauptsächlich nach der Diagnose richtet. Das Krankenhaus hat daher aus der bereits bei der stationären Aufnahme feststehenden

---

[66] Wegweisend wird dies bereits in den USA praktiziert, wo die (HCFA) Health Care Financing Administration die Datensätze zur Berechnung der DRGs (s.u.) öffentlich bereitstellt (http://www.hcfa.gov/stats/pufiles.htm). Gleiche Ansätze gibt es mittlerweile in Großbritannien durch den NHS (National Health Service, wo ebenfalls Qualitätsparameter aller Krankenhäuser veröffentlicht werden (Anderson, 1999) (http://www.doh.gov.uk/indicat/)

[67] DRG (Diagnosis Related Groups) bezeichnen ein System, welches prinzipiell jeden stationären Patienten einer Gruppe zuordnet. Der Gruppe ist eine bereits vor Behandlungsbeginn feststehende Vergütung zugeordnet (prospective payment system).

Höhe der Vergütung heraus einen Anreiz, die Patienten möglichst effizient zu behandeln.[68]

Sollten sich Gesetzgeber und die Spitzenverbände auf Bundesebene auf ein solches System einigen, wäre der Krankenhausvergleich in seiner heutigen Form obsolet.[69] Wie eingangs gezeigt, bezieht sich der Krankenhausvergleich in seiner derzeitigen Form lediglich auf das Restbudget, welches über Abteilungs- und Basispflegesätze erlöst wird. Wird durch ein Fallpauschal- oder DRG-System das Restbudget gegen Null minimiert, ist ein Krankenhausvergleich zur Bemessung der tagesgleichen Pflegesätze überflüssig.

Doch auch diese vollpauschalierten Systeme richten ihre Vergütung weiter an Variablen wie Diagnosen oder Komorbiditäten aus, die lediglich als Input für das eigentliche Ziel der Patientenbehandlung, der Gesundung oder bestmöglichen Versorgung des Patienten, dienen. Eine langfristige Aufgabe ist daher, die Vergütung an die Ergebnisqualität der Behandlung zu koppeln. Auf dem Weg dorthin stellt der Krankenhausvergleich lediglich einen allerersten Schritt dar.

9.6 Zusammenfassung

Die bisher in den Pflegesatzverhandlungen eingesetzten Krankenhausvergleiche hatten ihre Grundlage in § 5 Abs. 4 BPflV, wo die sog. nicht-gemeinsamen Vergleiche zugelassen wurden. Zukünftig werden die methodisch anspruchsvolleren und auf Bundesebene abgestimmten gemeinsamen Vergleiche nach § 5 Abs. 1-3 BpflV die Pflegesatzverhandlungen weitaus stärkeren beeinflussen.

Da auch methodisch weiterentwickelte Krankenhausvergleichen Interpretationsspielraum zulassen, können Krankenhausvergleiche immer nur Hinweise zur Erkennung von Ineffizienzen liefern, nicht jedoch Wege zur Berechnung von leistungsgerechten Budgets. Ihr Einfluß bleibt damit begrenzt.

Sinnvoller als die eher kontrollierenden Mechanismen eines Krankenhausvergleichs scheint die Ansiedelung der Anreize zur effizienten Leistungserbringung unmittelbar im Krankenhaus zu sein. Dies kann durch eine Änderung des Vergütungssystems hin zu einem vollpauschalierten Entgeltsystem erreicht werden.

[68] Die veränderte Sichtweise auf die Krankenhauseffizienz wird auch an der Verschiebung der Forschungsaktivitäten deutlich. Seit Mitte der 80er Jahre hat die Intensität der Veröffentlichungen zur Methodik des Krankenhausvergleichs in den USA deutlich nachgelassen. Zu diesem Zeitpunkt wurde das DRG-System erstmals eingeführt.

[69] Der Referentenentwurf eines Gesetzes zur Reform der gesetzlichen Krankenversicherung ab dem Jahr 2000 (GKV-Gesundheitsreform 2000) (Stand: 25. Mai 1999) sieht im neuen § 17c KHG die Einführung eines vollpauschalierten Systems vor.

9.7 Literatur

[1] Anderson P, England publishes first tables of hospital performances. BMJ 1999;318:1715.

[2] Bosing-Schwenkglenks M, Swoboda A, Blumenstock G. Qualität der Diagnosekodierung. Führen und wirtschaften im Krankenhaus 1996 (6):593-97.

[3] Corn RF. The Sensitivity of Prospective Hospital Reimbursement to Errors in Patient Data. Inquiry 1981 Winter (18):351-360.

[4] Frick AP, Martin SG, Shwartz M. Case-mix and cost differences between teaching and nonteaching hospitals. Med Care 1985 Apr;23(4):283-95.

[5] Hsia DC, Ahern CA, Ritchie BP, Moscoe LM, Krushat WM. Medicare reimbursement accuracy under the prospective payment system, 1985 to 1988. JAMA 1992 Aug 19;268(7):896-9

[6] Jencks SF, Dobson A, Willis P, Feinstein PH. Evaluating and improving the measurement of hospital case mix. Health Care Financ Rev 1984;Suppl:1-11.

[7] Kahn KL (Hrsg.). The effects of the DRG based prospective payment system on quality of care for hospitalized medicare patients. Santa Monica (Cal.): RAND; 1992.

[8] Klastorin TD, Watts CA. The determination of alternative hospital classifications. Health Serv Res 1981 Summer;16(2):205-20

[9] Klastorin TD, Watts CA. The determination of alternative hospital classifications. Health Serv Res 1981 Summer;16(2):205-20

[10] Meyer M, Wohlmannstetter V. Effizienzmessung in Krankenhäusern. Z f Betriebswirtschaft 1985; Heft 3 (55):262-80.

[11] Möcks G, Lüngen M. Vereinbarung nach § 5 BPflV zum Krankenhausvergleich. Das Krankenhaus 1999 Feb.; 91(2):78-81.

[12] Silber JH, Rosenbaum PR, Williams SV, Ross RN, Schwartz JS. The relationship between choice of outcome measure and hospital rank in general surgical procedures: implications for quality assessment. Int J Qual Health Care 1997 Jun;9(3):193-200.

[13] Vertrees JC, Manton KG. A multivariate approach for classifying hospitals and computing blended payment rates. Med Care 1986 Apr;24(4):283-300.

[14] Watts CA, Klastorin TD. The Impact of Case Mix on Hospital Cost: A Comparative Analysis. Inquiry 1980 Winter;17(4):357-67.

[15] Williams SV, Kominski GF, Dowd BE, Soper KA. Methodological Limitations in Case Mix Hospital Reimbursement, With a Proposal for Change. Inquiry 21:17-31;Spring 1984.

Kapitel 10

Weiterentwicklung von Krankenhausbetriebsvergleichen: Wie wichtig ist Risiko-Adjustierung für den Krankenhausvergleich?

SEBASTIAN SCHNEEWEISS, OLIVER SANGHA

Bei den gegenwärtigen Bemühungen, das Gesundheitswesen bei gleichbleibendem Qualitätsniveau effizienter zu machen, rückt das Krankenhaus zunehmend in den Mittelpunkt. Dabei üben der stetige Fortschritt in der Medizin mit neuen, teuren Technologien und Behandlungsformen sowie eine stetig alternde Bevölkerung einen zunehmenden ökonomischen Druck auf die Krankenkassen aus. Der Verpflichtung zur Beitragsstabilität steht zusätzlich eine "Deckungslücke" auf der Einnahmenseite durch die gegenwärtige Arbeitsmarktsituation gegenüber. Diese Beobachtungen und die Tatsache, dass Deutschland im internationalen Vergleich bei ähnlicher Morbiditätsstruktur hinsichtlich der Bettendichte, Liegezeiten und Auslastung von Krankenhäusern seit Jahren einen Spitzenplatz einnimmt, legitimiert das Bestreben der Krankenkassen im Bereich der stationären Versorgung Wirtschaftlichkeitsreserven zu identifizieren. In diesem Zusammenhang hat der Krankenhausbetriebsvergleich in jüngster Zeit eine zentrale Rolle eingenommen.

Vergleiche werden unter der betriebswirtschaftlichen Annahme durchgeführt, dass ein Krankenhaus mit geringeren Ausgaben pro Behandlungsergebnis wirtschaftlicher arbeitet als eines mit höheren Ausgaben. Dieser Annahme stellen Kritiker entgegen, dass sich die Leistungsempfänger hinsichtlich Morbidität, Schweregrad und weiteren Faktoren, die das Behandlungsergebnis beeinflussen, in jedem Krankenhaus unterscheiden, die Leistungen entsprechend sehr variabel erbracht werden und sich somit einem direkten Vergleich entziehen.

Herausforderungen bestehen jedoch heute nicht nur hinsichtlich der Vergleichbarkeit von Patienten, sondern auch auf der Seite der Berechnung der Kosten pro behandeltem Patient und der erbrachten Leistungen. Die gegenwärtige Krankenhausfinanzierung, sowie eine erheblich Variabilität hinsichtlich der klinikinternen Buchhaltung, machten auch in diesem Bereich einen direkten Vergleich extrem schwierig. Leistungen im Sinne von Behandlungsergebnissen werden im Vergleich zu anderen Industriezweigen äußerst rudimentär, d. h. fast ausschließlich durch die Angabe von Mortalitäts-, Morbiditäts- und Infektionsraten, erfasst. Betriebswirtschaftliche Kenngrößen, z. B. Fallkosten oder Belegungsraten, sind nicht aussagefähig, solange die zugrundeliegende Patientenpopulation nicht explizit beschrieben werden kann. Die bloße Angabe von Alter, Geschlecht, ICD-Hauptdiagnose bzw. Prozeduren ist dabei oftmals nicht ausreichend.

Unter dem Druck, einen validen Krankenhaus- bzw. Patientenvergleich dennoch möglich zu machen, sind verschiedene Verfahren und Methoden entstanden, die in den vorangegangen Beiträgen beschrieben wurden.

Dieses Kapitel klammert bewusst die Erfassung von Kosten, Leistungen und Ergebnissen aus und beschäftigt sich mit dem Stellenwert der "Risiko-Adjustierung" in künftigen Krankenhausvergleichen.

10.1 Vergleichbarkeit

Grundsätzlich ist die Problematik der Nicht-Vergleichbarkeit von Patienten bzw. Patientenpopulationen ein bekanntes Phänomen in der Medizin. Warum reagieren manche Patienten besser auf ein Medikament als andere? Dieses hat dazu geführt, dass Medizin als Individualmedizin unter dem Einsatz sehr variabler kognitiver und materieller Ressourcen praktiziert wurde. In Zeiten ohne Kostendruck wurde eine solche Einstellung nicht herausgefordert, obwohl ein Nachweis der jeweiligen Behandlungsergebnisse fehlte.

Im Bereich der klinischen Prüfung von Medikamenten wurde das Problem methodisch gelöst. Die Vergleichbarkeit von zwei Patientengruppen wird durch strikte Ausschlusskriterien von Patienten und durch zufällige Aufteilung der Patienten in die jeweiligen Vergleichsgruppen erreicht. Im Mittel sind damit alle Patienteneigenschaften wie Geschlecht, Alter, Schweregrad der Grunderkrankung und Begleiterkrankungen in beiden Gruppen gleich. Derartige randomisierte Experimente sind jedoch im Krankenhausvergleich nicht möglich. Ersatzweise wird daher versucht, Patienteneigenschaften wie Diagnosen zu erfassen, um dann Kosten und Leistungen nur von Patientengruppen zu vergleichen, die die gleiche Diagnose haben. Je vergleichbarer Patientengruppen sein sollen, desto mehr Untergruppen oder ‚Schichten' mit gleichen Eigenschaften wird man bilden, z. B. Hauptdiagnose plus Alter plus Geschlecht plus Begleiterkrankungen. Eine Risiko-Adjustierung vergleicht nur Patienten der unterschiedlichen Krankenhäuser innerhalb jeder Schicht mit ähnlichen Patienteneigenschaften. Die Ergebnisse aller Schichten werden in einem gewichteten Mittel zusammengefasst.

Risiko-Adjustierung stößt an seine natürlichen Grenzen, wenn Patienteneigenschaften nicht erfasst werden oder nicht erfassbar sind. Werden solche Faktoren nicht berücksichtigt, die gleichzeitig mit Kosten oder Behandlungsergebnissen korreliert sind, so ist die Vergleichbarkeit entsprechend eingeschränkt. Zusätzlich gibt es zufällige Faktoren, die in Form von 95 % Konfidenzintervallen dargestellt werden. Sie werden in den entsprechenden Verhandlungen den beteiligten Gruppen verdeutlichen, auf welcher begrenzten empirischen Basis weitreichende Entscheidungen getroffen werden sollen.

10.2 Welche Faktoren beeinflussen Kosten und Behandlungsergebnisse eines Krankenhausaufenthaltes?

Die Vergleichbarkeit von Krankenhäusern wird nur durch solche Faktoren eingeschränkt, die die Kosten und Ergebnisse eines Hauses beeinflussen. Die beiden wichtigsten Faktoren neben der medizinischen Versorgung im Krankenhaus sind (1) patientenbezogenen Faktoren, wie allgemeiner Gesundheitszustand bei Aufnahme, Art und Schweregrad der Hauptdiagnose, Anzahl und Schweregrad der Begleiterkrankungen und (2) Gegebenheiten der Versorgungsstruktur wie Versorgungsstufe und Spezialabteilungen [1]. Dazu kommen die Faktoren, die als zufällige Ereignisse vorhanden sind. Wir stellen diese Konzepte in einem verallgemeinerten Versorgungsmodell dar (siehe Abbildung 10.1). Dieses Modell verdeutlicht die Wirkungen der einzelnen Komponenten auf Kosten und Ergebnisse in einer funktionalen Form. Es erleichtert, das Konzept einer Risiko-Adjustierung zu verstehen und einheitlich zu kommunizieren.

K/E
Kosten pro Behandlungs-ergebnis
=
KH
Krankenhaus-versorgung
+
PE
Patienten-eigenschaften
+
VS
Versorgungs-struktur
+
e
Zufällige Faktoren

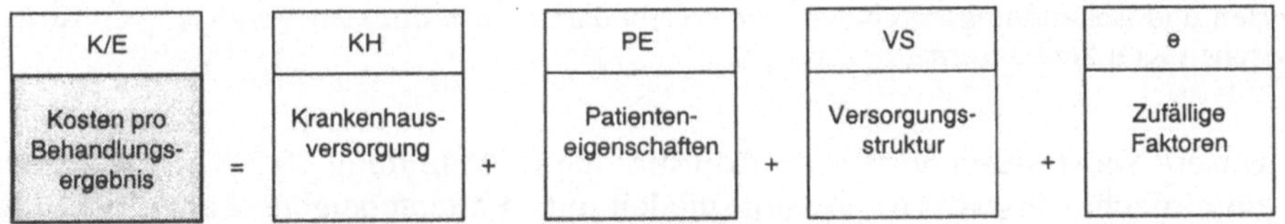

Abbildung 10.1 Das verallgemeinerte Versorgungsmodell. Kosten pro Leistung werden durch eine Funktion von drei Hauptfaktoren und zufälligen Faktoren erklärt

Das Modell verdeutlicht, dass Patienteneigenschaften, auch Patientenmix genannt, und Versorgungsstruktur zum Vergleich von Krankenhäusern ähnlich wichtige Stellungen einnehmen wie die im Krankenhaus erbrachte medizinische Versorgung. Nachdem Krankenkassen hauptsächlich an guten Behandlungsergebnissen interessiert sind und es Aufgabe der einzelnen Krankenhäuser ist, die jeweilige medizinische Versorgung zu optimieren, wird die erbrachte Krankenhausversorgung (KH) nicht explizit gemessen, sondern durch einen binären Indikator ersetzt, der das zu untersuchende Krankenhaus markiert.

10.3 Risiko-Adjustierung

Patienten mit gleicher Hauptdiagnose unterscheiden sich hinsichtlich Alter, Geschlecht, Schweregrad, Begleiterkrankungen, Funktionsfähigkeit und weiteren Faktoren, die den Behandlungserfolg beeinflussen können. Mit anderen Worten, diese Faktoren beeinflussen das Risiko, schlechtere Ergebnisse zu höheren Kosten bei gleich guter medizinischer Versorgung zu produzieren, als der Durchschnitt aller Patienten. Ziel einer Risiko-Adjustierung ist es, nur Patienten mit ähnlichem Risikoprofil bzw. nur Abteilungen/Krankenhäuser mit ähnlichen Patientenzusammensetzungen („Patientenmix“) zu vergleichen.

Die Risiko-Adjustierung in einem Betriebsvergleich ist also nichts anderes als der Versuch, die Effekte dieser Faktoren auf die gesundheitlichen Ergebnisse mit entsprechenden statistischen Methoden zu eliminieren oder adjustieren. Sind Patienteneigenschaften und Versorgungsstruktur hinreichend adjustiert, so ist eine direkte Gleichsetzung der Krankenhäuser mit den Kosten und Behandlungsergebnissen möglich.

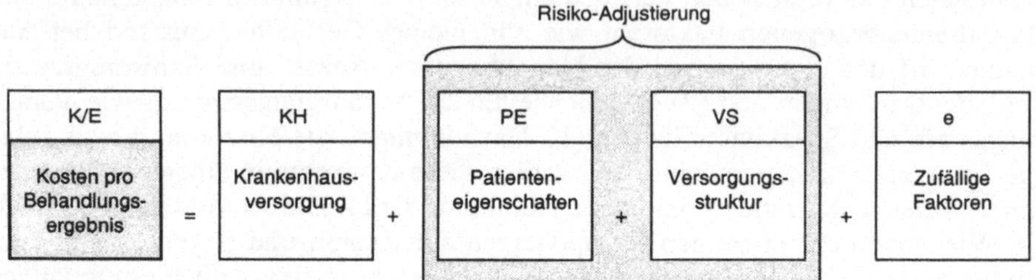

Abbildung 10.2 Betriebsvergleich im verallgemeinerten Versorgungsmodell: Risiko-Adjustierung eliminiert den Effekt von Patienteneigenschaften und Versorgungsstruktur auf Kosten und Behandlungsergebnisse. Sie erlaubt damit einen direkten Vergleich von Kosten zwischen Krankenhäusern

Unsere Darstellung der Risiko-Adjustierung in Abbildung 10.2 lässt sich direkt in ein einfaches lineares Regressionsmodell mit *i* Patienteneigenschaften (PE) und *j* Charakteristika der Versorgungsstruktur (VS) übertragen und entsprechend analysieren:

$$K/E = a + b_1 Krankenhaus + c_1 PE_1 + .. + c_i PE_i + d_1 VS_1 + .. + d_j VS_j + e$$

Der Regressionskoeffizient b_1 ist damit ein Maß für die kostengünstiger (oder teurer) erbrachten Behandlungsergebnisse in dem untersuchten Krankenhaus im Vergleich zu allen anderen Häusern, adjustiert für Patienteneigenschaften und Versorgungsstruktur.

Sorgfältige Analysen erfordern jedoch kompliziertere Modelle, die Interaktionen zwischen den einzelnen Faktoren erlauben. Stabilere Schätzungen erhält man, wenn zufällige Schwankungen auf Patientenebene und Krankenhausebene in hierarchischen Regressionsanalysen getrennt modelliert werden [2][3].

Tabelle 10.1 zeigt Dimensionen einer weitreichenden Risiko-Adjustierung patientenbezogener Eigenschaften. Alle Faktoren sollten zum Zeitpunkt der Aufnahme erfasst werden und den Status zu diesem Zeitpunkt oder kurz davor (bei chronischen Erkrankungen länger) abbilden, um nicht durch die Behandlung oder deren Komplikationen beeinflusst zu werden. In der Praxis werden meist weniger Dimensionen herangezogen.

Wie ordnen sich bestehende Konzepte in dieses allgemeine Konzept ein?

Seit 1996 bestehen von Seiten der Sozialleistungsträger 21 Strukturmerkmale, die Krankenhäuser in Gruppen zusammenfassen sollen, die ähnliche Aufgaben erfüllen. Einteilungsmerkmale waren dabei u. a. Anzahl Fachabteilungen, Akademisches Lehrkrankenhaus, Versorgungsstufe etc.

Tabelle 10.1 Dimensionen einer patientenbezogenen Risiko-Adjustierung im Krankenhausvergleich

Dimensionen der Risiko-Adjustierung
Haupterkrankung und deren Schweregrad
Akuter klinischer Allgemeinstatus
Begleiterkrankungen und deren Schweregrad
Vorausgehende Inanspruchnahme von Gesundheitsleistungen
Demographische Faktoren
Subjektiver Gesundheitsstatus
Lebensstil Faktoren
Kognitive, seelische und soziale Funktionsfähigkeit

Vergleicht man Krankenhäuser innerhalb dieser Strukturgruppen, so wird in unserem Modell die Versorgungsstruktur zu einem gewissen Grade adjustiert, nicht jedoch die Patienteneigenschaften, da der tatsächliche Patientenmix in den zu vergleichenden Häusern unbekannt bleibt. Es kann also vorkommen, dass eine Klinik der Primärversorgung in einem Ballungsraum mit einer Uni-Klinik in der Nachbarschaft mit einer Klinik der Primärversorgung im ländlichen Raum verglichen wird. Starke Unterschiede im Patientenmix sind hier zu erwarten.

Das WIdO*KLIP*-Verfahren ist der erste Ansatz in Deutschland, Patienteninformationen zur Risiko-Adjustierung heranzuziehen. Basierend auf ICD-kodierten Diagnosen der LKA-Statistik, werden mittels Clusteranalyse jene Abteilungen aus einem Pool von Fachabteilungen identifiziert, die sich bezüglich der Verteilung der ICD-Diagnosen möglichst ähnlich sind. Kosten, Verweildauer oder andere Zielgrößen werden dann direkt zwischen denn Abteilungen verglichen, die sich zusätzlich in Alters- und Geschlechtsverteilung ähnlich sind. In unserem Modell entspricht dies einer verbesserten Adjustierung des Patientenmixes, jedoch ohne Komorbidität und Schweregrad. Obwohl Diagnoseinformationen in die Bildung von Vergleichsabteilungen eingehen, ist das Verfahren nicht einer Adjustierung von patientenbezogenen Eigenschaften gleichzusetzen. Es handelt sich vielmehr um eine aggregierte Gegenüberstellung von alters-, geschlechts- und diagnoseähnlichen Abteilungen und aggregierten Kosten (Abbildung 10.3).

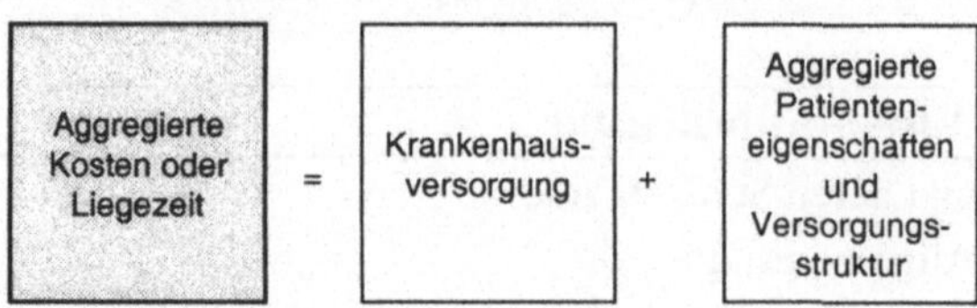

Abbildung 10.3 Derzeitige Reduktion auf den Vergleich von aggregierten Kosten mit einer aggregierten Risikoadjustierung

Hierzu zwei Beispiele:

1. In einem Qualitätsmanagementprojekt werden abteilungsbezogene Komplikationsraten als Maß der Ergebnisqualität verglichen.
2. In einem Betriebsvergleich werden Verweildauern als Zielgröße verglichen.

Im ersten Beispiel kann eine Abteilung mit besonders geringer Komplikationsrate identifiziert werden. Es kann jedoch nicht festgestellt werden, ob diese Komplikationen bei Personen mit schwerwiegenderen Diagnosen und mehreren Nebendiagnosen auftreten, oder relativ gesunden Patienten, die auf Grund einer schlechten medizinischen Versorgung die Komplikation erlitten haben. Diese Effekte bleiben bei dem Vergleich aggregierter Größen wegen der Entkoppelung von Prädiktoren (z. B. Diagnose) und Zielgröße unerkannt und werden als ökologischer Bias bezeichnet. Bei einem Betriebsvergleich (zweites Beispiel) hingegen ist es für die Prüfer nicht von Interesse, wie einzelne diagnoseähnliche Abteilungen zu kürzeren Liegezeiten kommen. Damit ist dieses Verfahren hier einsetzbar, jedoch nicht zum internen Qualitätsmanagement.

Grenzen aggregierter Verfahren

1. Bisherige aggregierte Verfahren wie das WIdO*KLIP* basieren auf der Bildung von Abteilungsgruppen mit möglichst ähnlichen (homogenen) Diagnoseverteilungen. Diese Suche nach ähnlichen Abteilungen wird jedoch an Grenzen stoßen, wenn weitere Variablen wie z. B. der Schweregrad der jeweiligen Erkrankungen zur Gruppenbildung herangezogen werden. Die Anzahl der zur Überlappung zu bringenden Kategorien steigt exponentiell, und es wird sehr bald unmöglich, noch hinreichend gleiche Abteilungen zu identifizieren. Damit ist das Verfahren vermutlich bereits jetzt nahe an seiner Grenze angelangt.

2. Ein Vergleich einzelner Patientengruppen zwischen unterschiedlichen, sich nicht ähnelnden Häusern wird explizit ausgeschlossen. Dabei kann es von großer Wichtigkeit sein, z. B. die Behandlung unkomplizierter Pneumonien bzgl. der entstandenen Kosten/Liegezeiten in Lehrkrankenhäusern mit denen in Häusern der Primärversorgung zu vergleichen.

3. Ferner kann das Verfahren nur bedingt zum internen Qualitätsmanagement eingesetzt werden.

Aus diesen Gründen ist das WIdOKLIP-Verfahren zwar mit Einschränkungen zum Betriebsvergleich einsetzbar, eine Weiterentwicklung einer Risiko-Adjustierung, die gleichzeitig zum Qualitätsmanagement eingesetzt werden kann, ist jedoch nur mit patientenbezogenen Verfahren erreichbar.

Einzelfallbewertung vs. statistische Verfahren
Es sei hier bemerkt, dass Risiko-Adjustierung eine statistische Methode ist, die formale Einschränkungen, Standardisierungen und Gewichtungen erfordert. Bei isolierter Betrachtung einzelner Patienten wird ein erfahrener Kliniker vermutlich eine differenziertere und bessere Einschätzung der zu erwartenden Behandlungsergebnisse erstellen können, da er eine Vielzahl von z. T. schlecht erfass- und dokumentierbaren Faktoren in seinen Überlegungen berücksichtigt. Damit ist es jedoch auch unmöglich, diese Einschätzung in einer zuverlässigen und reproduzierbaren Weise abzubilden [4]. Die Stärke einer standardisierten Risiko-Adjustierung ist, dass sie möglichst objektive Vergleiche zwischen unterschiedlichen Ärzten, Häusern und Regionen zulässt und sich nicht auf subjektive Kriterien, Einzelfallberichten und Anekdoten beschränkt.

10.4 Aufwand und Nutzen einer Risiko-Adjustierung

Risiko-Adjustierung kann mit einem breiten Spektrum von Methoden durchgeführt werden, das vom einfachen Auflisten von Diagnosen bis zu komplexen Gewichtungsverfahren reicht. Die Qualität einer Risiko-Adjustierung wird gemessen an ihrer Fähigkeit, die Variabilität der gesundheitlichen Ergebnisse oder Kosten bei gleicher medizinischer Versorgung zu erklären bzw. diese für jeden Patienten vorherzusagen. Die optimale, praktisch nicht erreichbare prädiktive Validität ist dabei 100 %, d. h. Ergebnisse und Kosten jedes Patienten können aufgrund seiner Einweisungscharakteristika und bei bekannter medizinischer Versorgung bereits vollkommen vorhergesagt werden.

Die Qualität oder Vollständigkeit einer Risiko-Adjustierung hat einen Preis. Eine Vielzahl von Parametern müssen erfasst, bewertete und dokumentiert werden. Nachdem jedoch relativ grobe Parameter wie Alter, Geschlecht und ICD-Diagnosen in Kombination bereits einen nicht zu unterschätzenden Teil einer Risiko-Adjustierung darstellen, kann mit relativ geringem Mehraufwand (z. B. Anzahl der Diagnosefelder von 1 auf 5 oder sogar 25 erweitern, wie es Romano et al. empfehlen [5]) bereits sichtliche Verbesserungen erreicht werden. Um eine weitere Steigerung der prädiktiven Validität zu erreichen steigt der Aufwand jedoch zunehmend (siehe Abbildung 10.4). Dies erklärt sich dadurch, dass jede Erkrankung sehr spezifische Prädiktoren für den Behandlungserfolg hat. Da Krankenhäuser ein relativ heterogenes Spektrum von Krankheiten behandeln, müssen mehr und mehr Einzelparameter zu einer weiteren Optimierung der Risiko-Adjustierung herangezogen werden, die zum Teil mit hohem Aufwand erfasst und dokumentiert werden müssen.

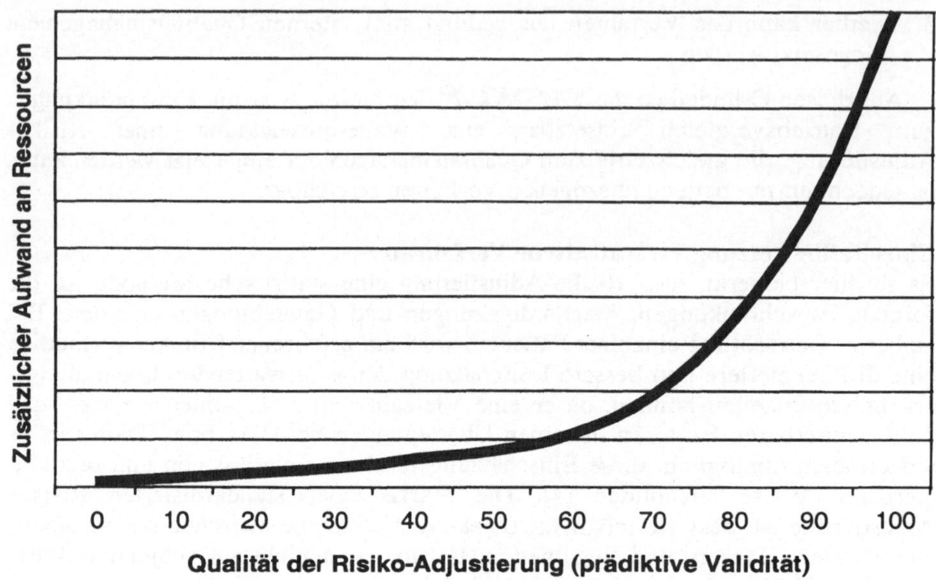

Abbildung 10.4 Zunehmender Aufwand für eine Optimierung der Risiko-Adjustierung

Für unterschiedliche Anwendungen können verschiedentliche Grade der Risiko-Adjustierung ausreichen. Um eine informierte Entscheidung treffen zu können, muss daher zunächst die prädiktive Wertigkeit unterschiedlicher Verfahren bekannt sein. Danach wird der jeweilige Aufwand in Relation zum Gewinn entscheiden, welches Verfahren zum Einsatz kommt.

10.5 Wertigkeit unterschiedlicher Instrumente zur Risiko-Adjustierung

Dieser Abschnitt greift aus den ca. 20 existierenden Risiko-Adjustierungs-Verfahren mit noch mehr Varianten nur wenige, häufig eingesetzte Verfahren exemplarisch heraus und diskutiert deren strukturelle sowie metrische Eigenschaften. Strukturelle Eigenschaften von Risiko-Adjustierungs-Verfahren geben Auskunft über den Ressourcenaufwand und entscheiden letztlich über die Praktikabilität der einzelnen Verfahren, insbesondere, wenn sich die metrischen Eigenschaften ähnlich sind.

Wir teilen die Verfahren in solche auf, die auf administrative Daten zurückgreifen, und solche die überwiegend mit klinischen Daten arbeiten. Administrative Daten sind solche, die derzeit bereits in den Leistungsstatistiken aufgeführt werden (Diagnose(n), Alter, Geschlecht, Liegezeit, Entlassungsart und Prozeduren) oder solche, die ohne großen Mehraufwand integriert werden können, wie weitere Diagnosefelder und Diagnosetyp (Haupt, Neben und Komplikation). Klinische

Daten umfassen dagegen konkrete Ergebnisse und Bewertungen klinischer Untersuchungen. Diese Trennung entspricht den erheblichen Unterschieden in Praktikabilität und Installation der Systeme.

Administrative Daten

Diagnosis Related Groups: DRGs [6][7] und ‚All Patient Refined' DRGs (APR-DRGs) [8][9] sind die am weitesten verbreiteten Systeme basierend auf administrativen Daten. DRGs wurden spezifisch für prospektive Vergütungssysteme (PVS) entwickelt. Primäres Ziel war es, Patienten in Gruppen möglichst gleichen Ressourcenverbrauchs einzuteilen. Damit ist Risiko-Adjustierung integrierter Bestandteil von DRG-Systemen. DRGs klassifizieren Patienten an Hand von 5 ICD-Entlassungsdiagnosen, 3 Prozeduren, Alter, Geschlecht und Entlassungsstatus. Die Daten werden den amerikanischen Leistungsstatistiken entnommen (UHDDS), die durch ausgebildete Kodierer von den Krankenakten nach Entlassung abstrahiert werden. Mit Computeralgorithmen („grouper") werden die Patienten den einzelnen DRGs zugeteilt. Die weiterentwickelten APR-DRGs ordnen die Begleiterkrankungen den unterschiedlichen Schweregradstufen dabei in Abhängigkeit der Hauptdiagnose zu. Kritikpunkt der Risiko-Adjustierung ist die Einteilung des Schweregrades an Hand der zum Einsatz gekommenen Prozeduren und nicht an der Notwendigkeit der Prozeduren. Angesichts der erheblichen regionalen Variabilität in der Häufigkeit von Prozeduren [10], lässt dieses Vorgehen eine geringere Validität erwarten.

Weitere Systeme, die mit den gleichen Angaben arbeiten, sind *Patient Management Categories* (PMCs) [11][12] und *Disease Staging* (DS) [13]. Dieses Systeme kategorisieren Patienten ebenfalls in Krankheitsgruppen und entsprechende Schweregrade.

Der *Charlson Index* ist ein gewichteter Score von bis zu 17 ausgewählten Begleiterkrankungen. Er wurde ursprünglich für klinische Daten entwickelt, mittlerweile gibt es jedoch vier unterschiedliche Adaptationen für administrative Daten, die auf 3- oder 5-stelligen ICD-9 Codes basieren [14][15][16][17]. Durch seine einfache Struktur ist der Charlson Index entsprechend leicht anzuwenden und nicht mit Lizenzgebühren verbunden.

Klinische Daten

Der *Computerized Severity Index* (CSI) [18][19]stellt ein umfangreiches System dar, das Patienten in 600 Diagnosen und Symptome einteilt und den Erkrankungsschweregrad an einer Vielzahl klinischer Parameter auf einer ordinalen Skala abbildet. Der CSI computer-algorithmus besitzt für jede Erkrankung eine Matrix aus Zeilen mit klinischen Parametern, z. B. EKG, Laborwerte, Röntgen, und Spalten mit den jeweiligen Schweregraden 1 bis 4. Die Felder der Matrizen sind mit den entsprechenden Kriterien für die Schweregrade ausgefüllt. Nachdem das System voll computerisiert ist, kann es leicht mit einem Krankenhausinformationssystem verbunden werden. Ein ähnlich umfangreiches System stellt das MedisGroup System dar [20][21].

Systeme wie *APACHE III* (Acute Physiology, Age, Chronic Health Evaluation) [22], *MPM II* (Mortality Probability Model) [23], und *SAPS II* (Simplified Acute Physiology Score) [24] wurden für schwerst-kranke Patienten auf Intensivstationen entwickelt und stellen deren Schweregrad auf sehr differenzierten Skalen da. Sie unterscheiden sich im Erfassungsaufwand und damit in der Einsatzbreite. APACHE benötigt physiologische Parameter aus arteriellem Blut, was dessen Anwendung in der klinischen Routine außerhalb der Intensivstation erheblich einschränkt. Das SAPS kann als eine vereinfachte Form des APACHE gesehen werden [25].

Einschränkungen des Funktionsstatus können mit der *Pflegekategorisierung* nach der Bundespflegesatzverordnung oder mit dem differenzierten Instrumentarium nach Greenfield (Bestandteil des ‚Index of coexisting diseases', ICED) zusammengefasst werden. Zunehmend werden Instrumente zur Erfassung des patientenzentrierten Gesundheitszustandes in Risiko-Adjustierungsmodelle integriert. Aus der ständig wachsenden Zahl von Instrumenten stechen der *SF-36* [26] mit seiner vielfältigen Einsetzbarkeit und guten metrischen Eigenschaften und die *Dartmouth Function Charts* mit ihrer leicht verständlichen grafischen Darstellung heraus [27].

Prädiktive Validität

Die Fähigkeit eines Instruments, die Behandlungsergebnisse oder Kosten vorherzusagen, wird üblicherweise mit der *c*-Statistic oder R^2 bestimmt (Tabelle 10.2). Je näher diese Werte an 1 kommen, desto größer ist die prädiktive Validität.

Tabelle 10.2 Bewertung der prädiktiven Validität eines Instruments zur Risiko-Adjustierung

Skalierung der Zielgröße	Maßzahl / Statistik	Bedeutung
Dichotom: *z. B. Mortalität, Wiedereinweisung, Verbesserung eines binären kli. Outcomes wie Ödeme ja/nein*	c AUC = area under the ROC curve	c und AUC sind Diskriminationsstatistiken, die den Unterschied zwischen vorhergesagtem binären outcomes und der tatsächlichen Zielgröße quantifizieren. 0.5 bedeutet keine Vorhersagekraft, die über den Zufall hinaus geht (man könnte also auch eine Münze werfen), 1 bedeutet eine 100 %ig korrekte Vorhersage. Numerisch gilt: $c = AUC$.
Kontinuierlich: *z. B. Kosten, Verweildauer*	R^2	R^2 ist die erklärte Varianz in einem linearen Regressionsmodell. Reicht von 0 bis 1, einer 100 % Erklärung der Zielgröße.

Diese Zahlen lassen sich jedoch nur vergleichen, wenn sie aus der gleichen Studienpopulation stammen und die gleiche Zielgrößen prognostiziert wird. Leider gibt es kaum vergleichende Studien, die alle wichtigen Risiko-Adjustierungs-Verfahren umfassen und wichtige Zielgrößen untersuchen. So ist beispielsweise ein Risiko-Adjustierung nur mit Alter und Geschlecht (c=0.69, siehe Tabelle 10.3) 38 % besser als keine Risiko-Adjustierung (c=0.5). Die Vorhersagekraft kann jedoch im Fall von akuten Herzinfarkten mit APR-DRGs (c=0.84 siehe Tabelle 10.3) um 68 % gesteigert werden [28][29].

Der Anteil der durch die DRG-Risiko-Adjustierung erklärten Varianz der Verweildauer wegen Pneumonie (R^2=0.14) verdoppelt sich annähernd im Vergleich zu dem einfachsten Modellen bestehend aus Alter und Geschlecht (R^2=0.08, siehe Tabelle 10.4) [30].

Tabelle 10.3 Vorhersagekraft von Krankenhaussterblichkeit (prädiktive Validität) von unterschiedlichen Risiko-Adjustierungssystemen

	Validität (*c*-Statistik)*		
System	**Akuter Herzinfarkt**	**Pneumonie**	**Schlaganfall**
MedisGroups	0.80	0.81	0.80
Charlson comorbidity	0.70	0.74	0.61
Disease Staging	0.79	0.75	0.60
PMC	0.82	0.79	0.73
APR-DRG	0.84	0.78	0.77
DRG	0.80	0.83	0.74
Alter und Geschlecht	0.69	0.67	0.60

* ohne Risiko-Adjustierng c=0.5.

Die drei physiologisch orientierten Scores für schwerstkranke Patienten besitzen zum Zeitpunkt der Aufnahme auf eine Intensivstation eine hohe prädiktive Validität bezüglich Mortalität (APACHE: *c*=0.90, MPM: *c*=0.82, SAPS: *c*=0.86). Obwohl primär für intensivpflichtige Patienten entwickelt, zeigt das SAPS hohe prädiktive Validität außerhalb von Intensivstationen (*c*=0.85) [31], bei Tumor-Patienten (*c*=0.79) [32], coronary care units (*c*=0.91) [33][34] und stroke units.

Tabelle 10.4 Anteil der erklärten Varianz der Krankenhausverweildauer (prädiktive Validität) von unterschiedlichen Risiko-Adjustierungssystemen in Patienten mit Pneumonie.

System	Validität (R^2) Pneumonie
MedisGroups	0.091
Charlson comorbidity	0.085
Disease Staging	0.091
PMC	0.104
APR-DRG	0.126
DRG	0.142
Alter und Geschlecht	0.079

Zu jedem Verfahren gibt es eine Vielzahl von Untersuchungen mit einer breiten Streuung der entsprechenden Werte in Abhängigkeit von Patientenzusammensetzung, Krankenhauscharakteristika und Zielgröße. Eine generelle Beobachtung ist jedoch, dass DRG-Systeme Kosten und Ressourcenaufwand besser abschätzen, jedoch klinisch basierte Verfahren bei einem weiten Spektrum von Krankheit, Mortalität oder Morbidität (Wiedereinweisungen) etwas besser prädizieren können. Abbildung 10.5 zeigt eine grobe Rangfolge der besprochenen Verfahren bezüglich Validität und dem damit eng zusammenhängenden Ressourcenaufwand. Diese Rangfolge basiert lediglich auf amerikanischen Erfahrungen mit dem dort gängigen Kodierungsverhalten. Entsprechende Untersuchungen im deutschen Krankenhausbereich sind dringend notwendig, bevor weitreichende gesetzgeberische Maßnahmen verankert werden.

Geringe Validität → **Hohe Validität**

Verfahren:	Anekdotische Patienten-beschreibung	Krankenhaus-gruppen	ICD Haupt-diagnose	ICD Haupt- und bis zu 25 Neben-diagnosen	ICD Haupt- und Nebendiagnosen plus Schweregrad mit administrativen Daten	ICD Haupt- und Nebendiagnosen plus Schweregrads-beurteilung aufgrund klinischer Daten
Gängige Systeme:		Strukturgruppen	WIdO*KLIP*	Charlson Index	APR-DRG	MedisGroups oder Computerized Severity Index

DIE EINZELNEN VERFAHREN KÖNNEN JEWEILS ERGÄNZT WERDEN UM:

- **Akute physiologische Scores** APACHE, SAPS, MPM (insbesondere bei Intensivstationen)
- **Funktionseinschränkungen** Pflegekategorie, Greenfield's ICDS
- **Gesundheitsstatus** SF-36, Dartmouth Funktion Charts

Abbildung 10.5 Rangfolge unterschiedlicher R-A Verfahren bezüglich ihrer prädiktiven Validität

10.6 Positive und unerwünschte Folgen einer weitergehenden Risiko-Adjustierung

Eine Weiterentwicklung der bestehenden Verfahren des Krankenhausvergleichs auf patientenbezogene Erfassung von Kosten und Behandlungsergebnissen mit entsprechender Risiko-Adjustierung wird erhebliche Folgen auf das deutsche Krankenhaussystem haben.

1. Sie wird zu einem ***faireren und besser quantifizierbaren*** Betriebsvergleich führen und gleichzeitig zum internen Qualitätsmanagement beitragen [35].

2. Vor dem Hintergrund einer leistungsorientierten Vergütung werden Krankenhäuser Maßnahmen ergreifen, gute Leistungen auf wirtschaftliche Art zu erbringen. Dieses wird zu einer ***zunehmenden Spezialisierung*** der Krankenhäuser führen, um durch einen erhöhten Umsatz die Kosten pro Fall zu reduzieren [36][37].

3. Es ist vielfach gezeigt worden, dass diese Art von Spezialisierung mit Umsatzsteigerung ausgewählter Diagnosen und Prozeduren zu einer ***besseren Behandlungsqualität*** und besseren risiko-adjustierten Ergebnissen führt.

4. Sobald Krankenhäuser ihre Patientenmix besser und ohne zeitliche Verzögerung quantifizieren, ihren Kosten aus vergangenen Jahren gegenüberstellen und mit anderen Häusern vergleichen können, ist eine ***vorausschauendere Budgetierung*** möglich.

5. Die Einführung bzw. Erweiterung auch nur einfacher Risiko-Adjustierungs-Verfahren setzt nicht unerhebliche ***Änderungen in Denkweise und Management*** von Kliniken voraus. Die praktische Umsetzung kann leicht scheitern, wenn nicht genügend gezielte Qualifikation und Willen zu dieser Änderung angereichert werden kann. Hier ist eine voraussichtige Planung im Bereich der innerbetrieblichen Weiterbildung und bei der Zusammensetzung des Managements wichtig.

6. Mit der Einführung von personenbezogenen Risiko-Adjustierungs-Modellen, die durch die Versicherungen vorgegeben werden, kann jedes Krankenhaus für sich bestimmen, welche Patientengruppen in der spezifischen Situation des Hauses den größten Gewinn darstellen. In einzelnen Häusern können möglicherweise durch eine starke Gewichtung von Begleiterkrankungen gerade multimorbide Patienten mit nur mäßigen Behandlungsergebnissen nach einer Risiko-Adjustierung den größten Marktvorteil im Vergleich zu anderen Häusern darstellen. Die bessere Abschätzbarkeit von Ressourcenverbrauch, Vergütung und Gewinn pro Patient kann zu einer ***Risikoselektion*** mit einer bewussten Ausgrenzung weniger lukrativer Patientengruppen führen [38].

7. Krankenhäuser können sich durch dieses Systeme dazu verleitet lassen, Diagnosen und ***Schweregrad aufzuwerten***, die ihnen im Krankenhausvergleich eine günstigere Position gewähren, z. B. komplizierte Erkrankung mit höherem Schweregrad und vielen Begleiterkrankungen. Dieses als ‚coding creep' bezeichnetes Phänomen wurde in den USA nach Einführung prospektiver Vergütungssysteme beobachtet. Es wurde geschätzt, dass bis zu einem Drittel der Zunahme eines case mix indexes zwischen 1986 und 1987 verändertem Kodierungsverhalten zuzuschreiben ist [39]. Um eine hinreichende Qualität der Risiko-Adjustierung zu gewährleisten, muss der zusätzliche Aufwand an Dokumentation und Kodierung vergütet werden und systematische Kodierfehler durch Prüfungen und entsprechende Sanktionen reduziert werden.

10.7 Welche Weiterentwicklungen sind notwendig, welche sind wünschenswert, und welche sind realisierbar?

Nach den obigen Ausführungen wird deutlich, dass patientenbezogene Risiko-Adjustierungsverfahren notwendig sind. Dafür kann zunächst noch die klassische Leistungsstatistik in einer erweiterten Form herangezogen werden.

Notwendig erscheint dabei die möglichst rasche Erweiterung der Leistungsstatistik auf eine Hauptdiagnose und mindestens drei, idealerweise fünf und mehr Nebendiagnosen. Eine solche Erweiterung wird bei der Einführung von prospektiven Vergütungssysteme ohnehin notwendig. Ähnlich wie den erweiterten DRG-Systemen (AP-DRG, APR-DRG) könnten bestimmte Nebendiagnosen als für eine definierte Hauptdiagnose relevante Begleiterkrankungen qualifizieren und somit eine bedingte Schweregrad-Einteilung ermöglichen. Diese Erweiterung stellt keinen nennenswerten Mehraufwand für Ärzte dar. Des weiteren sollte darauf geachtet werden, dass die Verschlüsselung von Prozeduren (ICPM / OPS) akkurat erfolgt. Die Datenqualität bei der Verschlüsselung ist Grundvoraussetzung für eine valide Risiko-Adjustierung. Mit einer zunehmenden wirtschaftlichen Bedeutung von Diagnose- und Prozedurdaten in den Leistungsstatistiken, spätestens mit der

Einführung prospektiver Vergütungssysteme, wird es im eigenen Interesse von Krankenhäusern liegen, diese Daten sorgfältig zu erfassen und zu kodieren.

Wünschenswert ist eine Erweiterung der Risiko-Adjustierung, wie sie z. B. im Rahmen prospektiver Vergütungssysteme vorgesehen ist. Der größte Vorteil von PVS liegt in Deutschland nicht nur in der Risiko-Adjustierung, sondern in der klaren Definition von erstatteten Kosten pro Patient. Diese Verlagerung der Vergütung von aggregierten (krankenhausbezogenen) zu patientenbezogenen Verfahren machen Krankenhausbetriebsvergleiche in Zukunft unnötig. Spätestens dann werden Qualitätsvergleiche in den Vordergrund treten, die von der dann etablierten personenbezogenen Risiko-Adjustierung profitieren.

Realisierbar sind diese Erweiterungen am leichtesten bei einem schrittweisen Ausbau der bisherigen Systeme. Auf diese Weise bleibt der jeweilige Aufwand überschaubar und die Krankenhäuser können ausreichend Expertise bilden, um die weiterentwickelten Systeme zu integrieren. Wenn man davon ausgeht, dass die LKA, entgegen unseren Empfehlungen, vorerst nicht erweitert wird, schlagen wir vor, mit diesen limitierten Daten eine personenbezogene Risiko-Adjustierung zu beginnen. Das könnte nicht nur die Risiko-Adjustierung verbessern, sondern auch Kliniken und Versicherungen auf zukünftige Denkmodelle der PVS und Qualitätsvergleiche vorbereiten.

Mit dem zögerlichen Ausbau von Krankenhausinformationssystemen werden in weiterer Zukunft PVS um mehr klinische Daten ergänzt werden können. Dies wird die prädiktive Validität erhöhen, den Vergleich von Krankenhäusern fairer machen und ultimativ die Behandlungsergebnisse transparenter machen.

10.8 Literaturverzeichnis

[1] Iezzoni LI (1990): Severity of illness measures and assessing the quality of hospital care. In Goldfield N, Nash DB (eds): Providing quality care (2nd ed.). Futures Challenges, Ann Arbor, MI.

[2] Shwartz M, Ash AS, Iezzoni LI (1997): Coomparing outcomes across providers. In: Iezzoni LI (ed.): Risk Adjustment for Measuring Healthcare Outcomes, 2nd ed. Health Administration Press, Chicago.

[3] Gatsonis CA, Epstein AM, Newhouse JP, Normand SL, McNeil BJ (1995): Variations in the utilization of coronary angiography for elderly patients with acute myocardial infarction. An analysis using hierachical logistic regression. Med Care; 33:625-42.

[4] Richards T, Lurie N, Rogers WH, Brook RH: Measuring case mix and quality of care. Validity studies for the Graduate Medical Education Study. RAND 1987 R-3509-HHS.

[5] Romano PS, Mark DH (1994): Bias in the coding of hospital discharge data and its implications for quality assessment. Med Care; 32:81-90.

[6] Fetter RB, Shin Y, Freeman RF, Averill RF, Thompson JD (1980): Case mix definition by diagnosis-related groups. Med Care;18 supplement:1-53.

[7] Vladeck BC (1984): Medicare hospital payment by diagnosis-related groups. Ann Int Med; 100:576-591.

[8] Edwards, N. / Honemann, D, Burley D, Navarro M (1994): Refinement of the Medicare diagnosis-related groups to incorporate a measure of severity. Health Care Financing Rev; 16:45-64.

[9] Goldfield, N. (1996): Physician profiling and risk-adjustment. Second edition. Aspen, Gaithersburg, MD.

[10] Ohmann, C. / Mueller, U. / Sangha, O. / Wildner, M. (1999): Operationshäufigkeiten in Deutschland. Publikation in Vorbereitung.

[11] Young, WW. / Swinkola, RB. / Zorn, DM. (1982): The measurement of hospital case mix. Med Care; 20:501-512.

[12] Young, WW. / Kohler, S. / Kowalski, J. (1994): PMC patient severity scale: Derivation and validation. HSR; 29:367-390.

[13] Markson, LE. / Nash, DB. / Louis, DZ. / Gonnella, JS. (1991): Clinical outcomes management and disease staging. Eval Health Profess; 14:201-227.

[14] Romano, PS. / Roos, LL. / Jollis, JG. (1993): Adapting a clinical comorbidity index for use with ICD-9-CM administrative data: differing perspectives. J Clin Epidemiol; 46:1075-1079.

[15] Deyo, RA. / Cherkin, DC. / Ciol, MA. (1992): Adapting a clinical comorbidity index for use with ICD-9-CM administrative databases. J Clin Epidemiol; 45:613-619.

[16] D'Hoore, W. / Sicotte, C. / Tilquin, C. (1993): Risk Adjustment in Outcome Assessment: the Charlson Comorbidity Index. Meth Inform Med; 32:382-7.

[17] Ghali, WA. / Hall, RE. / Rosen, AK. / Ash, AS. / Moskowitz, MA. (1996): Searching for an improved clinical comorbidity index for use with ICD-9-CM administrative data. J Clin E-pidemiol; 49:273-278.

[18] Horn, SD. / Sharkey, PD. / Buckle, JM. / Backofen, JE. / Averill, RF. / Horn, RA. (1991): The relationship between severity of illness and length of stay and mortality. Med Care; 29:305-317.

[19] Iezzoni, LI. / Daley, J. (1992): A description and clinical assessment of the computerized severity index. Quality Rev Bull; 18:44-52.

[20] Brewster, AC. / Karlin, BG. / Hyde, LA. / Jacobs, CM. / Bradburz, RC. / Chae, ZM. (1985): MEDISGRPS: A clinically based approach to classifying hospital patients at admission. Inquiry; 22:377-387.

[21] Steen, PM. / Brewster, AC. / Bradbury, RC. / Estabrook, E. / Young, JA. (1993): Predicted probabilities of hospital death as a measure of admission severity of illness. Inquiry; 30:128-141.

[22] Knaus et al (1991): The APACHE III prognostic system. Risk prediction of hospital mortality for critically ill hospitalized adults. Chest; 100:1619-36.

[23] Lemeshow, S. / Teres, D. / Klar, J. / Avrunin, JS. / Gehlbach, SH. / Rapoport, J. (1993): Mortality Probability Models (MPM II) based on an international cohort of ICU patients. JAMA; 270:2478-2486.

[24] Le Gall, JR. / Lemeshow, S. / Saulnier, F. (1993): A new simpliefied acute physiology score (SAPS II)based on an european/North maerican multicenter study. JAMA; 270:2957-63.

[25] Nava, S. (1997) Scoring of severity in patients admitted to a respiratory intensive care unit. Archives for Chest Disease, 52:71-72.

[26] Ware JE, Sherbourne CD: The MOS 36-item short-form health survey (SF-36). I. Conceptual framework and item selection. Med Care 1992;30:473-481.

[27] Landgraf JM, Nelson EC, Hays RD, Wasson JH, Kirk JW: Assesing function: Does it really make a difference? A priliminary evaluation of the acceptability and utility of the COOP function charts. In: Lipkin M. (ed.): Functional status measurement in primary care. Springer, New York, 1990.

[28] Iezzoni LI, Ash AS, Shwartz M, Daley J, Hughes JS, Mackiernam YD: Judging hospitals by severity-adjusted mortality rates: The influence of the severity-adjustment method. Am J Public Health 1996;86:1379-1387.

[29] Iezzoni LI, Ash AS, Shwartz M, Daley J, Hughes JS, Mackiernam YD: Severity measuremnet methods and judging hospital death rates. Med Care 1996;34:11-28.

[30] Iezzoni LI, Shwartz M, Ash AS, Mackiernam YD: Does severity explain differences in hospital length of stay for pneumonia patients? J Health Services Res and Policy.

[31] Auriant I, Vinatier I, Thaler F, Tourneur M, Loirat P: Simplified acute physiology score II for measuring severity of illness in intermediate care units. Crit care Med 1998;26:1368-71.

[32] Guiguet M. Blot F. Escudier B. Antoun S. Leclercq B. Nitenberg G. Severity-of-illness scores for neutropenic cancer patients in an intensive care unit: Which is the best predictor? Do multiple assessment times improve the predictive value? Critical Care Medicine. 1998;26:488-93.

[33] Schuster HP. Schuster FP. Ritschel P. Wilts S. Bodmann KF. The ability of the Simplified Acute Physiology Score (SAPS II) to predict outcome in coronary care patients. Intensive Care Medicine. 1997;23:1056-61.

[34] Reina A. Vazquez G. Aguayo E. Bravo I. Colmenero M. Bravo M. Mortality discrimination in acute myocardial infarction: comparison between APACHE III and SAPS II prognosis systems. PAEEC Group. Intensive. Care Medicine. 1997;23:326-30.

[35] Iezzoni LI, Ayanian JZ, Bates DW, Burstin HR: Paying more fairly for Medicare capitated care. N Engl. J Med 1998;339:1933-1938.

[36] Farley DE, Hogan C: Case-mix specialization in the market of hospital services. Health Services Research 1990;25:757-781.

[37] Herzlinger R: Market driven health care. Perseus, Reading, Massachusetts, 1997.

[38] Newhouse JP: Patients at risk: Health reform and risk adjustment. Health Affairs 1994;spring:132-146.

[39] Carter GM, Newhouse JP, Relles DA: How much changes in the case mix index is DRG creep? The RAND Corporation, R-3826-HCFA, Santa Monica, 1990.

Kapitel 11

Grundlagen der fallorientierten Leistungsbewertung im Krankenhausvergleich und im Entgeltsystem: Bewertungsmodule des DRG-Systems am Beispiel der Medicare-Versicherung

THOMAS MANSKY

Ein Ziel der Einführung des Fallpauschalsystems in Deutschland war es, zu einer komplett leistungsorientierten Bewertung des Krankenhausbudgets zu kommen. Die unmittelbar leistungsorientierten Entgelte (Fallpauschalen und Sonderentgelte) erfassen aber nur ca. 20 % der Krankenhausbudgets. Im Abteilungspflegesatzbereich, der - je nach Krankenhaus - unterschiedliche, teils komplexe, in den Fallpauschalen nicht erfasste Leistungen enthalten kann, ist die Leistungstransparenz dagegen gering. Um auch hier zu einer leistungsorientierten Bewertung zu kommen, etablierte die Bundespflegesatzverordnung in §5 zusätzlich einen Krankenhausvergleich „zur Unterstützung der Vertragsparteien bei der Ermittlung vergleichbarer Krankenhäuser und der Bemessung von medizinisch leistungsgerechten Budgets und tagesgleichen Pflegesätzen". Wesentliches Ziel muss es demnach sein, die Leistungen insbesondere im Bereich der Abteilungspflegesätze vergleichbar zu machen. Methodisch ist dies - wenn man das unterschiedliche Leistungsspektrum der Häuser berücksichtigen will - nur über die Bildung kostenhomogener Leistungsgruppen, d. h. zusätzlicher Fallgruppen möglich. Der Krankenhausvergleich würde damit voraussetzen, dass das, was im Rahmen der bisherigen Entstehungsgeschichte der BPflV nicht gelungen ist, nämlich die Bildung eines kompletten Fallgruppensystems, auf diesem Wege noch realisiert wird [20].

In der Praxis war dieses Ziel schon aufgrund fehlender Daten bisher nicht zu erreichen. Statt dessen haben die Aktivitäten zum Krankenhausvergleich dazu geführt, dass eine nicht fallbezogene Bewertung von Krankenhausabteilungen erfolgt, die in der Regel auf den tatsächlich verfügbaren Daten aus dem LKA und insbesondere der L4-Statistik beruht. Im Vordergrund steht demnach die Suche nach vergleichbaren Strukturen, nämlich vergleichbaren Fachabteilungen. Im Rahmen der bestehenden Möglichkeiten ist dies der bestmögliche Ansatz solange bessere Informationen zum Leistungsgeschehen nicht vorliegen. Durch den Rückgriff auf die aggregierten Statistiken der Fachabteilungen ist allerdings u. a. eine Bewertung der Komplexität des Einzelfalles prinzipiell nicht möglich (die Kombinationen von Diagnosen, Operationen, Begleiterkrankungen und Komplikationen im Einzelfall können nicht erkannt und bewertet werden, nähere Erläuterungen hierzu siehe im Kapitel 11.12.2). Ferner steht der strukturbezogene Ansatz dieser Krankenhausvergleiche im Widerspruch zum produktbezogenen Ansatz des leistungsorientierten Vergütungssystems (Fallpauschalen, Sonderentgelte).

Die Auseinanderentwicklung von Krankenhausvergleich und Entgeltsystem ist zwar aufgrund der historischen Entwicklung und der technischen Möglichkeiten (Verfügbarkeit von Daten) verständlich, ist aber aus Sicht des Autors sachlogisch nicht nachvollziehbar und hinsichtlich der divergierenden Anreiz- und Steuerungswirkungen nicht sinnvoll. Wenn der Krankenhausvergleich beansprucht, die Krankenhausleistungen komplett zu bewerten, dann wäre es konsequent, diese Bewertung auch in Form eines dazu kompatiblen Entgeltsystems umzusetzen. Andererseits muss in diesem Fall der Krankenhausvergleich auch *alle* Faktoren berücksichtigen, die im Entgeltsystem eine Rolle spielen müssen. Umgekehrt kann es nach einer Komplettierung des leistungsorientierten Entgeltsystems keinen methodisch davon abweichenden Krankenhausvergleich (gemeint ist hier nur der Vergleich betreffend die Budgetbewertung) geben, da sonst de facto unterstellt werden müsste, dass dieses Entgeltsystem nicht zu einer richtigen Budgetbewertung führt. In diesem Fall wäre zu fragen, warum nicht entsprechende Korrekturen am Entgeltsystem vorgenommen werden. Durch den Krankenhausvergleich in der gegenwärtigen Form werden diese Fragen offenkundig. Er trägt damit im dialektischen Sinne wesentlich zur Weiterentwicklung der leistungsbezogenen Krankenhausvergütung bei.

Somit zeichnet sich bei Verfügbarkeit entsprechender Daten eine Weiterentwicklung von den bisherigen Krankenhausvergleichen, die ohne Kenntnis der kosten-/wertmäßige Relationen von Einzelfällen (gemessen an Diagnosen, Prozeduren sowie Kombinationen dieser beiden) arbeiten, hin zu fallbezogen Vergleichen ab, die im Sinne eines produktorientierten Verfahrens Einzelfälle bewerten. Die Grenzen zwischen Betriebsvergleich und Entgeltsystem werden dadurch zunehmend fließend. Je nach Verfügbarkeit der entsprechenden Informationen werden zunächst beide Vergleichsarten nebeneinander bestehen.

Die wichtigste Voraussetzung für die fallbezogene Leistungsbewertung ist die Erkennung und adäquate Bewertung der Komplexität der Krankenhausfälle, d. h. die Etablierung einer vollständigen Fallklassifikation. Solche vollständigen Klassifikationen liegen in Form der international weit verbreiteten DRG-Systeme [1] [6] [11] [12] [13] vor. Mit diesen ist es möglich, sowohl komplette stationäre Entgeltsysteme aufzubauen als auch vollständige Krankenhausvergleiche (im Sinne Preis-/Leistungsvergleich) durchzuführen. Bei Einsatz kompletter Fallgruppensysteme stellen sich Entgeltsystem und Krankenhausvergleich als zwei verschiedene Sichtweisen des gleichen Sachverhaltes dar: Anhand der Fallgruppen können einerseits die Entgelte bemessen werden, andererseits kann durch entsprechende statistische Auswertungen aller erbrachten und bewerteten Leistungen eines Krankenhauses ein Krankenhaus hinsichtlich seiner Preis-/Leistungsstruktur mit anderen Häusern verglichen werden.

Für beide Einsatzzwecke ist es erforderlich festzulegen, welche Leistungselemente neben den zentralen medizinischen Leistungen eines Krankenhauses in die Gesamtbewertung einfließen sollen und wie diese Leistungen zu bewerten sind. Das Fallgruppensystem selbst stellt also nur einen Teil des Bewertungssystems dar. Für die DRG-Systeme gibt es unterschiedliche Implementierungsvarianten, wobei die Einzelheiten der Implementierung erhebliche Auswirkungen auf die vom System ausgehenden Anreiz- und Verteilungswirkungen haben können.

Im folgenden wird beispielhaft eine dieser Varianten, nämlich das System der staatlichen amerikanischen Krankenversicherung der Rentner (Medicare), hinsichtlich seiner wesentlichen Funktionsbestandteile dargestellt. Dieses System ist seit nunmehr 17 Jahren im Einsatz, d. h. es ist damit offenkundig gelungen, ungewöhnlich stabile Rahmenbedingungen für die Krankenhäuser zu schaffen. Abgesehen von einigen US-spezifischen Regelungen verdeutlichen die Module dieses Systems prinzipiell den Regelungsbedarf im Umfeld eines DRG-basierten Bewertungs- und Entgeltsystems. Eine Übertragbarkeit bzw. Anpassung an die deutschen Erfordernisse ist vielfach möglich.

Es wird somit ein konzeptioneller Rahmen skizziert, innerhalb dessen ein fallbezogener Krankenhausvergleich möglich ist. Es ist dies gleichzeitig ein möglicher konzeptioneller Rahmen eines entsprechenden Entgeltsystems.

11.1 Einsatzbereich des DRG-Systems in den USA

Das DRG-System wurde seit Ende der 60er Jahre in den USA entwickelt. Für die Medicare-Versicherung wird es seit 1. Oktober 1983 (das Geschäftsjahr im Krankenhaus beginnt jeweils am 1.10.) im Bereich der vollstationären Akutversorgung eingesetzt. Es erstreckte sich zunächst auf die operativen Kosten und wurde für diesen Bereich innerhalb einer fünfjährigen Übergangsfrist (1983 bis 1987) eingeführt. Seit 1. Oktober 1991 werden innerhalb einer 10jährigen Übergangszeit (bis 2001) zunehmend auch die Kapitalkosten in die fallpauschalierte Vergütung einbezogen.

Das Medicare-System gilt bundesweit. Medicare wird von der Health Care Financing Administration (HCFA) verwaltet, die dem amerikanischen Gesundheitsministerium unterstellt ist. In dieser Krankenversicherung der Rentner und Behinderten sind zwar weniger als 20 % der Bevölkerung versichert. Aufgrund der Versichertenstruktur liegt der Umsatzanteil dieser Versicherten im vollstationären Bereich aber bei ca. 40 %. Am dem bundesweit organisierten System sind über 5000 Akutkrankenhäuser in den USA beteiligt. Der Gesamtumsatz von Medicare im Bereich des vollstationären Vergütungssystems (*Prospective Payment System, PPS*) lag 1997 bei 70,9 Milliarden US$ für DRG-bezogene Zahlungen im Bereich der operativen Kosten zuzüglich 8,0 Milliarden US$ im Bereich der Investitionskosten, die derzeit erst zum Teil DRG-basiert vergütet werden.

Das amerikanische Gesundheitssystem kennt außerhalb des staatlichen Versicherungsbereichs keine einheitliche Regelung der Abrechnungsmodalitäten. Das DRG-System wird aber außerhalb des Medicare-Bereichs auch im Bereich der staatlichen Versicherung der einkommensschwachen Personen (Medicaid) eingesetzt. Darüber hinaus verwenden viele private Versicherungen (insbesondere die Blue Cross and Blue Shield Association) DRGs entweder direkt für Abrechnungszwecke oder aber als Preisbenchmark (d. h. die Höhe der nach anderen Methoden gezahlten Vergütungen wird am DRG-System gemessen). Damit reicht der Einfluss des DRG-Systems weit über den Medicare-Bereich hinaus [4]. Da in Deutschland - wie in den meisten anderen Staaten, die DRG-Systeme einsetzen - eine Nutzung der DRG-Fallgruppen nur im Sinne eines einheitlichen Entgeltsystems in Frage käme, soll hier nur auf das Medicare-System eingegangen werden.

11.2 Anreizwirkungen komplett fallgruppenbezogener Entgeltsysteme

Komplette Fallpauschalsysteme setzen erhebliche Anreize zu sparsamerer Verwendung der Ressourcen innerhalb jeder Fallgruppe. Es ist aber ferner zu beachten, dass sich erhebliche Einsparpotentiale aus einer optimalen aufeinander abgestimmten Struktur von Produkten und vorgehaltenen Ressourcen ergeben können. Auch und gerade in diesem Bereich können Komplettsysteme bei richtiger Implementierung erhebliche Wirkungen entfalten.

So ist z. B. die Vorhaltung komplexer Leistungsbereiche (z. B. mit hoher Kapitalintensität und/oder hohen Fixkosten im Personalbereich) nur dann lohnend, wenn deren hinreichende Auslastung gewährleistet ist. Der Betrieb von beispielsweise zwei räumlich benachbarten, unausgelasteten Linksherzkatheterplätzen ist betriebswirtschaftlich wenig sinnvoll. Während derartige Konstellationen im gegenwärtigen System Anlass zu umfassenden Planverfahren, Verhandlungen zwischen Leistungserbringern und Krankenkassen, Auseinandersetzungen mit dem Medizinischen Dienst und anderen Varianten planwirtschaftlicher Einflussnahmen sein können, würden sie in einem kompletten Fallpauschalsystem auf eine eher innerbetriebliche Problematik, nämlich die Frage der betriebswirtschaftlichen Sinnhaftigkeit einer solchen Investition bzw. Konkurrenzfähigkeit der Preise, reduziert [16]. Das System beinhaltet damit in weit größerem Maße als das derzeit existierende Entgeltsystem dezentral selbststeuernde Wirkungen.

Der Übergang zur Monistik berücksichtigt diesen Aspekt insofern, als er den Krankenhäusern auch die Investitionsmittel im Prinzip leistungsbezogen zur Verfügung stellt und somit die Frage nach der Wirtschaftlichkeit von Investitionen ins Krankenhaus verlagert.

Das System selbst löst nicht die Problematik einer in bestimmten Bereichen möglichen angebotsinduzierten Nachfrage, so dass flankierende Maßnahmen zur Sicherung der Behandlungsindikation erforderlich sind (siehe Kapitel 11.6 und Kapitel 11.10). Aufgrund der größeren Leistungstransparenz können solche qualitätssichernden Regelungen aber gezielter eingesetzt werden.

Die Wirksamkeit des Fallgruppensystems hängt von den Rahmenbedingungen ab. Hinsichtlich des genannten Beispiels könnte z. B. als eine mögliche Handlungsvariante erwartet werden, dass die beteiligten Kliniken im Sinne einer Verbesserung der Wirtschaftlichkeit Kontakte mit dem Ziel einer Zusammenführung und gemeinsamen Nutzung der Standorte aufnehmen. Ein derartiges Verhalten wird unterstützt, wenn das Entgeltsystem sicherstellt, dass die *individuellen* Rationalisierungsgewinne den beteiligten Häusern verbleiben. Dies bedeutet, dass die Preise möglichst einheitlich gestaltet sein müssen, so dass eine hausindividuelle „Gewinnabschöpfung" verhindert wird. Andernfalls würden Anreizwirkungen zur Strukturanpassung letztlich blockiert. Eine hausindividuelle Verhandlung der Preise wäre in dieser Hinsicht für die Krankenhäuser mit erheblichen Risiken verbunden, auch wenn sie in Einzelfällen sinnvoll sein könnte, da kein Fallgruppensystem alle denkbaren Konstellationen abdecken kann.

Außerdem ergeben sich Interaktionen mit der Krankenhausplanung. Eine rasche Anpassung der Strukturen des Krankenhauses - wie sie im Rahmen einer monistischen Finanzierung aus finanzieller Sicht prinzipiell möglich wird - setzt entsprechend flexible Handlungsmöglichkeiten voraus. Diese bestehen gegenwärtig aufgrund zu enger Planvorgaben häufig nicht. Sofern aber eine adäquate unternehmerische Handlungsfreiheit der Krankenhäuser nicht gewährleistet ist, stellt sich die Frage, inwieweit nicht auch strukturbedingte Folgekosten finanziert werden müssten.

Abgesehen von den systemimmanten Anreizen für den Aufbau effizienterer Strukturen kann ein komplettes DRG-System auch einige weitere Fehlanreize des derzeitigen Systems beseitigen. Gegenwärtig führt die bestehende, überwiegende Mischkalkulation im Abteilungspflegesatz z. B. dazu, dass teure Fälle unterbewertet werden, während für preiswerte Fälle zu hohe Vergütungen gezahlt werden. Diese preiswerte Fälle führen damit zu einem scheinbar günstigeren Abteilungspflegesatz sowie zu scheinbar günstigeren Fallkosten im LKA-Vergleich. Es bestehen daher fehlsteuernde Anreize im derzeitigen Abteilungspflegesatzsystem. Im DRG-System würden diese Mischkalkulationseffekte ganz erheblich reduziert. So zeigen z. B. Projekte in Deutschland, dass der nach DRGs bemessene Budgetanteil für die nach DRG-Bewertung teuersten 40 Fallgruppen gegenüber dem Ist-Anteil deutlich ansteigen würde, während andere Fallgruppen entsprechend niedriger bewertet würden.

Ein DRG-System würde daher die Behandlung komplexer Fälle adäquater vergüten. Gleichzeitig nehmen die Anreize zur stationären Behandlung einfacherer Fälle deutlich ab. Derzeit vorhandene Anreize zur Fehlbelegung würden entfallen. Bei einer angemessenen ambulanten Vergütung (und entsprechenden Rahmenbedingungen) können sich erhebliche Anreize zu entsprechenden Verschiebungen in der stationären Fallstruktur ergeben (siehe auch Kapitel 11.10).

11.3 Sicherstellung der Versorgung

Die erwünschten betriebswirtschaftlichen Anreizwirkungen eines kompletten Fallpauschalsystems finden ihre Grenzen dann, wenn die *regionale* Versorgung gefährdet wird. Aus diesem Grunde hat man z. B. in den USA verschiedene Kategorien von Krankenhäusern gebildet, für die nach Einführung des DRG-Systems Sonderregelungen galten und gelten.

In den USA nahmen 1997 insgesamt 5075 Akutkrankenhäuser am Medicare-Programm (und damit an der Finanzierung über das DRG-System) teil. Sonderregelungen galten für folgende Kategorien von Häusern:

11.3.1 Regionale Differenzierung

Aufgrund bestehender Klassifizierungen aus dem Bereich der statistischen Ämter werden die Gemeinden in drei Versorgungsbereiche unterteilt:

Regionalklasse 1:

Large urban: Großstädtische Bereiche mit mehr als 1 Mio. Einwohner

Regionalklasse 2:

Other urban: Städtische Bereiche mit weniger als 1 Mio. Einwohner

Regionalklasse 3:

Rural: Ländliche Gemeinden.

Für diese drei Regionen galten bis 1995 unterschiedliche Preise. Seit 1995 werden die Regionalklassen 2 und 3 zusammengefasst, so dass primär nur noch zwei regionale Preisstufen existieren. Für die Region 1 wird ein geringer Zuschlag gezahlt.

11.3.2 Geographisch isolierte Krankenhäuser

Krankenhäuser, die die einzige Versorgungseinrichtung in ihrer jeweiligen Region darstellen, erhalten einen Sonderstatus als sogenannte „sole community hospitals" (SCHs). Betroffen sind 648 Häuser (d. h. 13 % der Häuser mit allerdings nur 4 % der Gesamtfallzahl). Für diese wird der höchste der folgenden drei Beträge gezahlt:

a) Ein fortgeschriebener (d. h. der Kostenentwicklung angepasster) Preis pro Fall auf der Basis der hausspezifischen Fallkosten von 1982 (vor Einführung des DRG-Systems)

b) Ein fortgeschriebener Preis pro Fall auf der Basis der hausspezifischen Fallkosten von 1987 (Abschluss der Übergangsphase)

c) Die aktuellen Fallpreise, die sich aus den DRG-Zahlungen und den in Frage kommenden Zusatzzahlungen dieses Hauses ergeben würden.

Diese Häuser erhalten also mindestens die DRG-Zahlungen (mit in Frage kommenden Zuschlägen). Waren sie vor Umstellung auf das neue System teuerer, so gilt eine Fortschreibung der historischen Fallpreise (nicht der Budgets). Als SCHs gelten in den USA Krankenhäuser, bei denen in 35 Meilen Umkreis keine anderen Krankenhäuser erreichbar sind oder - bei engerem Umkreis - andere Häuser nicht in angemessener Zeit erreicht werden können [7] (CFR 42, 412.92) [5].

11.3.3 Ländliche Sekundärversorger

Gemeint sind die sog. „rural referral centers“ (RRCs). Es handelt sich im Prinzip um kleinere ländliche Häuser, die teilweise die Funktion sonst größerer Zuweisungszentren übernehmen. Kriterien für die Definition dieser Häuser sind die Region (rural hospital), die Größe (Bettenzahl), die jährliche Fallzahl, der case mix index (mittlerer Fallschweregrad) und der Anteil der Fälle, die von außerhalb des eigenen Versorgungsgebietes zugewiesen wurden. Diese Häuser könnten zumindest in Teilbereichen erhöhte Vorhaltekosten haben, welche aufgrund der geringen Größe bzw. zu geringen Auslastung der Spezialeinrichtungen anfallen. Unter anderen Bedingungen (d. h. in städtischen Zentren) wäre die Vorhaltung solcher Versorgungsangebote in Häusern dieser Größe betriebswirtschaftlich möglicherweise nicht sinnvoll. Um die Vorhaltung auch in den Flächenbereichen sicherzustellen, erhielten diese Häuser aus der Regionalklasse 3 nach Einführung des Systems zunächst die gleichen Zuschläge wie städtische Häuser der Regionalklasse 2 (s. o.). In der Praxis hat sich allerdings diese Differenzierung als wenig bedeutsam erwiesen. Nachdem die Trennung zwischen Regionalklasse 1 und 2 aufgrund der zu geringen Preisunterschiede der Gruppen entfallen ist, spielt die RRC-Zuordnung heute keine wesentliche Rolle mehr (im Einzelfall können für die entsprechenden Häuser Einstufungen nach anderen Lohnkostenstufen erfolgen).

11.3.4 Überwiegend Medicare-abhängige, ländliche Krankenhäuser

Ergänzend zur o. g. Gruppe der geographisch isolierten Krankenhäuser gibt es für kleine Häuser (weniger als 100 Betten) in ländlichen Gebieten (Regionalklasse 3) auch bei nicht isolierter Anbietersituation dann Zuschläge, wenn sie überwiegend von Medicare-Fällen abhängig sind (Fallzahl- oder Belegungsanteil über 60 %; sog. „small rural Medicare-dependent hospitals“, MDHs). Die Regelungen ähneln denen für isolierte Anbieter (s.o.), wobei allerdings bei Überschreitung der DRG-Preise nicht der volle historische Preis gezahlt wird, sondern nur 50 % der Fallpreisdifferenz. Derzeit sind hiervon ca. 370 Häuser betroffen.

11.4 Andere Zu- und Abschläge

Wie bereits an anderer Stelle erörtert [11], ergibt sich der Grundpreis pro Fallgruppe als Produkt aus dem Relativgewicht (analog Punktzahl) und dem Standardfallpreis (analog Punktwert). Hinzu kommen verschiedene Zu- und Abschläge, die überwiegend anhand bestimmter Kennzahlen des Falles oder des Krankenhauses nach festen Regeln bestimmt werden. Diese Zusatzkomponenten werden in den folgenden Abschnitten erörtert.

11.4.1 Zahlungen für Langlieger

Aufgrund der Variabilität der medizinischen Leistungen im Einzelfall wird über die Fallpauschale ein Produkt im statistischen Sinne definiert, für das der Leistungsumfang im Einzelfall nicht exakt zu bestimmen ist, für das aber sehr wohl eine Aussage über den Ressourcenverbrauch im statistischen Mittel getroffen werden kann. Es handelt sich somit im Prinzip um eine Produktdefinition im versicherungstechnischen Sinne (Risikoklassen). Da das einzelne Krankenhaus die Risiken im Einzelfall nur begrenzt tragen kann, gibt es in allen derartigen Systemen Mechanismen zur Risikobegrenzung, d. h. Zuzahlungen bei sehr aufwendigen Fällen. Diese Verlustbegrenzungen werden als wesentlicher Bestandteil des Systems angesehen.

In den USA wurden diese Zuzahlungen zunächst über die (Grenz-) Verweildauer definiert (*day outlier*). Inzwischen ist man zu Fallkostengrenzwerten übergegangen (*cost outlier*). Da letztere eine durchgängige Fallkostenrechnung voraussetzen und daher nicht übertragbar sind, wird hier auch das anfänglich (bis Anfang der 90er Jahre benutzte) verweildauerbezogene System erörtert.

Die Zuzahlungen für Langlieger erfolgen pauschaliert und regelhaft (CFR 42, 412.80) [5]. Die Grenzverweildauer wird zunächst aufgrund statistischer Kriterien auf der Basis einer angenommenen logarithmischen Normalverteilung berechnet. Innerhalb jeder DRG wurde anfangs - nach Ausschluss von statistisch definierten Extremfällen - die Grenzverweildauer so berechnet, dass in jeder DRG die 2,5 % der Fälle mit der längsten Verweildauer als Langlieger (*outlier*) behandelt werden. Zusätzlich wurde die Differenz zwischen mittlerer Verweildauer und Grenzverweildauer auf 18 Tage begrenzt. Durch diese zusätzliche Begrenzung steigt der Anteil der Langlieger auf ca. 5 %. Für jeden Tag, um den die so definierte Grenzverweildauer überschritten wird, wird ein Tagessatz gezahlt, der sich aus der Division des DRG-Standardpreises durch die mittlere Verweildauer ergibt. Dieser Tagessatz wird um einen bestimmten Faktor abgesenkt, um die Grenzkosten wiederzugeben. Dieser Grenzkostenfaktor konnte prinzipiell bei den jährlichen Revisionen des Systems verändert werden. Aufgrund anfänglicher Untersuchungen lag er zunächst bei 60 % und blieb bis zum Übergang auf die fallkostenbezogenen Regelungen - da im Mittel zutreffend - weitgehend unverändert, obwohl verschiedene Studien darauf hinwiesen, dass dieser Satz für manche operativen Gruppen zu hoch, für einige schwere nicht-operative Krankheiten dagegen zu niedrig war [2].

Beispiel: Der Standardpreis für eine bestimmte DRG X betrage 10000 US$, die mittlere Verweildauer 20 Tage, die Grenzverweildauer 36 Tage. Für jeden Tag über der Grenzverweildauer werden

$$\frac{10.000}{20} \times 0{,}6 = 300\ \$$$

gezahlt.

Der Zuschlag kann für die Bildung von geeigneten Kennzahlen im Controlling bzw. in Krankenhausvergleichen (s. u.) auch in Form einer Äquivalenzfallzahl ausgedrückt werden. Hierzu wird der Zuschlag als Vielfaches des regulären Fallpreises ausgedrückt, d. h. für zwei Tage über der Grenzverweildauer betrüge er im o. g. Beispiel:

$$1 + \frac{2}{20} \times 0{,}6 = 1{,}06$$

Bezogen auf den o. g. DRG-Preis von 10.000 US$, ergäbe sich für diesen Fall ein Preis von 10.000 x 1,06 = 10.600 US$.

Die Limitierung der Grenzverweildauer auf einen fixen Abstand zum Mittelwert (hier 18 Tage) bewirkt, dass sich Zusatzzahlungen in Gruppen mit relativ langer Verweildauer und großer individueller Streuung proportional stärker auswirken. Damit wird tendenziell erreicht, dass einfache, gut standardisierbare Behandlungsformen stärker pauschaliert werden, während bei komplexen Krankheitsbildern mit stärkerer individueller Streuung relativ früh Zuzahlungen wirksam werden (in einer Fallgruppe mit 35 Tagen Verweildauer und maximal 53 Tagen Grenzverweildauer greift der Zuzahlungsmechanismus bei 51 % Überschreitung der mittleren Verweildauer, in einer Gruppe mit Werten von z. B. 10 / 21 Tagen dagegen erst bei einer Überschreitung um 110 %). Dieser aufgrund der medizinischen Problematik sinnvolle Mechanismus kommt insbesondere Einrichtungen mit komplexem Fallspektrum zugute und kompensiert die Probleme, die sich in diesem Bereich ansonsten aus einer reinen Pauschalierung ergeben könnten.

Der gesamte Budgetanteil, der für die Langliegervergütung aufgebracht wurde, beläuft sich auf 5,1 % des DRG-Basisbudgets. Unabhängig von den inzwischen veränderten Detailregelungen wurde dieser Anteil aufgrund entsprechender politischer Vorgaben annähernd konstant gehalten (1997 insgesamt 3,1 Milliarden US$). Bei einer Anwendung der genannten Langliegerregelung auf deutsche Krankenhausfälle ergibt sich nach ersten Analysen ein prozentual ähnlicher Budgetanteil für diesen Bereich.

In den USA liegen aufgrund der historischen Entwicklung (früher Einzelleistungsabrechnung) nahezu komplett Fallpreisdaten vor. Untersuchungen unter Verwendung dieser Daten haben gezeigt, dass bei einer rein tagebezogenen Ausreißerregelung (=Langlieger) ein Teil der Zusatzzahlungen Fällen zugute kommt, bei denen die nach der Vergütungsformel anfallenden Kosten nicht entstehen [2]. Um diese Fehlallokationen zu vermeiden, wurden die Vergütungsregeln aufgrund der Forschungsergebnisse so verändert, dass - nach einer dreijährigen Übergangszeit - ab 1998 keine verweildauerabhängigen Zuschläge mehr gezahlt werden. Stattdessen werden die Zuzahlungen dann geleistet, wenn die Kosten eines Falles die DRG-Pauschale um einen bestimmten Betrag überschreiten (sogenannte „*fixed-loss*“ Methode; z.Zt. beträgt diese Differenz 11.050 US$). Oberhalb des Schwellenwertes werden gegenwärtig 80 % der zusätzlich angefallenen Kosten vergütet (90 % bei Verbrennungsfallgruppen; CFR 42, 412.84) [5]. Der Schwellenwert ist so gewählt, dass der Budgetanteil für diese Kostenausreißer weiterhin bei 5,1 % liegt [2] [14].

Auch diese Methode führt dazu, dass bei komplexen Fallgruppen eine Verlustbegrenzung eher greift als bei weniger komplexen Fällen (bei einer Fallgruppe mit einer Pauschale von 100.000 US$ würde die Verlustbegrenzung bereits bei 11 % Überschreitung einsetzen, bei einer Pauschale von 11.000 US$ dagegen erst bei einer Überschreitung um 100 %). Die Umstellung der Ausreißer-Regelungen von verweildauerabhängigen zu kostenabhängigen Zuzahlungen führt zu einer gezielteren Allokation der Mittel, ist aber auf Staaten ohne Fallkostenrechnung so nicht übertragbar.

Im Ergebnis werden mit beiden Regelungen Anreize zu einer Standardisierung und Effizienzsteigerung insbesondere für weniger komplexe Fallgruppen gesetzt. Bei komplexen (und teuren) Fallgruppen werden dagegen tendenziell in stärkerem Maße Kostenerstattungsmechanismen wirksam. Gleichzeitig bleiben aufgrund der Bemessung der Zuschläge Anreize zur Vermeidung von Langliegern wirksam.

Es sei angemerkt, dass die *Outlier*-Fälle Gegenstand von gezielten Stichprobenprüfungen durch die PROs sind, die die Richtigkeit der Kodierung und die Angemessenheit der Leistungen zu prüfen haben (CFR 42, 412.82) [5].

11.4.2 Zahlungen für Transferfälle (externe Verlegungen)

Auch für externe Verlegungen in andere Akutkrankenhäuser existiert ein pauschaliertes Verfahren (bei bestimmten DRGs wird dieses Verfahren auch für Verlegungen in andere externe Einrichtungen angewandt). Es geht einerseits von der Überlegung aus, dass eine volle Bezahlung des Falles in beiden beteiligten Einrichtungen nicht sinnvoll ist, weil damit Fehlanreize gesetzt würden, die zu einer vermehrten Verlegungstätigkeit führen. Andererseits sollte eine im Mittel kostendeckende Vorgehensweise gefunden werden.

Die existierende Regelung sieht vor, dass das abgebende Haus dann die volle DRG-Pauschale erhält, wenn der Patient mindestens bis zum Erreichen der mittleren geometrischen Verweildauer im Hause gelegen hat. Sofern die Verweildauer darunter liegt, wird für jeden Tag ein aus dem DRG-Preis und der mittleren Verweildauer berechneter Tagessatz abgerechnet. Dabei wird der erste Behandlungstag doppelt bewertet, um den initial höheren Kosten gerecht zu werden (die Verwendung der geometrischen Verweildauer verstärkt diesen Effekt). Umfangreiche Untersuchungen (Vergleich von Fallkosten und standardisierter Bezahlung) haben gezeigt, dass mit diesem Verfahren bei einfacher Abwicklung im Mittel eine adäquate Bezahlung der Verlegungsfälle sichergestellt ist. Komplexere Abrechnungsmodelle (degressive Tagessätze usw.) führen zwar zu deutlich mehr Abrechnungsaufwand, ergeben aber keine adäquatere Vergütung [3] (CFR 42, 412.4) [5].

Beispiel: Ein Fall in der DRG X mit der DRG spezifischen mittleren (geometrischen) Verweildauer von 6 Tagen und einem DRG-Preis von 4500 US$ wird nach

2 Behandlungstagen in ein anderes Krankenhaus verlegt. Abgerechnet werden im abgebenden Haus:

$$\frac{2+1}{6} \text{ x } 4500 = 2250 \text{ US\$}$$

Maximal könnten (bei entsprechend längerer Verweildauer) 4500 US$ abgerechnet werden. Verweildauerbezogene Zuschläge (*day outlier*) gibt es für die Verlegungsfälle im Medicare-System nicht (wenn eine Verlegung stattfinden muss, sollte diese so früh wie möglich erfolgen). Es können aber ggf. kostenbezogene Zuschläge (*cost outlier*, s.o.) abgerechnet werden.

Auch der genannte Abschlag lässt sich in Form einer Äquivalenzfallzahl ausdrücken, d. h. es wird der Faktor berechnet, um den der normale Fallpreis der DRG gemindert wird:

$$\frac{2+1}{6} = 0{,}5$$

Bezogen auf den o. g. Fall ergäbe sich wiederum eine Zahlung von 4500 x 0,5 = 2250 US$.

Die genannten Abschläge werden nicht auf diejenigen DRGs angewandt, die per se als Verlegungsfallgruppen definiert sind. Es sind dies Fallgruppen für Verbrennungsverletzungen und für Neugeborene, die extern verlegt wurden. In diesen Fällen ist die externe Verlegung im Gewicht der Fallgruppe berücksichtigt, so dass eine Kürzung entfällt.

Das aufnehmende Haus rechnet in jedem Fall die dort zutreffende DRG in voller Höhe nach den üblichen Regeln ab, d. h. die Aufnahmeart wirkt sich hier auf die Abrechnung nicht aus.

Durch die Behandlung der Transferfälle ist sichergestellt, dass Anreize zu Verlegungen vermieden werden, andererseits aber eine im Mittel kostendeckende Vergütung dieser Fälle gewährleistet ist.

Untersuchungen in den USA zeigen, dass etwa die Hälfte der Verlegungsfälle auf Erkrankungen des Herz-Kreislaufsystems entfallen (MDC 5). Dabei dominieren im *abgebenden* Haus nichtoperative Fallgruppen (Verlegungsrate von 3,56 % aller Fälle) gegenüber operativen Gruppen (0,86 % aller Fälle). Viele der Verlegungen aus nichtoperativen Gruppen werden im *aufnehmenden* Haus operiert. Insgesamt decken sich diese Ergebnisse mit der klinischen Erfahrung, dass viele der Verlegungsfälle zu speziellen Operationen, die im abgebenden Haus nicht durchgeführt werden können, in entsprechend ausgerüstete andere Häuser verlegt werden (z. B. Eingriffe am Herzen, Gelenkoperationen, neurochirurgische Eingriffe usw.). Erste Ergebnisse deutscher DRG-Projekte zeigen, dass die Situation hier sehr ähnlich sein dürfte.

11.4.3 Kurzliegerproblematik

International wird bei der Implementierung von DRG-Systemen auch die Kurzliegerproblematik häufig diskutiert. Analog zu den Zuschlägen bei Langliegern lassen sich auch im Kurzliegerbereich statistische Grenzwerte definieren, anhand derer eine pauschalierte Abwertung von Kurzliegerfällen erfolgen kann. In Entgeltsystemen ist ein solches Vorgehen aufgrund der damit verbundenen Fehlanreize nicht sinnvoll, da in der Tendenz zur Vermeidung einer geringeren Bewertung Fälle bis zum Erreichen der unteren Grenzverweildauer im Krankenhaus verbleiben würden.

In der Praxis sind viele der nicht plausiblen Kurzliegerfälle auf Fehlkodierungen zurückzuführen (s. u.). Im Entgeltverfahren sollten daher bei nicht plausiblen Kurzliegern im Rahmen der Rechnungsprüfung Überprüfungen der Kodierung erfolgen. In Benchmarking-Analysen, in denen tausende von Datensätzen eines Hauses untersucht werden, sind solche Nachprüfungen von Einzelfällen häufig nicht möglich. Hier kann eine pauschalierte Abwertung von nicht plausiblen Kurzliegerfällen anstelle der Prüfung der Kodierungsqualität erfolgen.

11.4.4 Bildung von Kennzahlen zur Charakterisierung des Leistungsspektrums

Die unmittelbaren Zu- und Abschläge zu einer DRG (Langlieger, Verlegungen, ggf. Kurzlieger) lassen sich über die oben beschriebene Äquivalentfallzahl darstellen. Die Bezahlung eines Falles (ohne Berücksichtigung weiterer Zu- und Abschläge) ergibt sich damit als:

$$\text{Preis} = \text{Relativgewicht} \bullet \text{Äquivalentfallzahl} \bullet \text{Standardfallpreis}$$

Das Produkt aus Relativgewicht und Äquivalentfallzahl kann dabei auch als **effektives Gewicht** verstanden werden, mit dem der Fall bewertet wird.

Mittels dieser Ausgangswerte lässt sich für das gesamte Leistungsspektrum eines Krankenhauses eine Kennzahl bilden, die die relative Aufwandsintensität der Fälle eines Hauses beschreibt. Es handelt sich um den sog. Case-Mix-Index (CMI; Fallmix):

$$\text{CMI} = \frac{\text{Summe (effektive Gewichte)}}{\text{Summe (Äquivalentfallzahlen)}}$$

(Summe jeweils über alle Fälle des Hauses)

Dadurch, dass die Summe der effektiven Gewichte (die die o. g. Zu- und Abschläge enthält) durch die Äquivalentfallzahl geteilt wird, ergibt sich ein Index, der weitgehend unabhängig von spezifischen Langliegeranteilen (oder Verlegungen) des Hauses ist. Die Auswirkungen der letztgenannten Komponenten lassen sich aus der Äquivalenzfallzahl eines Hauses (im Vergleich zur tatsächlichen Fallzahl) ablesen.

Der unmittelbar fallbezogene Anteil des Budgets würde sich mit:

Budget = CMI × Summe (Äquivalentfallzahlen) × Standardfallpreis

ergeben. Aufgrund der Rechenweise ergibt diese Formel den gleichen Betrag wie die Addition der Einzelpreise inkl. fallbezogener Zu- und Abschläge.

Der CMI erlaubt es, die mittlere Aufwandskomplexität der Krankenhausfälle in einer Kennziffer zusammenzufassen. In einer weiteren Ziffer stellt die Äquivalentfallzahl die zusammengefassten Zu- und Abschläge für Langlieger und externe Verlegungen dar.

Die nach Bundesländern unterschiedlichen Personalkostenfaktoren, die je nach Personalkostenanteil die DRGs unterschiedlich stark betreffen, können ebenfalls in einem separaten Faktor zusammengefasst werden (analog zur Äquivalentfallzahl). Auf diese Weise ist der CMI auch überregional vergleichbar.

Hinsichtlich der Erweiterung der Formel um weitere Zu- und Abschlagskomponenten siehe Kapitel 11.12.

11.4.5 Interaktion von Kodierungsqualität und Lang-/Kurzlieger-problematik

Über die Kurz- und Langliegerdefinition werden Fälle erfasst, bei denen die Verweildauer im statistischen Sinne erheblich vom Mittelwert der jeweiligen DRG abweicht. Es kann sich hierbei um medizinisch ungewöhnliche Einzelfälle handeln, denen die standardisierte Fallgruppierung nicht gerecht werden kann.

Gerade bei erster Einführung eines kompletten Fallgruppensystems ist aber die Wahrscheinlichkeit groß, dass es sich zu einem erheblichen Teil um Fälle handelt, bei denen aufgrund fehlerhafter Kodierungen die Fallgruppenzuordnung nicht korrekt erfolgen konnte.

Dies sei an einem Beispiel erörtert: Für die unkomplizierte laparoskopische Operation der Gallenblase ergeben sich in Deutschland derzeit in etwa folgende Werte:

AP-DRG 494, mittlere Verweildauer ca. 7 Tage, Grenzverweildauer ca. 16 Tage

Für die Gallenblasenoperation mit schweren Komplikationen ergibt sich:

AP-DRG 556, mittlere Verweildauer ca. 25 Tage, Grenzverweildauer 42 Tage

Man nehme beispielsweise an, dass bei einer laparoskopischen Gallenblasenoperation mit schweren Komplikationen (Verweildauer des angenommenen Falles 24 Tage) die Komplikation nicht kodiert ist und somit in der DRG-Gruppierung nicht erkannt werden kann. Ein solcher Fall würde also fälschlich in die DRG 494 eingruppiert und würde dort als Langlieger behandelt, da er die Grenzverweildauer überschreitet. Bei korrekter Gruppierung würde es sich aber um einen Normallieger in der DRG 556 handeln.

Das Beispiel verdeutlicht zweierlei:

1) Die nach den Medicare-Regularien vorgesehene gezielte Qualitätsprüfung der Kodierung von Langliegerfällen ist im Sinne der Erkennung und Vermeidung von Fehlkodierungen sinnvoll.

2) Würde das Vorhandensein des genannten Langliegerfalles (und anderer ähnlicher Fälle) in der DRG 494 als Indiz für eine Schwäche (Inhomogenität) des DRG-Systems interpretiert, so würde diese Diskussion das Thema verfehlen. Tatsächlich ist die hier beschriebene Inhomogenität nicht auf Fehler im DRG-System, sondern auf Fehler in der Fallkodierung zurückzuführen.

Analoge Fehler können zu scheinbaren Kurzliegerproblemen führen. Man nehme z. B. an, dass ein Patient wegen des Verdachts auf einen Herzinfarkt stationär behandelt wird. Im Ergebnis können nach Ausschluss eines Infarktes nur symptomatische Thoraxschmerzen (ICD 786.5) diagnostiziert werden. Der Patient wird nach 2 Tagen entlassen. Kodiert wird aber fälschlich ein akuter Infarkt (ICD 410). Der Fall wird fehlerhaft gruppiert in:

AP-DRG 122 (akuter Herzinfarkt ohne Komplikationen), mittlere Verweildauer ca. 13 Tage[70].

In dieser Gruppe würde der Fall als Kurzlieger auffallen und wäre so auch medizinisch kaum plausibel (eine Entlassung - nicht Verlegung - eines akuten Infarktes nach 2 Tagen ist nicht kunstgerecht).

Wäre der Fall richtig kodiert, würde er eingruppiert in:

AP-DRG 143 (Thoraxschmerzen), mittlere Verweildauer ca. 3 Tage

In dieser Gruppe würde es sich um einen Normallieger handeln. Es sei übrigens darauf hingewiesen, dass mit der unspezifischen Diagnose „Thoraxschmerzen“ in der Regel Fälle aus der stationären Behandlung entlassen werden, bei denen eine Ausschlussdiagnostik erfolgte. Dies zeigt sich in der empirisch für diese Gruppe ermittelten Verweildauer (und auch in der ebenfalls empirisch ermittelten Gewichtung - siehe hierzu auch unten).

Insgesamt zeigen die Beispiele, dass gerade in der Anfangsphase nach Einführung des Systems das Auftreten von Kurz- und Langliegern Anlass für verschärfte Qualitätskontrollen bei der Kodierung sein sollte. Es sind ferner klare Regeln für die Kodierung in Zweifelsfällen erforderlich (s.u.), um Fehlzuordnungen zu vermeiden.

[70] Bei den angegebenen Verweildauerwerten handelt es sich um gerundete Werte aus deutschen Daten.

11.4.6 Medizinische Weiterbildung

Für die Ausbildung von Krankenpflegekräften und die Weiterbildung von Ärzten (residents) werden zwei Arten von Zuschlägen gezahlt (CFR 42, 412.115, 413.85, 413.86):

- Erstattung der direkten Kosten (direct medical education, DME)
- Zuschlag für indirekte Kosten der medizinischen Weiterbildung (indirect medical education, IME).

Die direkten Kosten schließen im Unterschied zur Regelung der Bundespflegesatzverordnung (siehe LKA K3, Zeile 31) nicht nur die Kosten der Schwesternschule ein, sondern auch das Gehalt der Auszubildenden (d. h. letzteres wird somit auch nicht bei der Kalkulation der DRG-Gewichte berücksichtigt).

Es ist hier anzumerken, dass die Facharztkosten in den USA nicht in die DRG-Preise einkalkuliert sind, da die ausgebildeten Ärzte in der Regel ähnlich wie Belegärzte tätig werden und ihr Honorar direkt mit Medicare abrechnen. Über die direkten Kosten der Weiterbildung (DME) werden daher sonst nicht in der Kalkulation enthaltene Arztkostenanteile für Assistenzärzte (residents) abgerechnet.

Zusätzlich erhalten die betroffenen Krankenhäuser Zuschläge für sogenannte indirekte Weiterbildungskosten (CFR 42, 412.105, 412.322). Diese sind von der Zahl der in Weiterbildung befindlichen Ärzte pro Bett (residents per bed) abhängig und sollen dazu dienen, Produktivitätsnachteile, die sich aus dem Einsatz Weiterzubildender ergeben, auszugleichen. Die Zuschläge wurden als nichtlineare mittlere Kostenfunktionen empirisch anhand der Daten der US-Krankenhäuser bestimmt. Sowohl die IME-Zahlungen als auch Langliegerzuschläge kommen überproportional Häusern mit komplexer Leistungsstruktur zugute. Da die Zahlungen für Langlieger bzw. *cost outlier* infolge der veränderten Methodik stärker auf Häuser mit komplexer Fallstruktur fokussiert wurden, werden derzeit die IME-Zuschläge leicht abgesenkt (d. h. die stärker an medizinische Leistungsmerkmale gekoppelten Zahlungen werden zu Lasten struktureller Zuschläge erhöht).

11.4.7 Berücksichtigung von Lohnkostendifferenzen

Wegen des Fehlens von Flächentarifverträgen gibt es in den USA erhebliche Lohnkostendifferenzen. Diese werden im DRG-System über einen regionalen Korrekturfaktor (*area wage index*) ausgeglichen. Hierzu werden Indikatoren für die Lohnkosten in den Krankenhäusern erhoben und bundesweit die nach Struktur gewichteten Abweichungen vom Mittelwert in einem Korrekturfaktor berechnet. Dieser lag z. B. 1998 in den USA zwischen 0,6911 (d. h. 69,11 % der mittleren US-Lohnkosten in ländlichen Gebieten im Mississippi-Bereich) und 1,5158 (d. h. 151,58 % in der Stadt Oakland in Kalifornien). Hier zeigt sich die in den USA erhebliche regionale Lohndifferenzierung mit einer Gesamtspannweite von 220 %. Dieser Faktor geht in die Berechnung der für die Häuser einer Region gültigen Fallpreise ein (analog zum unterschiedlichen Personalkostenpunktwert im deutschen Fallpauschalsystem). Der Lohnkostenfaktor ist im Medicare DRG-System neben der Fallschwere (case mix index) der wichtigste Preisdifferenzierungsfaktor.

Bei den Sachkosten wird eine regionale Differenzierung aufgrund der höheren lokalen Beschaffungskosten ausschließlich für die Bundesstaaten Hawaii und Alaska vorgenommen (lokaler Zuschlag: *cost of living adjustment, COLA*). Ansonsten gilt ein gleicher Sachkostenwert.

11.4.8 Zahlungen für Nichtversicherte

Bekanntlich gibt es derzeit in den USA eine erhebliche Zahl nicht krankenversicherter Bürger. Dieses sozialpolitische Problem steht nicht in Zusammenhang mit dem DRG-System. Die Versorgung dieses Personenkreises wird über Eigenzahlungen, „Charity"-Mittel (d. h. private Spenden, die in den USA eine erheblich größere Rolle spielen als in Deutschland) und staatliche Zuwendungen sichergestellt. Der Staat zahlt Krankenhäusern mit einem überdurchschnittlich hohen prozentualen Anteil nichtversicherter Patienten mit niedrigem Einkommen Zuschüsse, die als Zuschlag über das DRG-System abgerechnet werden (*disproportionate share [DSH] adjustment*). Die Gesamtsumme der über Medicare gezahlten Zuschüsse lag 1997 bei 4,5 Milliarden US$ (6,3 % des stationären Medicare-Gesamtbudgets). Diese Sonderzahlungen, die mit dem DRG-System nicht unmittelbar in Zusammenhang stehen, sind auf andere Staaten nicht übertragbar.

11.4.9 Zuschläge für Dialysepatienten, Hämophiliebehandlung usw.

Ein Krankenhaus erhält Zuschläge für die Durchführung von Dialysebehandlungen, wenn der Anteil von Dialysepatienten in den nicht explizit mit dialysepflichtigen Erkrankungen zusammenhängenden DRG-Gruppen über 10 % liegt (CFR 42, 412.104; es sei angemerkt, dass die dialysepflichtige Niereninsuffizienz im Sinne des DRG-Systems bereits als Komplikation gilt und dementsprechend in der Fallbewertung teilweise berücksichtigt wird).

Gerinnungsfaktorpräparate für Patienten, die an Hämophilie leiden, werden separat vergütet (CFR 42, 412.115).

Bei Nierentransplantationen werden die Kosten für die Bereitstellung des Spenderorgans (Transport usw.) und Histokompatibilitätstestungen separat vergütet und sind nicht Teil der Pauschale (CFR 42, 412.100).

11.5 Nicht nach DRG-Pauschalen vergütete Behandlungen

Das DRG-System wird von Medicare nur auf die vollstationäre, nicht-psychiatrische Akutversorgung angewandt. Ausgeschlossen sind (CFR 42, 412.23 ff):

- Psychiatrische Fachkrankenhäuser und psychiatrische Fachabteilungen in Akutkrankenhäusern,
- Rehabilitationskliniken und rein rehabilitative Fachabteilungen in Akutkrankenhäusern,
- Langzeitkrankenhäuser (definiert als Krankenhäuser mit mehr als 25 Tagen mittlerer Verweildauer),
- reine Krebskliniken.

Im Medicare-Bereich werden ferner pädiatrische Erkrankungen separat vergütet, da *das von Medicare verwendete DRG-System* sich für den Einsatz in der Pädiatrie nicht eignet und dieser Bereich aufgrund der Versichertenstruktur bei Medicare unbedeutend ist[71] [22].

In dem in den USA bedeutenden Bereich der ambulanten Versorgung der Krankenhäuser führt Medicare derzeit ein separates fallpauschaliertes System ein, die sogenannten APGs (Ambulatory Patient Groups), die nicht Gegenstand dieses Artikels sind. Auch für den Bereich der Rehabilitation wird ein komplett fallpauschaliertes System entwickelt.

11.6 Kodierungsqualität und Utilization Review

11.6.1 Verantwortlichkeit des behandelnden Arztes

Der behandelnde Arzt muss aufgrund gesetzlicher Vorschriften einerseits im Zusammenhang mit seinem Vertragsverhältnis zum Krankenhaus eine generelle Klausel unterschreiben, in der die Verantwortlichkeit für die korrekte Dokumentation bestätigt wird („Notice to physicians: Medicare payment to hospitals is based in part on each patient‘s principal and secondary diagnoses and the major procedures performed on the patient, as attested to by the patient‘s attending physician by virtue of his or her signature in the medical record. Anyone who misrepresents, falsifies, or conceals essential information required for payment of Federal funds, may be subject to fine, imprisonment, or civil penalty under applicable Federal laws.“ CFR 42, 412.46). Darüber hinaus muss der Arzt in jedem Einzelfall im Zusammenhang mit der Entlassung per Unterschrift bestätigen, dass die Angaben zur Haupt- und Nebendiagnose sowie den durchgeführten Prozedu-

[71] Es sei angemerkt, dass das für die Anwendung in Deutschland diskutierte AP-DRG-System die erforderlichen Erweiterungen für Pädiatrie und Neonatologie enthält und somit auch in diesen Bereichen eingesetzt wird

ren nach bestem Wissen korrekt und vollständig sind (CFR 42, 412.46; die Einzelfallbestätigung kann automatisiert werden). Die Kodierung selbst kann - unbeschadet der Endverantwortung des Arztes - delegiert werden.

11.6.2 Prüfung der Kodierungsqualität

Die Kodierungsqualität wird regelmäßig anhand von Stichprobenkontrollen überprüft, d. h. über die Richtigkeit der kodierten Diagnosen und Prozeduren wird seitens der Peer Review Organisationen (PRO) anhand der Patientenakte entschieden (CFR 42, 412.46; in der Praxis erfolgen alle Prüfungen über die PROs zentral in einigen *Clinical Data Abstraction Centers - CDAC*). Neben dieser Stichprobenprüfung finden gezielte Überprüfungen bei Zuzahlungen für Langlieger bzw. *Cost-Outlier* statt.

Das DRG-System bietet darüber hinaus Möglichkeiten, die Plausibilität der Kodierung anhand statistischer Muster zu überprüfen und auf dieser Basis gezielte Stichprobenkontrollen in auffälligen Bereichen vorzunehmen. EDV-gestützte Verfahren auf dieser Basis können zur Unterstützung des Prüfungsprozesses eingesetzt werden.

Der gesamte Prüfaufwand ist gering. Der Anteil der Medicare-Ausgaben für die PROs, die daneben weitere Aufgaben wahrnehmen (CFR 42, 466.71), lag 1995 bei 0,2 Milliarden US$ (entspricht 0,08 % des Budgets bei 177 Milliarden US$ Gesamtausgaben für Medicare).

Es ist ferner zu beachten, dass das AP-DRG-System zwar Schweregrade unterscheidet und z. B. im Falle von Komplikationen zu einer höheren Bewertung der Fälle führt. Hierzu müssen allerdings die Komplikationen kodiert und angegeben werden. Sie können damit gleichzeitig Gegenstand von separaten Qualitätssicherungsverfahren werden, so dass es wesentliche Faktoren gibt, die einem Missbrauch dieser Abrechnungsmöglichkeiten entgegen stehen.

11.6.3 Utilization Review

US-Krankenhäuser sind verpflichtet, an Programmen teilzunehmen, die eine Prüfung der Angemessenheit der erbrachten medizinischen Leistungen zum Ziel haben (CFR 42, 412.44, 482.30). Im Zusammenhang mit dem Fallpauschalsystem steht hier insbesondere die Angemessenheit der Krankenhausaufnahme zur Diskussion. Dabei ist das Krankenhaus anzuhören und es existiert ein Revisionsverfahren in Streitfällen (CFR 42, 473 ff).

11.6.4 Entwicklung der Kodierungsqualität nach Systemeinführung

In den meisten Staaten ist die Qualität der Kodierung von Diagnosen und Operationen unzureichend, solange diese Daten nicht tatsächlich genutzt werden. Auch in den USA ist es nach Einführung des DRG-Systems zu einer Verbesserung der Kodierungsqualität gekommen, die initial auch einen scheinbaren Anstieg des

Case Mix Index zur Folge hatte (DRG creep; siehe hierzu [18]). Parallel dazu war aber auch ein echter Anstieg des CMI zu verzeichnen, da es aufgrund der Anreizwirkungen des Systems zu einer Verlagerung von leichteren Fällen aus der stationären in die ambulante Versorgung, d. h. zu einer Konzentration auf die komplexeren Leistungen, kam und weil ferner auch aufgrund der medizinisch-technischen Entwicklung in bestimmten Bereichen ein Anstieg des Aufwandes zu verzeichnen war. Auch Anpassungen im DRG-System selbst (Einführung bestimmter hochbewerteter Fallgruppen) haben zu Veränderungen im CMI geführt.

Die für die Steuerung des Systems zuständige Kommission (ProPAC bzw. MEDPAC, siehe Kapitel 11.8.1) hat diese Komponenten jeweils analysiert und bei der Preisanpassung (s. u.) Bereinigungen vorgenommen, die dazu führten, dass der als Artefakt eingeschätzte Anteil des CMI-Anstieges keine Mehrausgaben zur Folge hatte (die Veränderung des CMI lag z. B. 1986/87 bei 2,4 %; davon wurden aufgrund entsprechender Analysen 1,6 % als echte Veränderung der Fallstruktur angesehen). Auch die Übergangsphase bei der Einführung des Systems (s. u.) hat dazu beigetragen, dass es zwar einerseits zu erwünschten initialen Verbesserungen in der Kodierungsqualität kam, diese aber finanziell nur begrenzt wirksam werden konnten. Inzwischen spielen die Anpassungsvorgänge in der Kodierung in den USA keine wesentliche Rolle mehr.

Die durch Änderungen des Kodierungsverhaltens verursachten Anpassungen im CMI stellen ein vorübergehendes Phänomen nach Systemumstellung dar, da nach kurzer Zeit, wenn alle vorhandenen Diagnosen bzw. durchgeführten Eingriffe tatsächlich kodiert werden, asymptotisch ein stabiler Zustand erreicht wird.

11.6.5 Kodierungsqualität in Deutschland

In Deutschland werden Nebendiagnosen und Mehrfacheingriffe – abgesehen von einigen Ausnahmen im Bereich der Fallpauschalen und Sonderentgelte – derzeit praktisch in Pflegesatzverhandlungen, Krankenhausvergleichen und anderen nicht-DRG bezogenen Bewertungsverfahren nicht berücksichtigt (die L4- und L5-Statistik stellen jeweils nur Hauptdiagnose bzw. Haupteingriff dar). Insofern ist die Datenqualität – wie in vielen anderen europäischen Staaten auch – relativ schlecht, d. h. viele Begleiterkrankungen und Komplikationen werden nicht kodiert und können daher nicht erkannt werden.

Einfache Analysen von Indikatordiagnosen verdeutlichen die Situation: Wenn beispielsweise typische Begleiterkrankungen wie Herzinsuffizienz, chronisch obstruktive Lungenerkrankung oder Pneumonien, die angesichts der Alters- und Krankheitsstruktur der Patienten in großen Akutkrankenhäusern nicht selten vorkommen, nur mit einer Häufigkeit von deutlich weniger als 1 % als Nebendiagnose angegeben werden (d. h. z. B. weniger als 200 Fälle mit Pneumonie pro Jahr als Nebenerkrankung in einem Krankenhaus mit ca. 30.000 Fällen), dann lässt sich oft aufgrund klinischer Alltagserfahrung feststellen, dass derart niedrige Zahlen nicht stimmen können.

In Deutschland nahmen bisher über 100 Krankenhäuser an verschiedenen AP-DRG Projekten teil, wobei insgesamt die Daten von mehr als 2,3 Millionen vollstationären Fällen ausgewertet wurden. Die Erfahrungen aus diesen Krankenhausprojekten zeigen, dass bei 63 % der Krankenhäuser im ersten Projektjahr im Mittel weniger als 2 Diagnosen pro Fall kodiert werden (inkl. Hauptdiagnose). Lediglich ein Viertel der Krankenhäuser kodiert mehr als 3 Diagnosen pro Fall. Dieser Wert dürfte nach Erfahrungen des Autors eher die tatsächlich vorhandene Multimorbidität der Patienten eines durchschnittlichen Akutkrankenhauses wiedergeben. Bei Einführung eines Entgeltsystems (gleich welcher Art), welches Begleiterkrankungen und Komplikationen adäquat berücksichtigt, muss daher mit initialen Anpassungen in der Kodierung gerechnet werden. Dies ist auch bei der Preisfestsetzung zu berücksichtigen.

Abgesehen vom Problem der Vollständigkeit der Daten sind einige systematische Fehler in der Kodierung erkennbar. Hierzu gehört z. B. die systematische Fehlkodierung (im Sinne eines Entgeltsystems) der Chemotherapie- und Strahlentherapiefälle. Bei der Tumorbehandlung ist zu unterscheiden zwischen der Erstbehandlung mit kompletter Diagnostik (ggf. auch mit Chemotherapie) und Folgebehandlungen, die ausschließlich der Chemotherapie dienen. In Deutschland würden beide Fälle mit der ICD-Diagnose des Tumors kodiert (z. B. Brustkrebs mit 174. Auf diese Weise können die Erstdiagnostik und ein ausschließlicher Chemotherapiezyklus nicht unterschieden werden. Letzterer wäre nach den in den USA angewandten Regeln explizit mit dem ICD-9 Code V58.1 zu kennzeichnen und wird damit unterscheidbar. Das Beispiel verdeutlicht zweierlei:

1) Es handelt sich um kein DRG-spezifisches Problem. Mangels entsprechender Kodierung könnten die hier genannten Fälle gegenwärtig auch mit anderen Entgeltsystemen nicht differenziert werden.

2) Dieses Kodierungsproblem ist durch Vorgabe entsprechender Kodierungsregeln lösbar.

Die Anzahl derartiger Probleme ist begrenzt sowie über entsprechende Festlegungen rasch lösbar und steht damit einer Systemeinführung nicht im Wege. Insgesamt ist mit einer Verbesserung der Datenqualität nur zu rechnen, wenn ein leistungsbezogenes System tatsächlich eingeführt wird. Durch Übergangsfristen kann sichergestellt werden, dass einerseits Anreize zur Verbesserung der Datenqualität wirksam werden, andererseits aber die Auswirkungen initialer Anpassungen begrenzt bleiben.

Ein weiterer quantitativ z.Zt. bedeutsamer Fehler, welcher zur Beeinträchtigung der Kodierungsqualität führt, ist technischer Art und daher leicht behebbar: In vielen Krankenhausinformationssystemen werden eingegebene Diagnose- bzw. OP-Codes bisher nicht auf Richtigkeit geprüft. Daher enthalten die Systeme bis zu ca. 25 % technisch fehlerhafte Codes. Der Fehler ist durch Hinterlegung einer Liste der zulässigen Codes in den EDV-Systemen rasch zu beheben. Allerdings fehlt hierzu immer noch eine verbindliche, EDV-taugliche Liste der zulässigen und vollständigen Kodierungen für die ICD und den OPS-301 (Liste der sogenannten Kodierungsendpunkte), welche aber durch das DIMDI oder die Selbstverwaltung leicht bereitgestellt werden könnte.

11.6.6 Behandlungsqualität

Im Zusammenhang mit fallpauschalierten Systemen wird oft eine Tendenz zur Verschlechterung der Behandlungsqualität vermutet. Dies gilt insbesondere im Vergleich zu Kostenerstattungssystemen, während z. B. für die derzeit in Deutschland praktizierte Budgetierung ähnliche Effekte zu erwarten wären.

Tatsächlich konnten in fallpauschalierten Systemen bisher keine Qualitätsverluste nachgewiesen werden. Die OECD stellte vielmehr fest, dass eher gegenteilige Effekte zu beobachten sind und vermutet, dass dies auf verstärkte Bemühungen um die Qualitätssicherung gerade aufgrund der erwarteten Qualitätsverluste zurückzuführen sein könnte [17]. Daneben ist festzuhalten, dass gerade in einem Wettbewerbssystem die Qualität zu einem wesentlichen Erfolgsfaktor werden kann, sofern die Rahmenbedingungen entsprechend gestaltet werden.

11.7 Ermittlung der Relativgewichte und Systempflege

11.7.1 Datenbasis

In den USA stehen aufgrund der historischen Entwicklung des Systems aus einer früheren Einzelleistungsabrechnung Informationen über die Preise der Einzelfälle zur Verfügung. Die Krankenhäuser müssen dort für jede Einzelleistung Preise (*charges*) benennen. Aus der Summe der erbrachten Leistungen (gegliedert nach bestimmten Leistungskategorien) wird die Rechnung erstellt, aus der sich u. a. der Gesamtpreis des Falles ergibt. Die HCFA erhält diese Preise im Wege der elektronischen Abrechnungsverfahren und verwendet sie als Basis für die Weiterentwicklung des Entgeltsystems, die Kalkulation der Relativgewichte und andere Analysen (hier stehen Informationen über 12 Mio. Fälle pro Jahr mit DRG-Zuordnung und charges zur Verfügung; es handelt sich um die Datenbasis „*Medical Provider Analysis and Review*, MEDPAR"). Die *charges* stellen Forderungspreise der Krankenhäuser dar, gezahlt wird tatsächlich der standardisierte DRG-Preis, wobei die *charges* z. B. im Falle der *cost-outlier* Berücksichtigung finden.

Aufgrund der vorhandenen Daten sind in den USA detaillierte Simulationsrechnungen zur Abschätzung der Auswirkungen von Änderungen des Entgeltsystems auf die Anbieter möglich. Auch für die Gesundheitsberichterstattung, für Marktanalysen seitens der Anbieter sowie für gesundheitsökonomische Forschungsvorhaben ergibt sich eine außerordentlich gut fundierte Basis.

11.7.2 Kalkulation der Relativgewichte im Medicare System

Die Kalkulation der Relativgewichte stellt im Prinzip eine Umkehrung des Entgeltprozesses dar. Aus den o. g. Fallpreisen der Krankenhäuser müssen die zuvor genannten zusätzlichen Entgeltmodule (z. B. Weiterbildungszuschlag) herausgerechnet werden. In der Anfangsphase wurde ferner aufgrund vorliegender Informationen über die krankenhausindividuelle Preis-/Kostenrelation (*cost/charge ratio*) pauschal die Gewinnmarge aus den Preisen herausgerechnet. Derzeit wird auf diesen Schritt verzichtet, da sich im Mittel die *Relationen* dadurch nicht verändern (bei Annahme von im Mittel 10 % Gewinnmarge wäre z. B. die Relation zwischen zwei Fallgruppen: bei den Kosten 10.000 : 5.000 = 2.0, bei den Preisen 11.000 : 5.500 = 2.0. Es versteht sich, dass die Marge nicht über alle Gruppen gleich sein muss; nach den Erfahrungen der HCFA ändern sich aber angesichts der großen Fallzahl die mittleren Relationen nicht, wenn für die Kalkulation der Relativgewichte Preise anstelle von Kosten verwandt werden - zur Bestimmung der absoluten Preishöhe s. u.).

Aus den bereinigten Fallpreisen lassen sich Preis- bzw. Kostenrelationen bestimmen. *Vereinfacht dargestellt* sei der Durchschnittspreis gemittelt über alle (12 Mio.) Fälle nach Bereinigung 4000 US$. Der mittlere Preis innerhalb einer DRG sei 8000 US$. In diesem Fall läge das Relativgewicht dieser DRG bei 2,0. Aus der Definitionsmethode ergibt sich, dass das durchschnittliche Gewicht über alle Fälle initial bei 1,0 liegen muss (inzwischen liegt der durchschnittliche CMI etwas über 1,0 da die im Zeitverlauf eingetretenen Veränderungen der durchschnittlichen Fallschwere berücksichtigt wurden.)

Die Gewinnung der Preis*relationen* ist somit ein rein empirischer Prozess. Dies bedingt, dass das Verfahren gegenüber systematischen Fehlern z. B. in der Kodierung relativ resistent ist. Es stellt sich aufgrund der Vorgehensweise nicht die Frage, wie hoch das „wahre“ Gewicht einer bestimmten Fallgruppe ist. Solange gewährleistet werden kann, dass einheitlich verfahren wird, garantiert die Vorgehensweise per definitionem, dass der mittlere relative Aufwand pro Fallgruppe richtig gemessen wird.

Da eine jährliche Neukalkulation erfolgt, ist sichergestellt, dass systematische Änderungen in den Behandlungsverfahren adäquat berücksichtigt werden. Wenn beispielsweise die Kosten in einer Behandlungsgruppe durch bestimmte, effizientere Behandlungsmethoden gesenkt werden könnten, würde das Relativgewicht dieser Gruppe aufgrund der Verfahrensweise automatisch sinken. Innerhalb des Systems ist damit eine adäquate Bewertung sichergestellt, wobei die Krankenhäuser, die als erste ihre Verfahren verbessern, einen - beabsichtigten - Vorteil erhalten. Eine Vielzahl der in Deutschland derzeit im Umfeld der Fallpauschalen geführten Diskussionen, die aus dem Fehlen eines solchen automatischen Anpassungsprozesses resultieren, können hier vermieden werden.

11.7.3 Pflege des Kodierungssystems, Kodierungsregeln

In den USA wird jährlich eine Anpassung der Diagnose- und Prozedurenkodierungssysteme vorgenommen. Beide Klassifikationen werden zusammengefasst als ICD-9-CM (ICD-9 clinical modification) veröffentlicht. Zuständig ist hierfür das ICD-9-CM Coordination and Maintenance Comittee, ein Gremium, welches mit Vertretern des National Center for Health Statistics (zuständig für die Diagnoseklassifikation) und der HCFA (Prozedurenklassifikation) besetzt ist und zusätzlich ein Beratungsgremium mit Vertretern der American Hospital Association (AHA), der American Medical Record Association (AMRA) und - nach Sachlage - der verschiedenen ärztlichen Fachgruppen beteiligt. Das Gremium führt dreimal pro Jahr öffentliche Anhörungen durch, über die neue Verfahren und andere Änderungen vorgeschlagen werden können (begründete Änderungsvorschläge können von jedem Interessierten eingebracht werden, übrigens auch von seiten anderer Staaten, die die ICD-9-CM nutzen).

Die Änderungen fließen in die jährliche Neufassung der ICD-9-CM ein. Zusätzliche Kodierungsregeln werden in einer von der amerikanischen Krankenhausgesellschaft herausgegebenen Zeitschrift veröffentlicht (*Coding Clinic for ICD-9-CM*, American Hospital Association, Chicago, Illinois). Über die Kodierungsregeln wird eine einheitliche Verfahrensweise bei der Kodierung derjenigen Sachverhalte sichergestellt, bei denen unterschiedliche Interpretationen denkbar wären (die Einheitlichkeit im Verfahren ergibt zusammen mit der empirischen Kalkulation der Relativgewichte eine *definitionsgemäß korrekte Gewichtung* der Fallgruppen, s. o.).

Neue medizinische Verfahren können über diesen Pflegeprozess rasch in die Klassifikation integriert werden. Sie werden dann zunächst von der HCFA auf der Basis vorhandener Kalkulationsdaten in das DRG-System integriert. Da auf diese Weise im Folgejahr automatisch bundesweit Daten über die Anwendung des Verfahrens (und die damit verbundenen Fallpreise) eingehen, ergibt sich für den darauffolgenden Zeitraum eine Integration in den empirisch gesteuerten Bewertungs- und Gruppierungsprozess.

Auf die Kodierungsregeln kann hier nicht im Detail eingegangen werden. Erwähnt sei lediglich eine wesentliche Regel, die Definition der Hauptdiagnose. Es handelt sich hierbei laut Gesetz um diejenige Diagnose, die rückblickend betrachtet (nach Abschluss der Diagnostik) den Krankenhausaufenthalt primär verursacht hat (CFR 42, 412.60). Wird also z. B. ein Patient mit linksseitigen Schmerzen unter Verdacht auf Herzinfarkt (=Einweisungsdiagnose) eingewiesen und es stellt sich nach Abschluss der Diagnostik heraus, dass ein Magengeschwür vorlag, dann ist das Magengeschwür die Hauptdiagnose (der Ausschluss eines Herzinfarktes könnte allenfalls als Nebendiagnose kodiert werden). Weitere Detailregelungen zu dieser und anderen Fragen hat die Amerikanische Krankenhausgesellschaft u. a. in einem Handbuch zusammengestellt.

11.7.4 Pflege des DRG-Systems

Auf der Basis der o. g. vorhandenen Daten mit Fallpreisinformationen ist eine empirische Entwicklung und Weiterentwicklung der DRG-Systeme möglich [6]. In Zusammenarbeit von medizinischen Experten, Statistikern und Ökonomen, kann anhand der Datenbasis geprüft werden, ob Vorschläge aus dem medizinischen Bereich zur Veränderung des Fallgruppensystems tatsächlich zu einer Verbesserung der Trennschärfe des Systems im Vergütungsbereich beitragen. Gemessen wird die Qualität der Gruppierung dabei über einen statistischen Parameter, die erklärte Kostenvarianz (siehe Kapitel 11.7.5) [1].

So hat beispielsweise das Forschungsinstitut der 3M Health Information Systems vor kurzem im Auftrag der HCFA in Zusammenarbeit mit den entsprechenden Fachgesellschaften die Gruppierung der DRG-Fallgruppen für Brandverletzte überprüft. Dabei wurden die eingegangenen Vorschläge in Form von insgesamt 28 neuen, für diesen Bereich jeweils kompletten Gruppierungsvarianten anhand der Falldaten mehrerer Jahrgänge überprüft. In vielen Fällen zeigten sich keine Verbesserungen der Trennschärfe des Systems. Im Ergebnis konnte aufgrund der Modellrechnungen eine Einigung über die Einführung von zwei neuen Fallgruppen herbeigeführt werden, die zu einer leichten Verbesserung der erklärten Kostenvarianz führten.

Das geregelte, an Daten orientierte und somit sachbezogene Pflegeverfahren für das DRG-System dürfte ein wesentlicher Faktor für den Erfolg der DRG-basierten Systeme sein. Darüber hinaus ist es gelungen, bei der Bildung der Fallgruppen die Einbeziehung leicht vermehrbarer Leistungen in die Fallgruppendefinition zu vermeiden. Damit werden Fehlanreize zur nicht kontrollierbaren Leistungsvermehrung vermieden (derartige Leistungen werden natürlich bei der Kalkulation in den betroffenen Gruppen berücksichtigt, aber nicht zur Differenzierung verwendet). Die HCFA verlangt ferner, dass jede neu zu bildende Fallgruppe bundesweit mindestens 500 Fälle pro Jahr enthält. Damit soll u. a. eine qualitativ ausreichende Kalkulationsbasis für die Relativgewichte sichergestellt und natürlich eine für den Einsatzzweck nicht sinnvolle Aufsplitterung des Systems vermieden werden.

11.7.5 Kriterien für die Beurteilung der Qualität des Fallgruppensystems

Die statistische Streuung der Kosten aller Krankenhausfälle lässt sich nach Korrektur von nicht leistungsabhängigen Faktoren (z. B. Unterschiede der Lohnkosten usw.; s. o.) u. a. auf die folgenden drei Komponenten zurückführen:

- Die medizinisch bedingten Unterschiede der Fallkosten,
- die durch Effizienzunterschiede bedingten Streuungen,
- sowie eine individuelle Streuung, die durch die biologische Varianz verursacht ist (die Kosten für die Behandlung der Fälle innerhalb einer Fallgruppe sind aufgrund der individuellen Varianz nur im statistischen Sinne definierbar).

Die Qualität der Fallgruppensysteme wird über einen statistischen Parameter, die sogenannte erklärte Varianz (in der Literatur als R^2-Wert bezeichnet), beurteilt. Dieser sagt aus, welcher Anteil der Gesamtkostenvarianz durch die Unterteilung in medizinische Gruppen erklärbar ist. Grundsätzlich ist dasjenige Fallgruppensystem als das beste zu betrachten, welches *über medizinische Faktoren* den höchsten Anteil der Kostenvarianz erklären kann.

In der Anfangsphase wurden die frühen Versionen der DRGs hinsichtlich der Verweildauer optimiert, da Fallkostendaten nicht zur Verfügung standen. Die derzeit in den USA bestehenden DRG-Systeme sind aber mittlerweile alle hinsichtlich der Kostenvarianz optimiert, da dort entsprechende Daten flächendeckend verfügbar sind. In Deutschland ist es aufgrund fehlender Fallkostendaten nicht möglich, die erklärte Kostenvarianz zu berechnen. Hier kann nur - als Ersatzlösung - die erklärte Verweildauervarianz bestimmt werden. Da es nicht Ziel der DRG-Systeme ist, die Verweildauerstreuungen zu erklären und da die Verweildauer nur teilweise mit den Kosten korreliert ist, ist der Anteil der erklärten Verweildauervarianz deutlich geringer als der der Kostenvarianz.

Es gibt zwei Methoden der Berechnung der R^2-Werte: Mit und ohne Bereinigung um Ausreißer (trimmed/untrimmed). D. h. es können über statistische Verfahren in jeder Fallgruppe die im Verhältnis zum Mittelwert extrem teuren bzw. preiswerten Fälle aus der Berechnung ausgeschlossen werden (siehe auch outlier-Regeln).

Wenn man die Qualität des *Fallgruppensystems* beurteilen will, sollten Ausreißer in die Berechnung eingeschlossen werden, da sie medizinisch wichtige Fälle beinhalten können, für deren Behandlung im Prinzip eigene Gruppen erforderlich wären. Steht dagegen die Beurteilung der Qualität des gesamten *Entgeltsystems* zur Diskussion, so kann die Berechnung auch nach Trimmung durchgeführt werden, sofern für die Ausreißer separate Vergütungselemente vorgesehen sind.

Für die verschiedenen DRG-Systeme ergeben sich folgende R^2-Werte (erklärte Varianz der Streuung der Einzelfallkosten bzw. -verweildauer):

Tabelle 11.1 Erklärte Varianzen (R^2) verschiedener DRG-Systeme

	Kosten untrimmed	**Kosten trimmed**	**Verweildauer untrimmed**
US-Daten			
HCFA-DRG	0.4076	0,5151	0.3126
RDRG	0,4627	0,5577	0,3702
AP-DRG	0.4689	0,5600	0.3692
APR-DRG	0.5309	0,6009	0.4213
Deutsche Falldaten			
AP-DRG	–	–	0.3177

US-Datenbasis: 4,2 Millionen Fälle (R. Averill et al. 1999) [1]
Deutsche Datenbasis: 1,0 Millionen Fälle (T. Mansky, 3M Medica , 1999)

In beiden Analysen wurden die Fehler-DRGs ausgeschlossen. Bei der Analyse der deutschen Daten blieben ferner die Fallgruppen der Neugeborenen (MDC 15) unberücksichtigt, da hier zuverlässige Daten häufig fehlen (Geburtsgewicht fehlt, gesunde Neugeborene werden nicht als eigene Fälle erfasst). Ferner wurden bei mehrjährigen Krankenhausprojekten nur die Daten jeweils eines Jahrganges ausgewertet, um Verzerrungen in der Auswertung durch Übergewichtung einzelner Häuser zu vermeiden.

Die sog. „Trimmung" führt zwar zu einer Verbesserung der R^2-Werte insbesondere bei den HCFA-DRGs. Dabei wird aber besonders bei diesem System ein nicht unerheblicher Teil der Extremfälle und der damit verbundenen Kosten als „Ausreißer" behandelt (13,45 % der Kosten bei HCFA-DRGs, aber nur 7,57 % der Kosten bei APR-DRGs).

Es wird deutlich, dass die neueren DRG-Systeme die medizinisch bedingten Kostenunterschiede wesentlich besser differenzieren können als das HCFA-System. Der im Vergleich zu den USA etwas schlechtere Wert für das AP-DRG System in Deutschland ist nach Ansicht des Autors vor allem auf die derzeit noch unbefriedigende Datenqualität (Kodierung!) zurückzuführen. Wenn komplizierte und teure Fälle unzureichend kodiert werden, können sie im DRG-System (und auch beliebigen anderen Systemen) nicht als solche erkannt werden. Die aufgrund der schlechten Kodierung fälschlich erfolgende Einordnung in unkomplizierte Fallgruppen vergrößert die Streuung in diesen Gruppen und führt zu niedrigeren R^2-Werten.

Neben der erklärten Varianz der Kosten der Einzelfälle kann untersucht werden, inwieweit die in einem DRG-basierten Entgeltsystem gezahlten **Gesamtvergütungen eines Krankenhauses** mit den Kosten dieses Hauses (im stationären Bereich) korrelieren. Dabei kann zusätzlich analysiert werden, inwieweit die Erklärung der Kostendifferenzen durch weitere Faktoren verbessert werden kann. In einer Studie des Instituts Wallingford der 3M Health Information Systems wurde mit Hilfe multivariater Verfahren geprüft, inwieweit durch die zusätzliche Berücksichtigung der Faktoren Regionalklasse, hoher Ausbildungsanteil, Größenklasse (in 5 Größenkategorien nach Bettenzahl), Anteil der Medicare/Medicaid Patienten und Vorhandensein einer Pädiatrie das Einstufungsergebnis der verschiedenen DRG-Systeme verbessert werden kann (erklärte Varianz der Streuung der Gesamtkosten der Krankenhäuser):

Tabelle 11.2 Verbesserung der erklärten Varianz (R^2) durch Zusatzfaktoren

System	R^2 nur DRGs	R^2 DRGs +Zusatzfaktoren	% Änderung
HCFA-DRG	0.5292	0.6326	19,56
RDRG	0,5646	0,6512	15,34
AP-DRG	0.6065	0.6549	7,98
APR-DRG	0.6410	0.6719	4,82

Datenbasis: 4,2 Millionen Fälle (R. Averill et al. 1999) [1]

Da das Gesamtbudget eines Krankenhauses geringeren Streuungen unterliegt als die Kosten eines Einzelfalles, sind die R^2-Werte in dieser Rechnung, die die Erklärung der Gesamtbudgets eines Krankenhauses untersucht, höher als in der oben dargestellten Untersuchung der erklärten Varianz der Einzelfälle.

Die Berechnung zeigt, dass die neueren AP-DRG-Systeme die Unterschiede in den Krankenhausleistungen wesentlich besser darstellen können als das HCFA-System. Dies ist insbesondere auf die bessere Berücksichtigung der Schweregrade (Begleiterkrankungen und Komplikationen) zurückzuführen. Die Bedeutung der Berücksichtigung von Zusatzfaktoren - in den USA insbesondere die Weiterbildungszuschläge und Outlier-Regelungen, über die teilweise Schwächen des HCFA-Systems kompensiert werden - nimmt damit ab. Ferner berücksichtigen die

„All Patient (AP)"-DRG Systeme besser die Charakteristiken spezieller Krankenhausgruppen und Fachabteilungen, wie z. B. in der Pädiatrie, da sie im Gegensatz zu den HCFA-basierten Ansätzen unter besserer Berücksichtigung einer erweiterten Datenbasis (nicht nur HCFA-Fälle der über 65jährigen, sondern auch Einbeziehung aller, insbesondere jüngerer Versicherter aus anderen Bereichen) und entsprechender Fachgruppen entwickelt wurden [1] [21]. So war z. B. bei der AP-DRG- und APR-DRG-Entwicklung die *National Association of Children's Hospitals and Related Instiutions (NACHRI)* beteiligt. Derartige wichtige Weiterentwicklungen in wesentlichen Spezialbereichen zeigen sich nur begrenzt in den statistischen Parametern, verdienen aber wegen der Wirksamkeit in den betroffenen Gebieten besondere Berücksichtigung [22].

Die Analysen zeigen, dass es einen deutlichen Qualitätssprung zwischen den HCFA-basierten und den AP-DRGs gibt. Der Einfluss der berücksichtigten Zusatzfaktoren auf die Veränderung des R^2-Wertes sinkt von über 15 % bei HCFA-DRGs und RDRGs auf unter 8 % bei AP-DRGs. Beim Übergang auf die APR-DRGs ist ein weiterer, aber kleinerer Anstieg in der Qualität zu verzeichnen. Die AP-basierte Systeme bilden demnach die Unterschiede der Gesamtleistungen der Krankenhäuser deutlich besser ab.

In der Praxis wird das APR-DRG System bisher nicht für Entgeltzwecke eingesetzt, da es sehr hohe Anforderungen an die Qualität der Kodierung stellt. Diese sind außerhalb der USA vielfach noch nicht zu erfüllen bzw. es fehlen auch Systeme zur Qualitätssicherung in diesem Bereich. Das AP-DRG System stellt für den Einsatz als Entgeltsystem einen guten Kompromiß dar: Es verhält sich relativ robust hinsichtlich der Qualität der Kodierung und bleibt aufgrund seiner Struktur gut kontrollierbar.

Für eine neuere Variante des AP-DRG-Systems, die sog. International All-Patient DRGs (iAP-DRGs), liegen erste Analysen auf einer neueren Datenbasis vor. Dieses System verhält sich hinsichtlich der Datenlage ähnlich robust wie die AP-DRGs. Die Ergebnisse der R^2-Werte sind aufgrund einer verbesserten Schweregraddifferenzierung etwas besser als bei den bisherigen Versionen der AP-DRGs. Ferner ist anzumerken, dass bei der Entwicklung der iAP-DRGs auch europäische Falldaten verwendet wurden, so dass in bestimmten Bereichen Unterschiede in den Behandlungsverfahren Berücksichtigung finden und europäische Besonderheiten besser abgebildet werden. Die folgenden R^2-Werte wurden für die Kosten anhand einer repräsentativen US-Datenbasis (4,9 Mio. Fälle, aufgrund der neueren Datenbasis geringfügig andere Werte als in der obigen Tabelle) und für die Verweildauer auf der Basis europäischer Datensätze (Italien, Spanien, Belgien) berechnet (erklärte Varianz der Streuung der Einzelfallkosten bzw. -verweildauer):

Tabelle 11.3 Erklärte Varianzen (R^2) neuerer DRG-Systeme

System	Kosten untrimmed (US-Daten)	Verweildauer untrimmed (europ. Daten)
HCFA-DRG	0,3958	0,2697
AP-DRG	0,4606	0,3012
iAP-DRG	0,4674	0,3150
APR-DRG	0,5202	0,3266

Quelle: 3M Health Information Systems, Wallingford, CT

Daten zur Analyse der Gesamtvergütungen der Krankenhäuser liegen für dieses System noch nicht vor.

11.7.6 Kalkulationsverfahren in anderen Staaten

In den meisten Staaten liegen anders als in den USA keine flächendeckenden Fallpreis- oder Fallkosteninformationen vor. Um dennoch einen empirischen basierten Entwicklungs- und Pflegeprozess durchführen zu können, wird mit Krankenhäusern, die über eine durchgehende Fallkostenrechnung verfügen, eine Stichprobe von Häusern aufgebaut, in denen routinemäßig Fallkostendaten verfügbar sind. Auf diese Weise kann der o. g. datengetriebene Prozess übertragen werden. Aufgrund der kleineren Datenbasis wird bei der Entwicklung solcher nationalen Kostengewichte gerade in den seltenen Fallgruppen häufig auf Daten aus den USA zurückgegriffen, mit denen bei Berücksichtigung der erforderlichen methodischen Anpassungen „Lücken“ in der Kalkulation gefüllt oder Kalkulationen, die auf kleinen Fallzahlen beruhen, kontrolliert und ggf. korrigiert werden können. Entsprechende Verfahren wurden z. B. in der Schweiz [19] und in Australien [10] implementiert.

Für Deutschland liegt ein Konzept für eine standardisierte und automatisierte Fallkostenrechnung vor (Wibera GmbH , DKI GmbH und 3M Medica). In dem Projekt wird ein weitgehend standardisierter Prozess der Kostenträgerrechnung definiert. Einerseits kann damit die EDV-technische und organisatorische Implementierung solcher Verfahren erleichtert und (erheblich) verbilligt werden. Andererseits können hiermit Kostengewichte erarbeitet und gepflegt werden (eine Veröffentlichung des detaillierten Konzeptes muss an anderem Orte erfolgen). Das Konzept beinhaltet die automatisierte Kalkulation der Fallkosten jeweils für alle Fälle eines Hauses. Aufgrund der Einbeziehung *aller* Fälle kann sichergestellt werden, dass die Summe der kalkulierten Kosten der Einzelfälle mit den Gesamtkosten des Hauses übereinstimmt. Dadurch können Fehler, die bei einer Teilkalkulation in beiden Richtungen möglich sind, erkannt und vermieden werden. Dabei ist es in einem Preissystem erforderlich, die Informationen über die Ist-Kosten der beteiligten Häuser vertraulich zu behandeln. Die Preise würden sich aus der Anwendung der Relativgewichte auf das vereinbarte Budget ergeben (s. u.), d. h.

die Kalkulation der Relativgewichte und die Preisfestsetzung wären - wie auch im Medicare System - zwei voneinander getrennte Schritte.

11.7.7 Einfluss der Kodierungsqualität auf das Kalkulationsergebnis

Das Kalkulationsergebnis ist mittelbar von der Qualität der Diagnose- und OP-Kodierung abhängig. Bei schlechter Qualität der Dokumentation ist die Differenzierung von kostenintensiven und preiswerten Fallgruppen unzureichend. Dies lässt sich an einem Extrembeispiel erläutern: Würden die Diagnose- und OP-Kodierungen allen Fällen nach dem Zufallsprinzip zugeordnet, so würde sich ein für alle Fallgruppen im statistischen Mittel gleiches Gewicht um 1,0 ergeben, d. h. eine Differenzierung wäre nicht möglich (Kompressionseffekt).

Bei unzureichender Kodierungsqualität tritt der Effekt in abgeschwächter Form auf. Dies sei an einem stark vereinfachten Beispiel erörtert: Angenommen werde ein DRG-System mit nur 3 DRGS (Basisgruppe, gleiche Erkrankung mit einfachen Komplikationen bzw. Begleiterkrankungen und gleiche Grunderkrankung mit schweren Begleiterkrankungen). Korrekt kodiert würden sich (unter Vernachlässigung der Streuung im Einzelfall) folgende mittlere Fallkosten und Gewichte ergeben:

Tabelle 11.4 Einfluß der Kodierungsqualität auf das Kalkulationsergebnis (1)

Schweregrad	Fälle	Fallkosten	Relativgewicht
Basis-DRG	20	3.000 DM	0,8
DRG mit einfachen Komplikationen	8	4.500 DM	1,2
DRG mit schweren Komplikationen	4	6.000 DM	1,6
mittlere Kosten	32	3.750 DM	1,0

Wir nehmen an, dass aufgrund unzureichender Kodierung einige der CC- und MCC-Fälle fälschlich der Basisgruppe zugeordnet werden. Daraus ergäbe sich:

Tabelle 11.5 Einfluß der Kodierungsqualität auf das Kalkulationsergebnis (2)

Schweregrad	Fälle	Fallkosten	Relativgewicht
Basis-DRG	26	3.462 DM	**0,923**
DRG mit einfachen Komplikationen	4	4.500 DM	1,2
DRG mit schweren Komplikationen	2	6.000 DM	1,6
mittlere Kosten	32	3.750 DM	1,0

Aufgrund der mangelnden Kodierqualität steigt also das relative Gewicht der einfachen Fälle an, d. h. die Differenzierungsfähigkeit des Systems wird beeinträchtigt. Als Folge davon würde den einfachen Fällen ein relativ zu hoher Geldbetrag zugeordnet, den komplexen ein relativ zu geringer. Insgesamt wäre diese Zuordnung korrekt, da die Basisgruppe tatsächlich auch schwerere Fälle enthält. Sofern der Anteil schwererer Fälle über alle Häuser gleich verteilt wäre, hätte dies auch keinen Einfluss auf die Verteilung der Mittel zwischen den Häusern. Da dies in der Praxis nicht der Fall ist, ergibt sich, dass eine schlechtere Qualität der Leistungsdokumentation insbesondere Häuser mit einem höheren Anteil schwerer Fälle benachteiligen kann.

Untersucht man die Verteilungswirkungen, die sich aus dem Einsatz von US-Gewichten im Vergleich zur ersten Version Schweizer Fallgewichten bei Anwendung auf deutsche Krankenhausfalldaten ergeben würden, so zeigen sich für eine Stichprobe von 600.000 Fällen folgende Auswirkungen: Gegenüber den Ist-Zahlungen im jetzigen Entgeltsystem, die in weiten Teilen auf Mischkalkulation beruhen, würden die Zahlungen für schwere Fälle (sog. MCC-Gruppen und Pre-MDC) bei budgetneutraler Rechnung in beiden Fällen zunehmen, der Budgetanteil für unkomplizierte Fälle würde sinken. Bei Einsatz Schweizer Gewichte würden die Zahlungen für schwere Fälle um 12,9 % steigen, mit US-Gewichten aber um 58,6 % (der Anteil am Gesamtbudget steigt von 10,7 % auf 12,1 bzw. 17,0 %). Den unkomplizierten Fallgruppen würden gegenüber den Ist-Zahlungen insgesamt um 2,5 % bzw. 7,5 % geringere Beträge zugeordnet.

Es ist zu vermuten, dass die Zuordnung eines geringeren Erlösbetrages zu den schweren Fällen, die sich mit der ersten Version der Schweizer Gewichten ergibt, zum Teil auf einen Kompressionseffekt zurückzuführen ist, der sich u. a. aus der noch mangelnden Datenqualität ergibt.

Mit ähnlichen Überlegungen lässt sich zeigen, dass auch die Qualität der Kostenzuordnung im Kostenträgerrechnungsverfahren einen vergleichbaren Einfluss auf die Relativgewichte haben kann: Eine zu ungenaue Differenzierung der Kostenrechnung hat ebenfalls einen Kompressionseffekt (mit gleichen Auswirkungen) zur Folge.

Es sei ferner angemerkt, dass sich ein analoger Effekt auch bei Überkodierung ergeben würde: Eine Fehlzuordnung einfacher Fälle zu den komplexeren Fallgruppen würde deren Gewichte mindern. Im Ergebnis käme es wieder zu einem Kompressionseffekt mit gleichen Auswirkungen.

Die Überlegungen zeigen, dass die Sicherstellung einer adäquaten Kodierungsqualität für eine korrekte Verteilungswirkung des Systems wesentlich ist. Unter- und Überkodierung wirken sich jeweils nachteilig für Häuser mit komplexerem Fallspektrum aus. Ferner ist festzuhalten, dass die US-Gewichte aufgrund der wesentlich besseren Datenbasis - trotz möglicher leichter Abweichungen einiger Kostenrelationen - in manchen Fällen eine durchaus adäquatere Bewertungsbasis darstellen könnten.

11.8 Preise im Medicare-System

11.8.1 Festsetzung der Preise im Medicare-System

Die Festsetzung der Preise im Medicare-System erfolgt durch den Gesetzgeber, d. h. den Kongress der USA. Der Kongress hat ein ständiges Sachverständigenkomitee eingesetzt, um die diesbezüglichen Entscheidungen vorzubereiten. Es handelt sich um die *Prospective Payment Assessment Commission* (ProPAC), jetzt - nach Erweiterung der Zuständigkeiten - umbenannt in *Medicare Payment Advisory Commission* (MEDPAC).

Diese Kommission erarbeitet Vorschläge für die jährlichen Anpassungen und Änderungen im System (betreffend alle Entgeltkomponenten sowie auch die Überarbeitung der DRG-Klassifikation). Sie gibt ferner Empfehlungen zur Weiterentwicklung des Systems. Sie bedient sich dabei zusammen mit der HCFA externer Institute, die die eigentlichen Analysen und Anpassungen durchführen.

Die Kommission muss sicherstellen, dass die jährlichen Anpassungen der DRG-Klassifikation und die Neuberechnung der Relativgewichte per se budgetneutral erfolgen (d. h. es darf nicht zu Mehr- oder Minderzahlungen nur aufgrund z. B. einer Neueinteilung der Gruppen kommen). Darüber hinaus wird eine Vielzahl von Preisindizes verfolgt, die Auskunft über die Entwicklung der Einkaufspreise und der Personalkosten der Krankenhäuser geben. Außerdem liegen der Kommission Informationen über die Gewinnspannen der Krankenhäuser im DRG-Bereich sowie insgesamt (d. h. über alle Versicherungsbereiche) vor, die offensichtlich ebenfalls bei der Entscheidungsfindung berücksichtigt werden (eine adäquate Gewinnmarge ist eine wesentliche Voraussetzung für eine angemessene Investitionskraft der Krankenhäuser und damit die langfristige Sicherung der Versorgungsstrukturen).

Auf der Basis dieser Informationen erarbeitet die MEDPAC einen Vorschlag für die prospektive Festsetzung der Preise im DRG-System im Folgejahr, der letztlich vom Kongress verabschiedet werden muss.

Da es im Medicare-System keine hausindividuelle Festschreibung von Mengen oder Budgets gibt, trägt Medicare das Risiko der Mengenentwicklung. Daraus ergeben sich erhebliche Anreize für die HCFA, Verfahren zur Qualitätskontrolle und Rechnungsprüfung zu entwickeln.

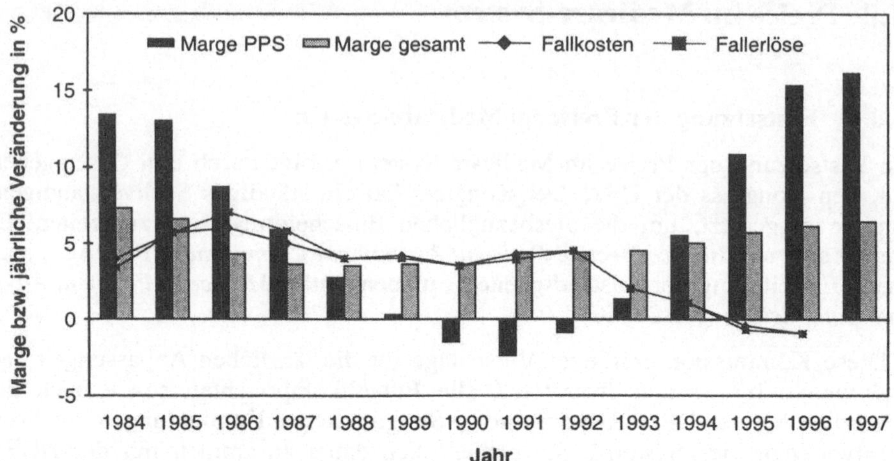

Abbildung 11.1 Mittlere Gewinnmargen und jährliche Veränderung der Fallkosten und Fallerlöse. Gezeigt werden die jährliche Veränderung der mittleren Preise und Erlöse pro Fall sowie die mittleren Gewinnmargen der Krankenhäuser in den USA insgesamt (über alle Versicherungsbereiche: Marge gesamt) und im Bereich des Medicare DRG-Systems (Marge PPS). Insbesondere in der letzten Phase ist erkennbar, dass eine Stabilisierung der Preisentwicklung bei gleichzeitig steigenden Gewinnmargen im DRG-Bereich erzielt werden konnte.

Hinsichtlich der Auswirkungen des Systems sind grob drei Phasen erkennbar [15] (siehe Abbildung 11.1):

1) Unmittelbar nach Einführung des Systems ergaben sich offenbar aufgrund relativ großzügig festgesetzter Preise hohe Gewinnmargen der Krankenhäuser im Medicare-Bereich (sogenannter PPS-Bereich). Die Gewinne in diesem Bereich lagen über denen der anderen (privaten) Versicherungsbereiche.

2) In der Zeit von 1989 bis 1992 ist erkennbar, dass die Krankenhäuser im Medicare-Bereich im Mittel Verluste gemacht haben, die aber über Gewinne aus anderen Bereichen kompensiert werden konnten.

3) Nach dieser Phase kam es bei fallenden Preisen aufgrund von Absenkungen der Fallkosten zu einem deutlichen Anstieg der Gewinnmarge im Medicare-Bereich. Letztere ist offensichtlich wieder deutlich höher als im Bereich der privaten Versicherungen. Den aktuellen Meldungen der HCFA im Internet ist zu entnehmen, dass angesichts der hohen Gewinnmargen im Medicare-Bereich die gegenwärtigen Preisanpassungen (1998 bis 2000) sehr gering ausfallen und leicht unter der Inflationsrate liegen.

Die Entwicklung insbesondere der Phase 3 mit steigenden Gewinnen bei gleichzeitig rückläufigen bis deflationären Preissteigerungsraten dürfte nicht nur auf Effizienzgewinne der Krankenhäuser zurückzuführen sein. Es ist auch zu beachten, dass es im Zuge der o. g. Entwicklungen zu einer Anpassung der Kapazitäten nicht nur in Form eines Bettenabbaus, sondern auch mit Reduktion der Anzahl der Krankenhäuser mit Ausscheiden der Grenzanbieter gekommen ist. Trotz dieses Rückganges der Kapazitäten lag die Belegungsrate 1996 bei nur 59 % [8], so dass ein weiterer Kapazitätsabbau zu erwarten ist.

Aufgrund diverser paralleler Veränderungen im Gesundheitssystem der USA (z. B. „managed care") ist wissenschaftlich nicht eindeutig feststellbar, welche der o. g. Änderungen auf das DRG-System zurückzuführen sind. Die günstige Preisentwicklung bei guter Gewinnmarge der Krankenhäuser wird politisch aber offenbar auch als Erfolg des Vergütungssystems gesehen. Der Kongress hat aufgrund der positiven Erfahrungen mit einem prospektiv pauschalierten Preissystem MEDPAC und HCFA beauftragt, analoge Systeme auch für andere Versorgungsbereiche zu entwickeln. Derzeit hat hier das o. g. fallpauschalierte System für den Bereich der ambulanten Leistungen des Krankenhauses Anwendungsreife erreicht (dieses basiert auf den sog. APG = Ambulatory Patient Groups).

11.8.2 Die Höhe der mittleren Fallpreise in Deutschland und im Medicare-System im Vergleich

Ein Vergleich der mittleren Fallpreise von Medicare und der mittleren Fallpreise in Deutschland, jeweils im vollstationären Bereich, ist nur bedingt möglich, da sich die Krankenhaushäufigkeit deutlich unterscheidet (siehe Kapitel 11.10 zur Mengenentwicklung) und somit die Fallstruktur verschieden ist. Aufgrund der niedrigeren stationären Fallzahl in den USA ist damit zu rechnen, dass die dort stationär behandelten Fälle im Mittel eher schwerer sind (leichtere Fälle werden ambulant behandelt). Daten, die eine genaue Berücksichtigung dieser Unterschiede der Fallstruktur erlauben würden, liegen für Deutschland derzeit nicht vor. Daher ist der folgende Vergleich mit Einschränkungen zu betrachten.

Der mittlere stationäre Fallpreis betrug 1997 bei Medicare für den Bereich der operativen Kosten (ohne Investitionskostenanteil) 5.553,- US$ [14]. Dieser ist zu bereinigen um teilweise enthaltene Arztkosten (medical education) und die indirekten Subventionen für Nichtversicherte (zusammen 12,8 %), so dass sich ein Preis von 4840,- US$ ergibt. Der in den USA höhere Zuzahlungsanteil kann nicht berücksichtigt werden, da dem Autor hierzu keine fallbezogenen Informationen vorliegen.

Um annähernde Vergleiche zur Versichertenstruktur von Medicare zu ermöglichen, muss für Deutschland der mittlere Fallpreis für die über 65jährigen ermittelt werden (dabei bleibt unberücksichtigt, dass Medicare neben den Rentnern auch einen kleineren Teil kostenintensiver Frührentner versichert). In einer Stichprobe von 600.000 deutschen Krankenhausfällen betrugen die Ist-Erlöse pro Fall 6008,- DM. Für die über 65jährigen lagen die Ist-Erlöse pro Fall dagegen bei 7995,- DM. Der höhere Betrag ergibt sich aus den in dieser Altersgruppe im Mittel schwereren Erkrankungen mit höherer Verweildauer, die im Pflegesatzbereich zu höheren Abrechnungsbeträgen führt (in der Summe ergäben sich auch bei Bewertung dieser Fälle mit DRG-Gewichten ähnlich hohe mittlere Fallkosten). Bereinigt man diese Fallkosten um den mittleren Arztkostenanteil in Höhe von 14,5 % (Fachserie 12, Reihe 6.3, 1997 des Stat. Bundesamtes), so ergeben sich Fallerlöse von 6836,- DM.

Die methodisch für die Fälle der über 65jährigen annähernd vergleichbaren mittleren Fallpreise ohne Arztkosten in Höhe von 4840,- US$ bzw. 6836,- DM wären bei einem Kurs des US$ von 1,41 DM gleich. Beim derzeitigen Kurs des US$ ergibt sich für Medicare ein entsprechend höherer Fallpreis, wobei - wie oben erwähnt - zu beachten ist, dass die stationären Medicare-Fälle im Mittel schwerer sein dürften als die hier berücksichtigten deutschen Fälle.

11.9 Übergangsregelungen für die Systemeinführung und die Umstellung auf Monistik

Alle Staaten, die das DRG-System eingeführt haben, haben aus verschiedenen Gründen Übergangsfristen für die Umstellung auf das neue System vorgesehen:

- Alle beteiligten Krankenhäuser erhalten eine faire Chance, sich organisatorisch und hinsichtlich ihrer Unternehmensstrategie an die veränderten Bedingungen anzupassen.
- Für eine Verbesserung der Kodierungsgenauigkeit werden einerseits starke Anreize geschaffen, andererseits werden die Auswirkungen der initialen Veränderungen begrenzt.
- Die Versicherungen erhalten parallel die Möglichkeit, ihr Abrechnungs- und Kontrollsystem anzupassen.

Die Übergangsregelungen beinhalten letztlich, dass das System nicht mit einheitlichen Preisen eingeführt wird, sondern dass die gegebenen hausindividuellen Preisunterschiede zunächst fortbestehen und stufenweise - nach festen Regeln - an den mittleren Preis herangeführt werden. Ausgangsbasis ist dabei der für jedes Haus berechenbare Standardfallpreis (base rate - siehe Kapitel 11.12.1).

Die Regelungen in den USA wurden bereits in Kapitel 11.1 erwähnt. In Deutschland wäre eine Übergangsfrist auch aus technischen Gründen sinnvoll. Hier existiert bisher keine Datenbasis, die es erlauben würde, das landes- oder bundesweite Mengengerüst der DRG-Fälle abzuschätzen. Damit wäre auch bei bekannten Relativgewichten die Gesamtpunktzahl nicht bekannt. Die Berechnung von Punktwerten, die eine budgetneutrale Systemumstellung erlauben würden, ist damit nicht sicher möglich.

In einer Krankenhausstichprobe können zwar deutsche Relativgewichte berechnet werden. Die Berechnung von Preisen in dieser Stichprobe wäre allerdings mit erheblichen Vorhersagerisiken hinsichtlich des Gesamtbudgets behaftet. Da die Kalkulation tendenziell in leistungsfähigeren Häusern erfolgt, beträfe das Preisrisiko in erster Linie die Krankenhausseite.

Da die zur DRG-Einstufung erforderlichen Daten (bis auf das Geburtsgewicht) schon jetzt in den Patientenverwaltungssystemen der Krankenhäuser verfügbar sind, können DRG-Mengengerüste bereits heute erstellt werden. Sobald eine Einigung über die Relativgewichte, die detaillierten Abrechnungsregeln (z. B. Langlieger) und die zusätzlichen Entgeltmodule gefallen ist, kann jedes Krankenhaus für sich die DRG-Mengen und Punktzahlen sowie die Leistungsdaten der übrigen Module ermitteln. Daraus lassen sich jeweils die individuellen Preise des einzelnen Krankenhauses im neuen System ableiten, so dass ein budgetneutraler Übergang im ersten Jahr möglich ist. Eine Preisanpassung im Rahmen einer Übergangsregelung kann dann nach Zusammenführung der Daten erfolgen.

11.10 Mengen- und Ausgleichsregelungen, Mengenentwicklung in den USA

Medicare vereinbart mit den Krankenhäuser weder hausindividuelle Budgets noch hausindividuelle Mengen. Insofern kann es auch keine Ausgleichszahlungen für Mehr- oder Mindererlöse geben.

Dennoch war in den USA kein Anstieg der vollstationären Fallzahl nach Einführung des DRG-Systems zu verzeichnen. In der Zeit von 1983 bis 1998 ist die Zahl der vollstationären Fälle in den USA um 12 Prozent gesunken (zum Vergleich: in Deutschland stieg die Fallzahl im früheren Bundesgebiet von 1980 bis 1997 um 28 %; bevölkerungsbezogene Werte s.u.). Parallel dazu ist in den USA die Zahl der am Krankenhaus behandelten ambulanten Fälle (von relativ niedrigeren Ausgangswerten) um 137 Prozent gestiegen [9]. Es sei angemerkt, dass die in Deutschland vollstationär gezählten Stundenfälle innerhalb eines Tages in den USA definitionsgemäß als ambulante Fälle gelten würden. Bezogen auf die Wohnbevölkerung sind die vollstationären Fallzahlen (Akutbehandlung) in den USA (121 Fälle pro 1000 Einwohner 1996) deutlich niedriger als in Deutschland (187,5 Fälle pro 1000 Einwohner 1997 ohne Stundenfälle). Die Gesamtveränderung der einwohnerbezogenen Fallzahl in der akutstationären Versorgung liegt laut OECD in der Zeit von 1983 bis 1995 in den USA bei -24,0 %, in Deutschland bei +8,4 % (es sei angemerkt, dass in den USA auch die Fallzahl für die gesamte stationäre Versorgung - inkl. anderer Versorgungsbereiche - rückläufig ist, so dass größere Verschiebungen in andere stationäre Versorgungsbereiche zumindest aus den OECD-Zahlen nicht erkennbar sind).

Es zeigt sich also, dass die Einführung eines Fallpauschalsystems auch ohne hausindividuelle Budget- und Mengensteuerung nicht automatisch zu einer „Fallzahlexplosion“ führen muss. Über die Gründe für die niedrigeren Fallzahlen in den USA können nur Vermutungen geäußert werden. Als mögliche Gründe kommen u. a. in Betracht: Veränderte Anreizwirkungen durch die relative Abwertung einfacher stationärer Leistungen im DRG-System (s.o.) sowie relativ höhere ambulante Vergütungen, utilization review (s.o.), die in den USA andere Stellung des behandelnden Arztes (überwiegend dem Belegarztsystem ähnlich) sowie auch höhere Zuzahlungen.

Aufgrund der rückläufigen Fallzahlen und der gleichzeitig rückläufigen Verweildauer im vollstationären Bereich ergaben sich in den USA entsprechende Anpassungen der Kapazitäten. Sowohl die Zahl der Krankenhäuser als auch die Zahl der Betten sind rückläufig. Ein sogenanntes „Hamster im Laufrad"-Phänomen, d. h. einen Preisverfall, hat es in den USA nach der Systemumstellung nicht gegeben.

11.11 Zur Übertragbarkeit von Systemkomponenten

An dieser Stelle kann an die Übertragbarkeit der Medicare-Regelungen auf ein eventuelles deutsches Gesamtsystem nur stark verkürzt diskutiert werden. Auf eine Reihe spezieller Fragen wurde oben bereits eingegangen.

Die Art der Implementierung des DRG-basierten Entgeltsystems in den USA ist zwar nicht ohne Weiteres auf deutsche Verhältnisse übertragbar. Festzustellen ist aber, dass viele der im Medicare-System eingesetzten Komponenten aufgrund der hervorragenden Datenlage in den USA gut durchdacht und hinsichtlich der Auswirkungen auf die Krankenhausfinanzierung empirisch gut untersucht sind. In Deutschland wäre es derzeit teilweise schwer bzw. unmöglich, bessere Lösungen zu entwickeln, da eine geeignete Datenbasis für adäquate Analysen und Entwicklungsarbeiten nicht zur Verfügung steht (insbesondere fehlen Fallkostendaten). Eine Verbesserung der Datenlage in Deutschland wäre mittelfristig wünschenswert. Damit wäre es auch möglich, die Auswirkungen von Änderungen im Entgeltsystem vorab zu simulieren und somit zu einer wesentlich abgesicherteren politischen Entscheidungsfindung zu gelangen.

Hinsichtlich des Fallgruppensystems selbst wäre eine Übernahme möglich und wegen der internationalen Vergleichbarkeit sogar wünschenswert. Für eine umfassende Diskussion fehlt es zwar gerade in diesem Bereich zunächst an (Fallkosten-) Daten. Die vorliegenden verweildauergestützten Analysen ergeben aber keinen Hinweis darauf, dass das System insgesamt nicht anwendbar wäre. Anpassungen in speziellen Fällen wären denkbar. Es ist bei den Diskussionen um das System ferner zu bedenken, dass viele scheinbar nicht plausible Eingruppierungen von Einzelfällen eher auf Kodierungsfehler als auf Schwächen des Gruppierungssystems zurückzuführen sind (siehe o. g. Beispiele). Eine Kalkulation deutscher Relativgewichte ist - wie bereits oben erörtert - möglich.

Bei einer Anpassung des Systems und der Kalkulation der Relativgewichte ist es aus Sicht des Autors besonders wichtig, nach festen, sachbezogenen Regeln vorzugehen. Das in den USA und anderen Staaten praktizierte, datengetriebene Verfahren stellt eine wesentliche Voraussetzung für den Erfolg des Systems dar.

Hinsichtlich der zusätzlichen Entgeltmodule können insbesondere die Regelungen für Langlieger, externe Verlegungen und den Schutz isolierter Anbieter (Sicherstellung der Versorgung) Hinweise auf mögliche Vorgehensweisen bieten. Für die Behandlung von Lohnkostendifferenzen existieren bereits jetzt deutsche Regelungen (alte/neue Bundesländer), die auch in einem DRG-System übernommen werden könnten. Die Behandlung der medizinischen Weiterbildung, die aufgrund der anderen Finanzierung der Arztkosten nicht übertragbar ist, wirft Fragen auf, die noch Diskussionsbedarf erkennen lassen.

11.12 DRG-System und Betriebsvergleich

11.12.1 Welche Bedeutung hat der Betriebsvergleich in einem kompletten Fallpauschalsystem ?

In einem Fallpauschalsystem ergibt sich der Preis für die jeweilige Leistungsgruppe als Produkt aus der Punktzahl (Relativgewicht im DRG-System), dem Punktwert (sog. *base rate*, d. h. Standardfallpreis im DRG-System), den fallspezifischen Zuschlägen (z. B. Langliegerregelung usw., zusammengefasst in der Äquivalentfallzahl) und den verschiedenen fallunabhängigen Zuschlägen, die zweckmäßigerweise in Form eines Auf- oder Abschlages verrechnet werden. Der Aufschlag kann entweder als Faktor (multiplikativ) oder additiv dem Fallpreis zugeschlagen werden (im erstgenannten Fall würden Krankenkassen mit ungünstiger Risikostruktur stärker belastet). Es ergäbe sich folgende Formel:

Preis = Relativgewicht
x Standardfallpreis
x Äquivalentfallzahl
x Zu-/Abschlagsfaktor
x/+ Budgetzuschlagsfaktor

Das Budget des Krankenhauses lässt sich als Produkt aus dem Fallmixindex (*case mix index*, CMI; siehe hierzu auch [11]), dem Standardfallpreis und der Äquivalentfallzahl (hier als Summe über alle Fälle zu verstehen), die die fallbezogenen Zu- und Abschläge enthält, sowie über zusätzliche, fallunabhängige additive und multiplikative Budgetkomponenten im Prinzip wie folgt darstellen:

Budget = CMI
x Standardfallpreis
x Σ Äquivalentfallzahl
x Zu-/Abschlagsfaktor
+ Budgetzuschläge

Im Krankenhausvergleich (gemeint ist hier der Preis-/Leistungsvergleich) ist es letztlich das Ziel, den standardisierten Preis darzustellen, zu dem das Haus seine Leistungen anbietet. Mathematisch entspricht dies einer Auflösung der letztgenannten Formel nach dem Standardfallpreis:

$$\text{Standardfallpreis} = \frac{(\text{Budget - Budgetzuschläge})}{(\text{CMI x } \Sigma \text{ Äquivalentfallzahl x Zu-/Abschlagsfaktor})}$$

Die genannten Formeln sollen das Prinzip der Berechnungen verdeutlichen. Solange verbindliche Entscheidungen für die Systemgestaltung in Deutschland nicht vorliegen, können sie nicht detaillierter sein.

Die mathematische Darstellung macht besonders klar, dass ein komplett leistungsbezogenes Entgeltsystem und der Krankenhausvergleich im Sinne des Preis-/Leistungsvergleichs einer unterschiedlichen Sicht auf den gleichen Sachverhalt entsprechen. Für beide Ziele stellen sich gleiche Anforderungen an die Definition und Bewertung der medizinischen Leistungen selbst und der zu berücksichtigenden Zusatzkomponenten. Für die Erzielung kohärenter Anreiz- und Steuerungswirkungen ist es erforderlich, dass beide Systeme analog vorgehen. Das derzeitige Verfahren, bei dem Krankenhausvergleich und Vergütungssystem methodisch nicht zusammenhängen, führt zu sich teils widersprechenden Anreizwirkungen und notgedrungen zu uneinheitlichen, teilweise widersinnigen Strategien der Krankenhäuser.

Fasst man den Begriff des Krankenhausvergleichs weiter, so können natürlich auch andere Aspekte Gegenstand des Vergleichs sein. So kann z. B. die Frage nach der Qualität der angebotenen Leistungen untersucht werden. Ferner sind diverse Erweiterungen hinsichtlich des Benchmarkings von bestimmten Leistungsbereichen denkbar, für welches die DRGs eine ideale Ausgangsbasis zur Bildung von vergleichbaren Leistungskategorien darstellen. Diese erweiterten Verfahren können teils öffentlichen bzw. institutionalisierten Charakter haben (z. B. Qualitätssicherung), betreffen teilweise aber auch den Bereich vertraulicher, innerbetrieblicher Analysen. Die Diskussion derartiger, denkbarer Aktivitäten ist nicht Gegenstand dieses Artikels. Es zeigen sich aber die prinzipiellen Vorteile eines durchgängig produktorientierten Systems auch für das interne Management, da die DRGs auch als Ausgangsbasis für derartige Vergleiche dienen können. Mit dem DRG-System ist eine Kohärenz zwischen externer und interner Steuerung erreichbar, wobei natürlich intern ggf. detailliertere Aufteilungen unterhalb der DRG-Ebene denkbar sind.

11.12.2 Die Methodik bisheriger Betriebsvergleiche im Vergleich zum DRG-Verfahren

Die bisherigen leistungsbezogenen Betriebsvergleiche beruhen in der Regel primär auf den LKA-Daten, hier insbesondere auf der L4-Statistik (teilweise auch unter Berücksichtigung der L5-Statistik). Die Analysemöglichkeiten sind aufgrund dieser unvermeidbaren Beschränkung auf die gesetzlich gegebene Datenlage notwendigerweise begrenzt. Auf dieser Basis realisieren sie die derzeit bestmöglichen Verfahren zum Leistungsvergleich. Das DRG-Verfahren wertet demgegenüber Einzelfalldaten aus, die im Krankenhaus selbst zur Verfügung stehen und hier in anomysierter Form, z. B. im Benchmarking-Projekten, analysiert werden können. Aufgrund dieser besseren Datenbasis, die wesentlich detailliertere Bewertungen erlaubt, ist eine Weiterentwicklung des Betriebsvergleichs möglich, die die Aussagekraft deutlich verbessert.

Die Unterschiede seien hier am Beispiel des auf der statistischen Methodik der Clusteranalyse beruhenden Verfahrens des WIdO (A) im Vergleich zum DRG-Verfahren (B) erörtert.

1) Methodik

A: Es ist vorab festzuhalten, dass auf der Basis der L4- und L5-Statistik nur fachabteilungsbezogene, aggregierte Auswertungen möglich sind. Rückschlüsse auf Kombinationen von Diagnosen und Prozeduren im Einzelfall sind auf dieser Basis nicht möglich.

B: Das DRG-Verfahren betrachtet von vorneherein die (anonymisierten) Daten jedes Einzelfalles [13]. Es ist somit eine wesentlich genauere Bewertung möglich.

2) Produktkategorien

A: Die L4-basierten Verfahren müssen de facto unterstellen, dass eine ICD-9 Diagnosegruppe vergleichbare Fälle enthält. Da dies generell nicht angenommen werden kann, erfolgt eine zusätzliche Einschränkung hinsichtlich gleichartiger Fachabteilungen. Es ist aber davon auszugehen, dass auch in nominell gleichen Abteilungen bei gleichen Diagnosen unterschiedliche Behandlungsverfahren angewandt werden (z. B. internistische Kardiologie mit/ohne Linksherzkatheter). Eine umfassende Berücksichtigung solcher Unterschiede ist in diesem Verfahren nicht möglich. Ferner werden Begleiterkrankungen nicht berücksichtigt.

B: Das DRG-Verfahren bewertet die Umstände jedes Falles einzeln und berücksichtigt und bewertet die individuellen Kombinationen von Hauptdiagnose, Nebendiagnosen (Komplikationen und Multimorbidität) und durchgeführten Prozeduren. Es kann damit die unterschiedlichen Behandlungsverfahren im Einzelfall erkennen und adäquat klassifizieren.

3) Weitere Besonderheiten des Einzelfalles (Grenzverweildauer, Langlieger u.ä.)

A: Da die L4-basierten Verfahren Einzelfälle nicht bewerten können, ist es nicht möglich, Korrekturen für besondere Fälle (z. B. Langlieger, Verlegungen) vorzunehmen.

B: Das DRG-System bewertet jeweils die Besonderheiten des Einzelfalles (Langlieger, externe Verlegungen usw.) nach festlegbaren Regeln.

4) Gewichtung der Fälle

A: Das in der Clusteranalyse gebildete Abstandsmaß reagiert hauptsächlich auf unterschiedliche Mengenanteile (relative Anzahl) der häufigen Diagnosen. Eine Gewichtung der Fälle, mit der Aufwandsunterschiede und damit die unterschiedliche Bedeutung der Fälle für die Kostenentstehung berücksichtigt werden könnte, findet nicht statt. Das Abstandsmaß ist daher nicht proportional zum Aufwandsunterschied. Seltene, aber teure Fälle werden z. B. zu wenig berücksichtigt.

B: Das DRG-Verfahren bewertet jeden Einzelfall. Es erkennt und bewertet damit insbesondere auch seltene, aber teure Fälle (z. B. Polytrauma, Langzeitbeatmete) korrekt, die trotz kleiner Fallzahl eine große Bedeutung für das Budget haben können.

5) Falldefinition, interne Verlegungen

A: Basis für die L4-basierten Vergleiche sind Fachabteilungsfälle. Bei internen Verlegungen werden daher die Fälle mehrfach gezählt. Damit werden größere Häuser mit stark gegliederten Fachabteilungen und relativ hoher interner Verlegungsrate tendenziell zu günstig bewertet. Ein Herzinfarkt, der zweimal intern verlegt und damit evtl. in drei Fachabteilungen behandelt wurde [z. B. Innere I, Intensiv, Innere II] taucht de facto in Form von drei Drittel Fällen, die jeweils als voller Fall gewertet werden, in der L4-Statistik auf und führt zu scheinbar günstigeren Preisen und Verweildauerwerten. Dieses Problem kann teilweise durch Berücksichtigung der externen Fallzahl aus der LKA (L1) korrigiert werden.

B: Das DRG-Verfahren bewertet den gesamten Krankenhausfall als einen Fall. Wenn medizinisch begründete Erschwernisse vorliegen, können die verursachenden Erkrankungen ggf. in Form von Komplikationen bzw. Begleiterkrankungen zu einer anderen Eingruppierung des Falles führen. Diese Höherbewertung ist aber unabhängig von einer evtl. internen Verlegung und würde z. B. auch wirksam, wenn der Patient konsiliarisch von einem anderen Fachgebiet mitbetreut würde (nicht die Art der Durchführung der Behandlung wird bewertet, sondern die den Aufwand verursachende Erkrankung).

6) LKA-Abhängigkeit

A: Die bisherigen L4-bezogenen Betriebsvergleiche sind von der Kostenaufteilung im LKA (K7) abhängig.

B: Das DRG-Verfahren setzt die Gesamtleistung (externe Fälle) des Hauses in Bezug zur Höhe des gesamten vollstationären Budgetanteils. Die Aufteilung des Budgets in K6/K7 spielt für die Bewertung keine Rolle.

7) Granularität

A: Je feiner der Krankenhausvergleich gestaltet wird, umso schwieriger wird es, vergleichbare Fachabteilungen zu finden (bei zu detaillierter Betrachtung gibt es keine vergleichbaren Abteilungen).

B: Im Prinzip kann das DRG-System beliebig verfeinert werden, ohne dass die Vergleichbarkeit gefährdet wäre (allenfalls die Praktikabilität könnte leiden, wobei aber wegen der vollständig EDV-gestützten Eingruppierung selbst hier keine prinzipiellen Grenzen bestehen).

Die bisherigen Verfahren des leistungsorientierten Betriebsvergleiches realisieren auf der Basis der derzeit verfügbaren Daten (insbes. L4-Statistik) eine erste an den Krankenhausstrukturen orientierte Leistungsbewertung, die allerdings notgedrungen noch mit Schwächen behaftet ist. Das DRG-Verfahren kann aufgrund der besseren methodischen Basis (Einzelfallbewertung) neue Dimensionen erschließen und führt damit zu einer wesentlich genaueren, produktbezogenen Bewertung der Krankenhausleistungen. Wie bereits dargestellt, können dabei andere Faktoren, die das Budget beeinflussen, systematisch berücksichtigt und in den Krankenhausvergleich (bzw. das Entgeltsystem) integriert werden.

Die Weiterentwicklung vom Krankenhausvergleich zum Entgeltsystem ist eine logische Konsequenz dieses Verfahrens. Damit werden de facto die Bewertungskomponenten, die im Betriebsvergleich eine Rolle spielen würden, festgeschrieben und unmittelbar in eine Vergütungsform umgesetzt.

11.13 Zusammenfassung

Das DRG-System der staatlichen Medicare-Versicherung wird seit nunmehr 17 Jahren erfolgreich eingesetzt. Es bietet stabile Rahmenbedingungen für die Krankenhäuser und gilt aufgrund der Wirkungen politisch als erfolgreich. Der amerikanische Kongress hat daher die Entwicklung fallpauschalierter Systeme auch für andere Leistungsbereiche gefordert.

Mit dem DRG-System werden folgende Wirkungen erzielt:

- Die Aufrechterhaltung der Versorgung in besonderen, insbesondere geographisch isolierten Regionen wird über Sonderregelungen gewährleistet.
- Im übrigen werden verlässliche Rahmenbedingungen für eine wettbewerbliche Gestaltung der stationären Versorgung geschaffen, wobei das Geld - nach einer anfänglichen Übergangsregelung - unmittelbar den Leistungen folgt.
- Über verschiedene Zu- und Abschläge werden nicht unmittelbar fallbezogene Leistungskomponenten vergütet. Hierzu gehören z. B. die Kosten der Aus- und Weiterbildung.
- Mengenbeschränkungen bzw. Ausgleichsregelungen (d. h. fixe Budgets) für das einzelne Krankenhaus gibt es nicht.
- Eine Mengenzunahme ist seit der Einführung des Systems dennoch nicht eingetreten. Als Gründe hierfür können sinnvolle Anreizwirkungen des Systems, eine adäquate Gestaltung ambulanter Entgelte und Kontrollverfahren (utilization review) vermutet werden.
- Hausindividuelle Gewinne werden nicht abgeschöpft, Verluste nicht ausgeglichen.
- Das System bietet damit erhebliche Anreize für den Aufbau effizienter Versorgungsstrukturen.

- Auf globaler Ebene erfolgt eine Steuerung auf der Basis einer Orientierung an adäquaten Gewinnmargen der Krankenhäuser. Der im Verlauf eingetretene globale Effizienzgewinn wird über die zentrale Preisbestimmung realisiert. Verantwortlich ist letztlich der Gesetzgeber.
- Über eine vordefinierte, adäquate Methodik wird sichergestellt, dass Entwicklung und Pflege des Fallgruppensystems und der Relativgewichte sachbezogen erfolgen und weitgehend frei von politischen und berufspolitischen Einflüssen bleiben. Dennoch ist eine Beteiligung der Fachgruppen im Rahmen der vorgegebenen Methodik möglich. Diese Vorgehensweise hat wesentlich zur langfristigen Funktionsfähigkeit des Systems beigetragen.

Das DRG-System beschreibt das Krankenhaus über seine Produktkategorien. Diese lassen sich sowohl für den Aufbau eines Entgeltsystems als auch für einen kompletten Krankenhausvergleich verwenden. In beiden Fällen müssen die zusätzlichen Module für die Bewertung nicht unmittelbar fallbezogener Leistungen definiert werden. Mit der Vereinheitlichung der Methodik von Krankenhausvergleich und Vergütung lassen sich die Anreiz- und Steuerungswirkungen beider Ansätze wieder zur Deckung bringen, so dass viele der im derzeitigen System bestehenden Widersprüche überwunden werden können.

Das DRG-System eignet sich außerdem für den Einsatz als krankenhausinternes Managementinstrument. Damit kann eine Kohärenz zwischen externer und interner Steuerung erreicht werden, die das derzeitige Mischsystem nicht bietet.

Das DRG-System könnte in Deutschland ebenso wie in den anderen europäischen und asiatischen Ländern und Australien, die es bereits eingeführt haben, eingesetzt werden. Neben dem Fallgruppensystem selbst sind u. a. die in dieser Arbeit dargestellten zusätzlichen Module und Regelungen von großer Bedeutung für die Funktionsweise des gesamten Entgeltsystems. Auch wenn die Regelungen der Medicare nicht auf deutsche Verhältnisse übertragbar sind, enthalten sie Anregungen für die mögliche Ausgestaltung eines DRG-basierten Entgeltsystems.

Durch die Einführung des DRG-Systems kann die Gesundheitsberichterstattung wesentlich verbessert werden. Damit würde eine gezieltere, morbiditätsorientierte Diskussion der Ausgabenentwicklung im stationären Bereich möglich. Dies kann dazu beitragen, über fundierte Diskussions- und Steuerungsansätze die gegenwärtige Fokussierung der gesundheitspolitischen Auseinandersetzung auf das globale Budget, die aufgrund des Mangels an qualifizierten Daten nicht verwunderlich ist, zu überwinden.

11.14 Literatur

[1] Averill, R.F., J.H. Muldoon, J.C. Vertrees, N.I. Goldfield, R.L. Mullin, E.C. Fineran, M.Z. Zhang, B. Steinbeck, T. Grant: The Evolution of Casemix Measurement using Diagnosis Related Groups (DRGs). 3M HIS Working paper, Wallingford, 1997

[2] Carter, G.M., D.O. Farley: Improving Medicare‘s policy for payment of unusual hospital cases. Rand, Santa Monica, 1992

[3] Carter, G.M., J.D. Rumpel: An evaluation of Medicare payments for transfer cases. Rand, Santa Monica, 1993

[4] Carter, G.M., P.D. Jacobson, G.F. Kominski, M.J. Perry: Use of Diagnosis Related Groups by Non-Medicare Payers. Health Care Financing Review, 16: 127-158, 1994

[5] CFR: Hier werden die jeweiligen Paragraphen des *Code of Federal Regulations, Title 42 - Public Health* zitiert, die wesentliche Teile des Entgeltsystems der HCFA beschreiben.

[6] Fetter, R.B., Y. Shin, J.L. Freeman, R. Averill, J.D. Thompson: Case Mix Definition by Diagnosis-Related Groups. Medical Care 18: Suppl. 1-53, 1980

[7] HCFA: Medicare Hospital Manual, HCFA Pub. 10, 1997

[8] HCFA: Health Care Indicators, Third Quarter 1996

[9] HCFA: Health Care Indicators, Second and Third Quarters 1998

[10] Jackson, T.: Using computerised clinical costing data for setting DRG prices: The Victorian (Australia) cost weight studies. In: Patient Classification Systems / Europe, International Working Conference Proceedings Manual, 1.-3. October 1998, Manchester, S. 118 ff.

[11] Mansky, Th.: Fallgruppensysteme - Neue Entwicklungstendenzen bei der Bewertung von Krankenhausleistungen. f&w 14: 1997 (3), 210-217

[12] Mansky, Th.: DRGs: Ein komplettes Fallpauschalsystem basierend auf Diagnosen und Prozeduren. Die Krankenversicherung, 50: 1998 (3), 64-68

[13] Mansky, Th.: Sind DRGs die Alternative zum deutschen Mischsystem? Entgeltsystem basierend auf diagnose- und prozedurenbezogenen Fallgruppen. krankenhaus umschau, 67: 1998 (12), 916-921

[14] Medicare Payment Advisory Commission: The Medicare Prospective Payment System for Hospital Inpatient Services - Overview. Washington, October 1997

[15] Medicare Payment Advisory Commission: Report to Congress: Medicare Payment Policy. MEDPAC, Washington, March 1999

[16] Neubauer, G., G. Demmler: Leistungssteuerung im Krankenhaus: Instrumente zur Sicherung der Qualität und Wirtschaftlichkeit in der stationären Versorgung. Ecomed Verlagsgesellschaft, Landsberg 1989

[17] OECD: Health: Quality and choice. Health Policy Studies No. 4, Paris 1994

[18] Prospective Payment Assessment Commission: Report and Recommendations to the Congress. Washington, March 1, 1997

[19] Rey, J.-C., H. Guillain, M. Barbier, F. Borst, P. Maricot, D. Beffa, C. Wille, Y. Eggli: Building cost-weights with a little help from our friends. In: Patient Classification Systems / Europe, International Working Conference Proceedings Manual, 1.-3. October 1998, Manchester, S. 226 ff.

[20] T. Mansky und O. Mack: Die Veränderung der Rahmenbedingungen im Krankenhaus: Grundlagen für ein medizinisch begründetes Controlling. In: E. Mayer, B. Walter (Hrsg.): Management und Controlling im Krankenhaus. Schäffer-Poeschel Verlag Stuttgart (ISBN 3-7910-1005-0) und Gustav Fischer Verlag, Stuttgart (ISBN 3-437-11711-4), 1996

[21] HCFA: Refinement of the Medicare diagnosis-related groups to incorporate a measure of severity. Health Care Financing Administration, June 1994

[22] Muldoon, J. H.: Structure and performance of different DRG classification systems for neonatal medicine. Pediatrics, 103: 302-318, 1999.

Sachverzeichnis